中医传承

中医特色护理技术

主编　唐玲　陈宏　沈潜

副主编　刘焱　王华新　鄂海燕

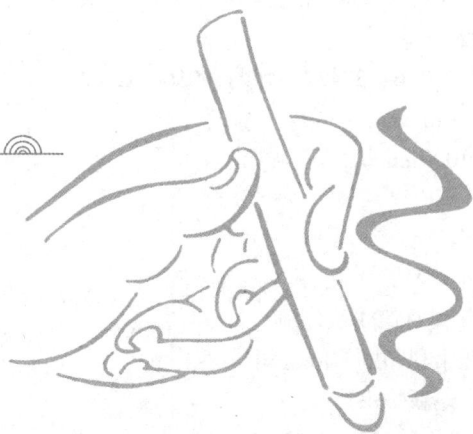

中国健康传媒集团

中国医药科技出版社

内 容 提 要

本书是一部以中医护理文化传承为核心的护理专业技术手册。全书共八章,讲述了五行能量罐技术、蜜芽罐技术、砭石治疗技术、温灸刮痧技术、推拿类技术、针刺类技术、中药外敷技术以及传统运动疗法的历史、器具种类与特点、技术原理、适应证与禁忌证、操作步骤与要求、注意事项等,并配有验案举例,有利于全面提升中医护理人员的理论知识和技术。

本书适用于广大护理人员、护理专业学生以及相关从业人员。

图书在版编目(CIP)数据

中医传承:中医特色护理技术 / 唐玲 , 陈宏 , 沈潜

主编 . -- 北京 : 中国医药科技出版社 , 2025. 4.

ISBN 978-7-5214-5232-7

Ⅰ. R248

中国国家版本馆 CIP 数据核字第 2025YD4295 号

美术编辑	陈君杞
版式设计	也 在

出版　**中国健康传媒集团** ｜ 中国医药科技出版社

地址　北京市海淀区文慧园北路甲 22 号

邮编　100082

电话　发行:010-62227427　邮购:010-62236938

网址　www.cmstp.com

规格　710 × 1000mm $^1/_{16}$

印张　20 $^1/_4$

字数　330 千字

版次　2025 年 4 月第 1 版

印次　2025 年 4 月第 1 次印刷

印刷　北京金康利印刷有限公司

经销　全国各地新华书店

书号　ISBN 978-7-5214-5232-7

定价　**79.00 元**

获取新书信息、投稿、为图书纠错,请扫码联系我们。

编 委 会

主　　编　唐　玲　陈　宏　沈　潜

副 主 编　刘　焱　王华新　鄂海燕

编　　委　（按姓氏笔画排序）

王　潇　王华新　王梁敏　尹可欣

邓建华　刘　焱　刘可欣　刘桂英

孙明丽　李　野　李苏茜　李苏娜

李金环　何　静　沈　潜　张金华

陈　宏　周　洁　胡世荣　耿庆文

唐　玲　唐莉娟　鄂海燕　魏永春

视频拍摄　王亚丽　王　采　田晨晨　任亚星

杨　宇　范东盼　赵丹丹　高　雅

耿苗苗　常明思

组织编写　北京市中医护理能力提升工程办公室

北京市中西医结合护理研究所

北京市中医技术质控中心

北京中医药大学东方医院

北京中医药大学东直门医院

主编简介

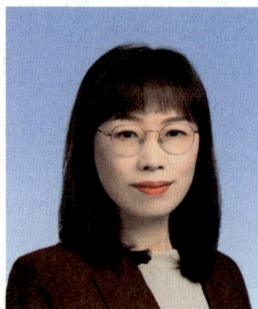

唐玲

唐玲，主任护师，硕士研究生导师，北京中医药大学东方医院护理部主任，临床护理教研室主任，国家中医药管理局"十二五"重点专科护理学学科带头人，国家中医药管理局中医优势专科（护理学）负责人。兼任中华中医药学会护理分会名誉副主任委员、中华中医药学会中医护理传承与创新发展共同体副主席、中国中医药研究促进会南丁格尔分会主任委员、北京市中医护理能力提升工程办公室主任、北京市中西医结合护理研究所所长、北京市中西医结合学会中西医结合护理专业委员会主任委员、"唐玲中医护理传承工作室"传承导师等。在各级领导指导下，凝聚专家力量，围绕临床护理服务能力、中医护理传承、研究创新能力、护理职业素质、国际传播能力五大方向全面推进中医护理发展。积极推进"一证一品"特色护理专科病房建设，主持构建《中医护理门诊建设方案（试行）》，提升中医护理服务能力。组织开展北京市中西医结合专科护士培养，促进中医护理队伍发展。主持参与国家级、市级、校级科研项目 21 项，主持制定国际标准 1 项、团体标准 3 项，发表学术论文 50 余篇，作为主编、副主编参编相关论著 15 部，参编全国中医药行业高等教育"十三五"规划教材。获批国家专利 4 项。荣获北京市中医药管理局"首都中医护理引领人物"、北京中西医结合学会突出贡献专家、北京中西医结合学会 3 项优秀课题科技项目等荣誉。

主编简介

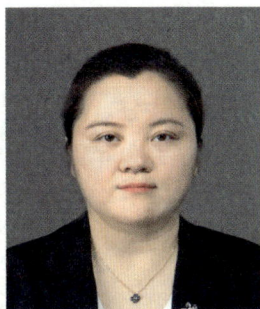

陈宏

陈宏，副主任护师，中共党员，北京中医药大学东方医院外二乳腺科护士长。国家中医药管理局首批全国中医护理骨干人才、北京市中医药管理局"郑萍中医护理传承工作室"传承人、首都杰出护理工作者、北京市优秀中医护理传播使者、北京市优质护理先进个人、北京市中医护理岗位荣誉树"学术之最"、北京中医药大学护理学院"最美教师""优秀课堂教学教师"。兼任中华护理学会静脉输液治疗专业委员会专家库成员、中华中医药学会中医护理传承与创新发展共同体委员会委员、中国中医药研究促进会南丁格尔分会常务理事、北京护理学会中医专业委员会委员、北京中西医慢病防治促进会耳穴诊治专业委员会副秘书长。《北京中医药》杂志审稿专家。第一或通讯作者发表学术论文90余篇。主持校级课题2项、党建课题1项，参与省部级等课题7项，主编著作2部、副主编1部、参编2部。发明国家实用新型专利2项，作为起草人之一参与世界中医药学会联合会国际组织标准1项、中华中医药学会团体标准2项。

主编简介

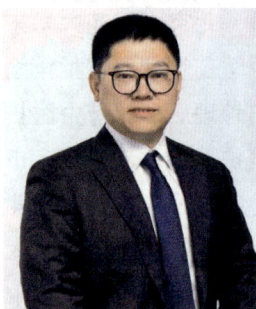

沈潜

沈潜，中医内科博士，针推硕士，主任医师，副教授，硕士研究生导师，北京中医药大学国医堂中医门诊部主任，北京中医药大学东方医院拓展部主任。兼任国家中医药战略研究院教授，中华中医药学会青年委员会常委、补肾活血法分会常委、小儿推拿外治分会青年副主委，中国中医药信息学会治未病分会副理事长，北京中医药学会科普专委会主委、青年工作委员会副主委、小儿推拿专委会副主委，北京中西医结合学会适宜技术专委会副主委、西学中工作委员会副主委，北京中医协会中医药技术技能人才工作委员会副主任委员，北京市朝阳区沈潜基层名医工作室指导老师。北京市中医技术质控中心副主任，参与中医医疗技术传承创新工作，建立中医医疗技术质控体系，主持和参与省部级以上课题20余项，发表核心期刊学术论文40余篇，作为主编、副主编参编论著5部，获国家专利2项。

前　言

　　中医护理技术是中医护理学的重要组成部分，是临床护理实践中的重要手段，也是中医护理特色的体现，在疾病预防、治疗和康复中具有独特的作用。为促进中医护理技术的传承与发展，推进中医护理技术的推广与应用，我们组织编写了《中医传承：中医特色护理技术》一书。

　　本书是一部以中医护理文化传承为核心的护理专业技术手册。全书共八章，以技术历史沿革为线索，通过图片、文字、视频的形式详细讲述了五行能量罐技术、蜜芽罐技术、砭石治疗技术、温灸刮痧技术、推拿类技术、针刺类技术、中药外敷技术以及传统运动疗法（如八段锦、六字诀呼吸吐纳操）的历史、器具种类与特点、技术原理、适应证与禁忌证、操作步骤与要求、注意事项等，并配有验案举例，易学、易掌握，有利于全面提升中医护理人员的理论知识和技术。本书适用于广大护理人员、护理专业学生以及对中医护理技术感兴趣的人员。

　　本书的编写和视频拍摄均来自临床一线优秀护理专家，确保了编写的水平，但是内容中难免有所疏漏，敬请各位专家和同行提出宝贵意见和建议。

编　者
2025 年 1 月

目录

1 第一章　五行能量罐技术　/1

　　一、历史沿革　/1

　　二、器具种类与特点　/3

　　三、技术原理　/4

　　四、适应证与禁忌证　/4

　　五、操作步骤与要求　/5

　　六、注意事项　/　/9

16 第二章　蜜芽罐技术

　　一、历史沿革　/16

　　二、罐具种类与特点　/18

　　三、技术原理　/19

　　四、适应证与禁忌证　/19

　　五、操作步骤与要求　/19

　　六、注意事项　/21

28 第三章　砭石治疗技术

　　一、历史沿革　/28

　　二、砭石种类与特点　/30

　　三、技术原理　/31

　　四、适应证与禁忌证　/31

　　五、操作步骤与要求　/32

　　六、注意事项　/35

42　第四章　温灸刮痧技术

一、历史沿革　/ 42

二、器具种类与特点　/ 44

三、技术原理　/ 44

四、适应证与禁忌证　/ 45

五、操作步骤与要求　/ 45

六、注意事项　/ 48

55　第五章　推拿类技术

第一节　失眠推拿技术　/ 55

一、历史沿革　/ 55

二、介质种类与特点　/ 57

三、技术原理　/ 58

四、适应证与禁忌证　/ 58

五、操作步骤与要求　/ 58

六、注意事项　/ 63

第二节　便秘推拿技术　/ 71

一、历史沿革　/ 71

二、介质种类与特点　/ 73

三、技术原理　/ 74

四、适应证与禁忌证　/ 74

五、操作步骤与要求　/ 75

六、注意事项　/ 78

86　第六章　针刺类技术

第一节　穴位注射技术　/ 86

一、历史沿革　/ 86

二、技术原理　/ 88

　　三、适应证与禁忌证　/88

　　四、操作步骤与要求　/89

　　五、注意事项　/91

第二节　皮肤针技术　/97

　　一、历史沿革　/97

　　二、器具种类与特点　/98

　　三、技术原理　/99

第三节　皮内针技术　/109

　　一、历史沿革　/109

　　二、器具种类与特点　/111

　　三、技术原理　/111

　　四、适应证与禁忌证　/111

　　五、操作步骤与要求　/112

　　六、注意事项　/114

第四节　放血疗法　/121

　　一、历史沿革　/121

　　二、器具种类与特点　/123

　　三、技术原理　/123

　　四、适应证与禁忌证　/124

　　五、操作步骤与要求　/124

　　六、注意事项　/127

133　第七章　中药外敷技术

第一节　中药冷敷技术　/133

　　一、历史沿革　/133

　　二、技术原理　/136

　　三、适应证与禁忌证　/137

　　四、操作步骤与要求　/137

五、注意事项 / 139

第二节　中药热熨敷技术 / 146

一、历史沿革 / 146

二、介质种类与特点 / 148

三、技术原理 / 148

四、适应证与禁忌证 / 149

五、操作步骤与要求 / 149

六、注意事项 / 151

158　第八章　其他类技术

第一节　八段锦 / 158

一、技术原理 / 158

二、适应证与禁忌证 / 158

三、操作步骤与要求 / 159

四、注意事项 / 164

第二节　六字诀呼吸吐纳操 / 170

一、技术原理 / 170

二、适应证与禁忌证 / 170

三、操作步骤与要求 / 171

四、注意事项 / 177

第三节　通痹操 / 184

一、技术原理 / 184

二、适应证与禁忌证 / 184

三、操作步骤与要求 / 184

四、注意事项 / 186

第四节　骨痹操 / 192

一、技术原理 / 192

二、适应证与禁忌证 / 192

三、操作步骤与要求 / 192

四、注意事项 / 193

199 附 中医护理实践案例

五行能量罐治疗 1 例髂胫束综合征患者的护理病例
报告 / 199

蜜芽罐咽部走罐治疗 1 例小儿急性扁桃体炎咽痛的护理病
例报告 / 206

砭石治疗技术治疗 1 例急性乳腺炎脓肿形成期的护理病例
报告 / 213

温灸刮痧技术治疗 1 例项痹病颈肩疼痛患者的护理病例
报告 / 222

引阳入阴失眠推拿改善 1 例人工心脏植入患者失眠的护理
病例报告 / 228

耳穴贴压联合腹部经穴推拿治疗 1 例混合痔术后便秘的护
理病例报告 / 233

穴位注射治疗 1 例慢性湿疹患者的护理病例报告 / 240

梅花针叩刺放血联合艾条灸治疗 1 例寒湿痹阻型膝骨关节
炎患者的护理病例报告 / 246

皮内针法应用于 1 例脑卒中后失眠患者的护理病例
报告 / 253

耳尖放血治疗 1 例早期麦粒肿患儿的护理病例报告 / 260

中药冷敷技术治疗 1 例风温肺热病患者的护理病例
报告 / 265

经穴推拿联合中药热熨敷治疗 1 例混合痔术后疼痛患者的
护理病例报告 / 271

通痹操治疗 1 例类风湿关节炎患者关节疼痛的护理病例
报告 /278

骨痹操缓解 1 例骨痹患者疼痛的护理病例报告 /285

火龙罐综合灸治疗 1 例阳虚型不寐症患者的护理病例
报告 /290

295 附件

一、视觉模拟评分法（VAS）/295

二、数字分级法（NRS）/295

三、颈椎疼痛评分 /295

四、左肩部疼痛评分 /296

五、恶心呕吐评分 /296

六、瘙痒评分 /296

七、咳嗽症状积分表 /296

八、小儿腹痛中医证候积分表 /297

九、便秘中医证候评定标准 /297

十、乳痛症状体征量化积分表 /297

十一、汉密尔顿焦虑量表（HAMA）/299

十二、匹兹堡睡眠质量指数量表 /300

十三、焦虑自评量表（SAS）/303

十四、失眠严重程度指数量表 /304

十五、Borg 评分指数 /305

十六、CAT 评分 /305

十七、中医临床证候评分表 /306

307 视频二维码

五行能量罐技术

五行能量罐作为一种将中医五行学说与脏腑经络理论相结合的操作技术，是对传统拔罐法的继承与创新，凭借其操作简便且对治疗内外妇儿等常见病具有显著疗效等优势，在民间及临床上被广泛应用，与针刺、艾灸等疗法一起组成中医特色治疗的重要部分。

一、历史沿革

1.先秦时期 拔罐法古称"角法"，最早对其的记载见于 1973 年湖南马王堆汉墓出土的帛书《五十二病方》。书中提及了用"角"治疗疾病的方法，"牡痔居窍旁，大者如枣，小者如核者，方以小角角之，如孰（熟）二斗米顷，而张角，蓄以小绳，剖以刀"，这里的"牡痔"指的便是血栓性外痔。与此同时的先秦诸子百家著作中都有关于五行的记载，尤其是作为我国现存第一部医学经典的《黄帝内经》更是系统介绍了五行学说这一中国古代哲学理论。五行和医家的首次相遇使五行学说的内容得到了进一步的扩展，成为分析各种事物属性、运动变化及相互关系的基本法则，正如《素问·脏气法时论》所载："五行者，金木水火土也，更贵更贱，以知死生，以决成败，而定五脏之气，间甚之时，死生之期也"。

2.魏晋南北朝时期 "角法"得到了进一步的发

中医古籍

展，基本确立了其作为一种外治疗法所具体的适应证和禁忌证。五行学说也逐渐完善，渗透到社会生活的方方面面。

3. 隋唐时期 拔罐的工具在兽角之外又有了进一步的创新，由于竹罐取材简便、质地轻巧，人们开始用加工后的竹罐来代替兽角进行操作，因此竹罐在民间得到了很好的推广及使用。同时拔罐的方法也有所改变，即通过水煮法将罐内空气排出，从而吸附在人体表面——称为煮罐法或煮拔筒法。时至今日，竹罐作为一种独特的罐具仍然在部分地区被使用。与此同时，"角法"被政府纳入医学教育体系，作为一门独立的学科而存在。五行学说的相关理论在此时期继续传承发展，五行学说在临证中也日益得到广泛应用。

4. 宋金元时期 竹罐已经完全取代了角罐，并且在使用方法上从单纯的拔筒法发展出一种称作"药筒法"的新治法，将竹罐放在配制好的药液中煮过备用，需要时再将罐体置于沸水中煮，趁热拔在身体的特定部位，在普通水煮罐法所具备的作用之外，还具有药物外治的疗效，为现代的药罐法奠定了基础。

5. 明清时期 拔罐法在明清时期已经成为一种较为成熟的临床治疗手段。在罐具方面，竹罐逐渐成为主流，但同时出现了陶罐、瓷罐的应用个例；在操作方法方面，火吸法也开始受到关注和使用，赵学敏在《本草纲目拾遗》中详记载了"火罐，江右及闽中皆有之，系畜户烧售，小如人大指，腹大两头微狭，使促口以受火气……凡患一切风寒，皆用此罐治风寒头痛及眩晕、风谤、腹痛等症"；而在治疗范围方面，其适应证又进一步扩大，既可以用于疮疡初起，也可在疮疡已成将溃未溃时或痈疽已溃而脓出不畅时使用。

6. 近代时期　随着清末民初西医学在国内的传播，包括中药、针灸、拔罐等中医传统疗法逐渐没落，从高台走向民间，其技术水平发展也几乎停滞不前。受大环境影响，学术中也出现了"疑古派"这一风潮，对中国古代历史文献很大程度上持怀疑的态度，如梁启超《阴阳五行说之来历》一文认为"阴阳五行说，为两千年来迷信之大本营"，对五行学说的传统文化理论进行了尖锐的批评，对中医学的发展造成极大的阻碍。

1949 年以后，随着国家对于民间疗法的挖掘整理，尤其是近几年国家大力传承发展中医技术，拔罐法重新被重视，其理论与操作手法逐渐得到发展创新，五行相关理论也逐渐趋向规范、科学的认识。随着社会的进步及人们知识水平的提升，大家对于慢病管理以及治未病的观念也越来越强，拔罐技术也被越来越多的人所熟知和使用，它以绿色、安全、副作用小、见效快等优点获得了广泛的认同。不仅罐体从竹罐、陶罐发展为木罐、玻璃罐、电罐、橡胶罐、金属罐及负压抽气罐等多种材质，更是出现了留罐、走罐、闪罐、摇罐、转罐、熨罐、滚罐、药罐、留针拔罐和刺络拔罐等各具特色的操作手法。

现代医家

二、器具种类与特点

五行能量罐中不同颜色代表的罐体大小也不同：黑色罐直径 4.5cm，红色罐直径 5.5cm，白色罐直径 6cm，绿色罐直径 6.5cm，黄色罐直径 7.5cm。一般认为，罐体越大所产生的吸附力越强，对于施术部位的作用力也越大。因此，五行能量罐罐体颜色与直径大小根据其主治脏腑疾病的不同也有明显的区分，例如黑罐走肾，因肾主藏精，其病多为先后天所藏之精气不足所致，宜补不宜泻，故罐体直径最小，且多采用留罐法或贴棉法以温阳补虚；黄罐走脾，主运化水谷精微通达四肢九窍，为后天之本，其病多由饮食不慎所致，实证与虚证并见，故施之以大罐体以整体调节脏腑功能，使中焦气机升降得以恢复。目前，五行能量罐在民间使用较为广泛，但在医院使用较少。其凭借自身的陶土材质、吸附力大且走罐无痛感以及配合贴棉点火等手法增加患者舒适感而受到广大患者的好评。

三、技术原理

五行能量罐理论是基于中医学的哲学基础之一的五行学说。所谓"五行"，即金、木、水、火、土等五种物质属性及其运动变化的规律。我国古代医家认为，金、木、水、火、土五种基本物质的生克制化是宇宙间一切物质相互联系、相互影响的基本规律，而世间万物就是在这种规律的影响下不断运动以达到一种相对平衡的状态。根据五行学说，属于同一类别的事物具有"类同则召、气同则合、声比则应"的内在联系，正所谓：木曰曲直，在脏属肝，其色为青，在体合筋，其性升发，喜条达而恶抑郁；火曰炎上，在脏属心，其色为红，在体合脉，其性温煦，主心脉而通神明；土爱稼穑，在脏属脾，其色为黄，在体为肉，其主运化，喜燥而恶湿；金曰丛革，在脏属肺，其色为白，在体合皮，其性肃降，主气而通调水道；水曰制下，在脏属肾，其色为黑，在体为骨，其主蛰藏，性润而恶燥。

拔罐法是以各类罐体为工具，通过水吸、燃火或抽气等不同手法，在施术部位形成负压而达到治疗目的的一种中医特色疗法。而五行能量罐则是在传统拔罐法的基础上，更有效且灵活地利用五行生克原理与五脏传变理论，依据中医传统的藏象经络理论进行辨证操作。

四、适应证与禁忌证

1. 适应证 五行拔罐法的应用范围十分广泛，临床应用已从最初的外科性疾病发展到包含内、外、妇、儿、耳鼻喉等上百种疾病，相较于传统拔罐法，五行能量罐不仅对大多数疼痛性疾病，如风寒痹症、跌打损伤等有显著疗效，还对脏腑功能失调所致的各种虚实病症有一定的治疗作用，配合针药可更好地解决患者病痛。

2. 禁忌证　五行能量罐适应证众多，但因独特的原理及操作方法，使得其在部分疾病的治疗上缺乏安全性，如外伤性疾病、皮肤感染性疾病等，均需禁用。

五、操作步骤与要求

将五行能量罐应用于胃脘痛之脾胃虚寒证，以此为例进行操作步骤与要求的讲解。

（一）施术前准备

1. 用物准备　治疗盘、五行能量罐、95% 酒精棉球、止血钳、酒精灯、清洁纱布、灭火罐、石蜡油（走罐介质）、打火机、污物罐、手消毒液，必要时备屏风（图 1-1）。

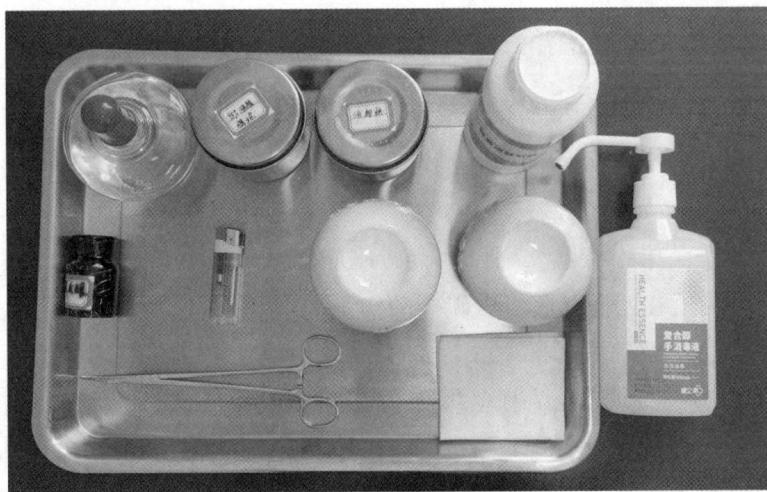

图 1-1　五行能量罐技术的用物准备

2. 操作部位选取与准备　选取受术者腹部、背部、双下肢给予五行能量罐拔罐治疗。

3. 受术者卧位选取 平卧位，施术部位采用局部取穴与循经取穴相结合的方式。腹部取中脘、关元，下肢取足三里，上肢取内关；后取俯卧位，背部取胃俞、脾俞、中脘、关元用黑色罐，脾俞、胃俞、足三里用红色罐，以上部位留罐 5 分钟，内关用红色罐，闪罐 30 次，直至局部皮肤潮红。

中脘穴位于前正中线上，脐上 4 寸，深部为胃幽门处，不仅是胃之募穴，还是八会穴之腑会，多用于治疗脾胃病症；关元穴即俗称的"丹田"，位于前正中线上，脐下 3 寸，临床多用于治疗元气虚损病证、男科妇科以及肠腑疾病，故以黄色罐温中散寒补虚。脾俞、胃俞均位于背部后正中线旁开 1.5 寸上，属膀胱经腧穴，多血少气，故以红色罐通阳行气。内关穴位于上臂内侧，属八脉交会穴，多用于治疗心疾及胃腑病证，古称"心胸取内关"，因其属心包通阴维，故以红色罐通经络而止寒痛。足三里位于小腿外侧，既是治疗胃病特定穴，也是强壮保健要穴。

4. 操作环境准备 环境整洁，室温适宜。

5. 器具消毒 ①去除污染物，将罐具置于流动水下冲洗。②用酶液浸泡 5 分钟后，用流动清水冲洗干净。③消毒用含氯消毒液加盖浸泡 30 分钟以上，再用纯化水冲洗干净。④干燥保存备用。

（二）五行能量罐操作方法

1. 闪罐法 用闪火法将罐吸拔于应拔部位，随即取下，再吸拔、再取下，如此反复操作，吸拔至局部皮肤潮红，或以罐体底部发热为度，动作要快而准确。

2. 揉罐法 单手持罐，罐口朝上，罐底部紧贴皮肤，利用前臂摆动带动腕关节，均匀地在两侧膀胱经做碾揉动作。

3. 走罐法 先于施罐部位涂抹润滑剂（常用凡士林、医用甘油、液体石蜡或润肤霜等），也可用温水或药液，同时还可将罐口涂上油脂。用罐吸拔后，一手握住罐体，稍倾斜罐体，向前后推拉，如此反复数次，至走罐部位皮肤潮红、深红或起痧点为宜，推罐时应用力均匀，以防止火罐漏气脱落。

4. 旋罐法 将罐吸拔于腧穴或痛点上，再以手握住罐底，顺时针或逆时针做环形旋转运动。

5. 贴棉点火 在留罐的基础上，于罐底放置 1 个 95% 酒精棉球，并点燃，让棉球自然熄灭后取下。

6.起罐方法 一手握住罐体稍倾斜，另一手拇指或示指按压罐口边缘的皮肤，使罐口与皮肤之间产生空隙，空气进入罐内，即可将罐取下。

（三）操作步骤

1.贴棉点火 取受术者腹部中脘、关元、足三里取黑色罐进行定罐 5 分钟，并于罐底进行贴棉点火 1 壮。将脾俞、胃俞用黄色罐定罐 5 分钟，并于罐底进行贴棉点火 1 壮（图 1-2）。

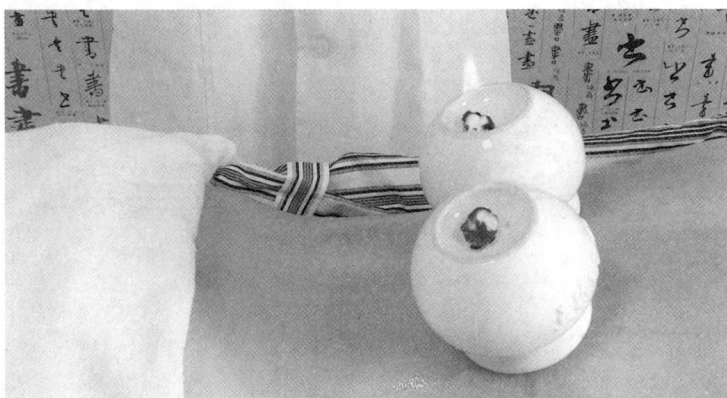

图 1-2　贴棉点火

2.揉罐 取黑色罐用揉罐的方法给予任脉中脘至关元揉罐 3 分钟，取黄色罐将足太阳膀胱经取脾俞至胃俞揉罐 3 分钟（图 1-3）。

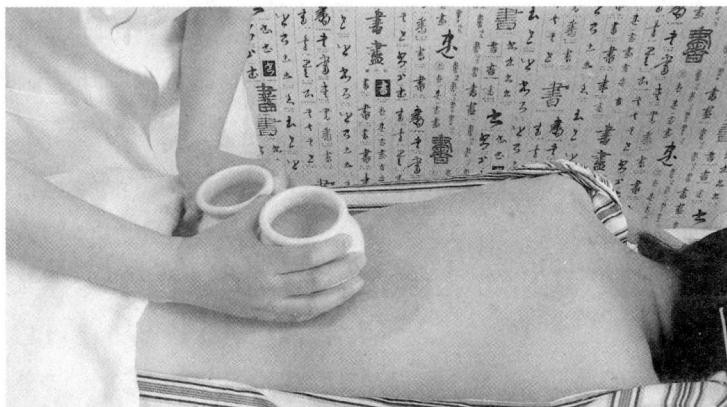

图 1-3　揉罐

3. 闪罐 取红色罐将内关穴闪罐约 30 次，黑色罐将足三里闪罐约 30 次，黄色罐将脾俞、胃俞闪罐约 30 次。

4. 旋罐 将罐吸拔于膀胱经脾俞、胃俞给予旋罐治疗。

5. 走罐 取黄色罐用轻吸慢移法对背部脾俞至胃俞进行走罐治疗（图 1-4）。

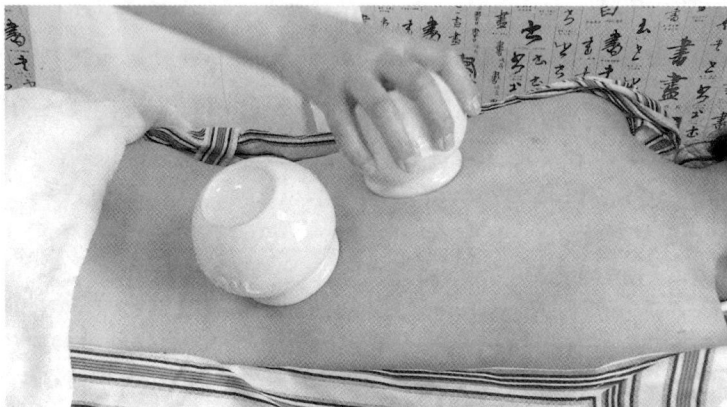

图 1-4　走罐

（四）施术后处理

起罐后应用清洁纱布轻轻拭去拔罐部位紫红色罐斑上的小水珠，若罐斑处微觉痛痒，不可搔抓，数日内可自行消退。起罐后如果出现小水疱，可自行吸收；如水疱过大，消毒局部皮肤后，可用无菌注射器从疱底刺入吸出液体，再用消毒敷料覆盖。若出血应用消毒棉球拭净；若皮肤破损，应常规消毒，并用无菌敷料覆盖其上；若用拔罐治疗疮痈，起罐后应拭净脓血，并常规处理疮口。若拔罐过程中出现血管破裂出血造成软组织血肿，如面积较小，不需要特殊治疗；若血肿部位肿胀和疼痛，应先冷敷，然后热敷。

（五）五行能量罐治疗间隔与疗程

拔罐治疗需每周 1 次或需等到罐斑消失，一般 4 次为 1 疗程。按疾病好转程度一般需 2 ~ 3 个疗程。

六、注意事项

（1）五行能量罐拔罐前应充分暴露应拔部位，有毛发者宜剃去，操作部位应注意防止感染。

（2）治疗的间隔时间按局部皮肤颜色和病情变化决定。同一部位拔罐一般需间隔 2～3 天。两个疗程之间应间隔 3～5 天（或等罐斑痕迹消失）。

（3）老年人、儿童、体质虚弱及初次接受拔罐者，留罐时间宜短，吸力不宜过大。妊娠妇女及婴幼儿慎用五行能量罐拔罐。

（4）操作手法要熟练，动作要轻、快、稳、准。用于燃火的酒精棉球不可吸附过多乙醇，以免烧烫伤。若出现烧烫伤，应按外科烧烫伤常规处理。对于一度烫伤，应立即脱去衣物，将无破损创面放入冷水中浸洗 30 分钟。对于二度烫伤的水疱，若水疱较小，可任其自然吸收；若水疱较大，可用注射器吸出水疱内的液体，用无菌敷料覆盖，数日内可痊愈，1 个月内局部可能留有色素沉着。

（5）燃火伸入五行能量罐内的位置以罐口与罐底的外 1/3 与内 2/3 处为宜。

（6）操作过程中注意观察受术者反应，若出现头晕、胸闷等晕罐现象，应立即起罐，使受术者呈头低脚高卧位，密切注意血压、心率变化，严重时按晕厥处理。

（7）闪罐时操作手法纯熟，动作轻、快、准；至少选择 3 个口径相同的火罐轮换使用，以免罐口烧热烫伤皮肤。

（8）五行能量罐定罐时，如果罐体倾斜度较大，不宜在罐底进行贴棉点火，以免发生烫伤。

（9）五行能量罐治疗结束后，可饮一杯温水，注意保暖、避风寒。

举验
例案

患者，女，25岁，2日前月经来潮时下腹部疼痛难忍，疼痛视觉模拟评分量表（VAS）得分为8分，属于重度疼痛，伴恶心呕吐，月经色暗红、量少，呕吐物为胃内容物，肢冷，汗出，面色苍白，自行服用"布洛芬"止痛，效果不佳，现行经时下腹部疼痛，伴恶心呕吐2天，心烦易怒，为求进一步治疗来我院就诊。

【既往史】体健。

【查体】舌暗红，苔白，脉沉弦。

【中医诊断】经行腹痛（气滞血瘀证）。

【西医诊断】原发性痛经。

【治则治法】疏肝理气，活血止痛。

【中医护理技术】五行能量罐拔罐治疗。

1. **操作手法** 闪罐法、揉罐法、走罐法、抖罐法、定罐法、贴棉点火法。

2. **操作部位** 施术部位采用局部取穴与循经取穴相结合的方式。先取平卧位，下腹部取中极、子宫。后取俯卧位，腰部取次髎、肾俞，下肢取三阴交、血海，上肢取合谷。

3. **操作步骤** 取平卧位，用闪罐法，用黄色罐取中极穴、用青色罐取子宫穴、用黄色罐取血海穴，交替闪罐30次，后揉罐3分钟，给予定罐，同时罐底贴棉点火，棉球熄灭后给予留罐5分钟后起罐。取俯卧位，患者背部次髎、肾俞用黑色罐，给予闪罐30次，后揉罐3分钟，走罐3分钟，后抖罐1分钟，定罐后给予贴棉点火1壮，留罐5分钟后起罐。患者治疗结束后腹痛缓解，下腹部微痛可耐受，排出大量暗红色血块，恶心呕吐症状缓解。患者每周1次五行能量罐治疗，4周后症状改善。

【健康宣教】

1. **饮食护理** 指导患者饮食宜清淡、低脂肪、易消化，如粥、面条、炒青菜等，避免辛辣刺激及寒凉之物，不宜饮咖啡和浓茶，鼓励患者多饮红糖水，注意保暖、避风寒。

2. **情志护理** 鼓励家属多与患者进行沟通，给予患者心理上的支持，保持心情舒畅，使肝气条达，避免精神过度紧张。

3. 生活起居护理 保持室内空气新鲜，环境整洁，光线柔和，避免噪声。保证足够的休息和睡眠，避免劳累，穿舒适纯棉内裤，勤换内裤和卫生巾。经期禁止性生活、盆浴、坐浴。

【效果评价】疼痛评估：采用视觉模拟评分法（VAS），评分越高，疼痛程度越重。4周治疗结束后患者疼痛评分降为1分，属轻度疼痛。经期血色鲜红，偶有血块，无恶心呕吐。患者诉治疗结束后症状明显缓解（表1-1）。

表1-1　效果评价

量化评估项目	治疗前	治疗第1次	治疗第2次	治疗第3次	治疗第4次
VAS评分	8分	4分	3分	3分	1分
恶心	有	有	有	无	无
呕吐	有	无	无	无	无
经血颜色	暗红，有大量血块	暗红，有少量血块	暗红，有少量血块	暗红，无血块	鲜红，无血块

【体会】

拔罐法不仅通过热量传导来调整脏腑功能、平衡阴阳、扶正祛邪，还能够使阻塞的气血津精得以通利，从而达到消肿散结、活血化瘀、祛风除湿的功效。但普通拔罐法只能单纯利用其在局部形成的负压及热量传导治疗疾病，且作用范围也局限于患处，基本不具备"补"的功效。但"五行能量罐"从五脏出发，创造性地将拔罐法与传统经络理论相结合，通过如留罐、走罐、闪罐、贴棉点火等不同操作方法，一定程度上弥补了传统拔罐法在补泄兼施、平调寒热方面的缺陷。所谓"不通则痛，不荣则痛"，传统医学认为，痛经的发生与冲任胞宫生理周期变化密切相关，多因情志不合，外邪侵袭，劳损久虚所致。本病一般以实证居多，治疗以止痛为核心，以调理冲任为主要目的，而根据患者气血、寒热、虚实等偏胜，可分为行气、活血、散寒、清热等。患者平素情绪急躁易怒，肝失条达，冲任气血郁滞，经血不利，不通则痛，根据症状体征舌脉可诊断为气滞血瘀之痛经，故以疏肝解郁、理气活血为基本治则。总之，拔罐疗法作为祖国医学中独具特色的治疗方法传承至今已超过千年，我们必须加以继承并不断创新发展，使其与现代医学相适应，更好地为患者减轻病痛。

参考文献

［1］颜隆，贺娟. 论五行学说起源、发展和演变［J］. 北京中医药大学学报，2016，39（9）：709–713.

［2］吕双双. 拔罐疗法的历史源流探究［D］. 哈尔滨：黑龙江中医药大学，2015.

［3］白红霞，臧文华，蔡永敏. 五行概念源流梳理［J］. 中华中医药杂志，2017，32（8）：3554–3557.

［4］北京市中医技术质控中心. 拔罐意外情况处理专家共识（2021年）［J］. 中西医结合护理，2022，8（1）：157–158.

［5］邢志伟. 痔疮栓联合中药熏洗坐浴治疗混合痔术后疼痛水肿疗效观察［J］. 实用中医药杂志，2019，35（4）：495–496.

［6］杨金生，王敬. 拔罐疗法的治病机理探讨［J］. 中国中医基础医学杂志，1996，2（6）：39–40.

［7］李丹丹，孟向文，刘华朋，等. 拔罐疗法作用机理研究概述［J］. 辽宁中医杂志，2014，41（11）：2506–2508.

五行能量罐技术操作流程图

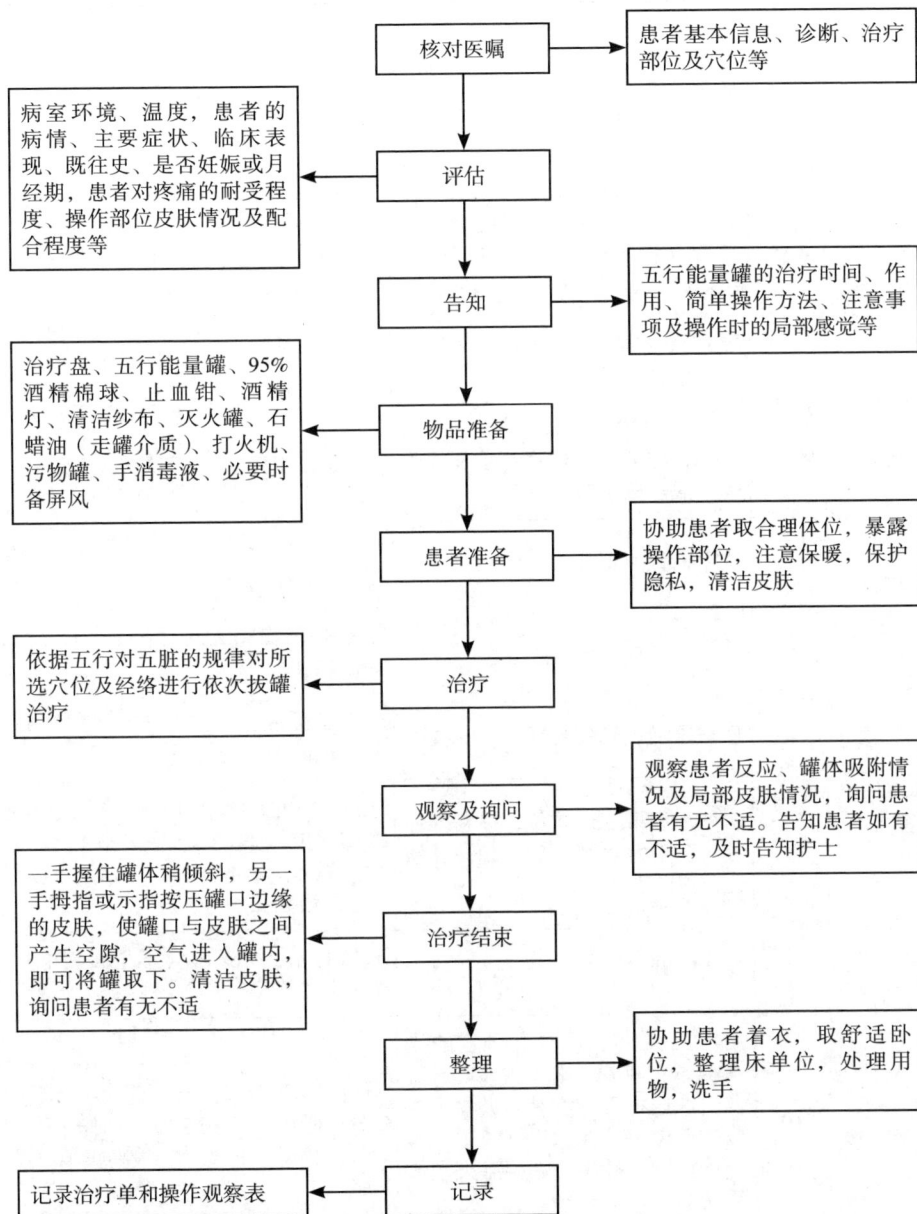

```
                    ┌──────────────┐      ┌────────────────────────────┐
                    │   核对医嘱    │─────▶│ 患者基本信息、诊断、治疗    │
                    └──────────────┘      │ 部位及穴位等                │
                           │              └────────────────────────────┘
                           ▼
┌────────────────────┐  ┌──────────────┐
│ 病室环境、温度,患者的 │◀─│    评估      │
│ 病情、主要症状、临床表 │  └──────────────┘
│ 现、既往史、是否妊娠或月 │        │
│ 经期,患者对疼痛的耐受 │        ▼
│ 程度、操作部位皮肤情况及 │  ┌──────────────┐      ┌────────────────────────────┐
│ 配合程度等          │  │    告知      │─────▶│ 五行能量罐的治疗时间、作    │
└────────────────────┘  └──────────────┘      │ 用、简单操作方法、注意事    │
                           │              │ 项及操作时的局部感觉等      │
┌────────────────────┐        ▼          └────────────────────────────┘
│ 治疗盘、五行能量罐、95% │  ┌──────────────┐
│ 酒精棉球、止血钳、酒精 │◀─│   物品准备    │
│ 灯、清洁纱布、灭火罐、石 │  └──────────────┘
│ 蜡油(走罐介质)、打火机、 │        │
│ 污物罐、手消毒液、必要时 │        ▼
│ 备屏风            │  ┌──────────────┐      ┌────────────────────────────┐
└────────────────────┘  │   患者准备    │─────▶│ 协助患者取合理体位,暴露     │
                    └──────────────┘      │ 操作部位,注意保暖,保护     │
                           │              │ 隐私,清洁皮肤              │
┌────────────────────┐        ▼          └────────────────────────────┘
│ 依据五行对五脏的规律对所 │  ┌──────────────┐
│ 选穴位及经络进行依次拔罐 │◀─│    治疗      │
│ 治疗              │  └──────────────┘
└────────────────────┘        │
                           ▼
┌────────────────────┐  ┌──────────────┐      ┌────────────────────────────┐
│ 一手握住罐体稍倾斜,另一 │  │  观察及询问   │─────▶│ 观察患者反应、罐体吸附情     │
│ 手拇指或示指按压罐口边缘 │  └──────────────┘      │ 况及局部皮肤情况,询问患     │
│ 的皮肤,使罐口与皮肤之间 │        │              │ 者有无不适。告知患者如有     │
│ 产生空隙,空气进入罐内, │◀───────┤              │ 不适,及时告知护士          │
│ 即可将罐取下。清洁皮肤, │  ┌──────────────┐      └────────────────────────────┘
│ 询问患者有无不适      │  │   治疗结束    │
└────────────────────┘  └──────────────┘
                           │
                           ▼
                    ┌──────────────┐      ┌────────────────────────────┐
                    │    整理      │─────▶│ 协助患者着衣,取舒适卧      │
                    └──────────────┘      │ 位,整理床单位,处理用      │
                           │              │ 物,洗手                    │
                           ▼              └────────────────────────────┘
┌────────────────────┐  ┌──────────────┐
│ 记录治疗单和操作观察表 │◀─│    记录      │
└────────────────────┘  └──────────────┘
```

中医传承 中医特色护理技术

五行能量罐技术操作考核评分标准

项目		分值	技术操作要求	评分说明
仪表		2	仪表端庄、戴表	一项未完成扣 1 分，最高扣 2 分
核对		2	核对医嘱	未核对扣 2 分，内容不全面扣 1 分，最高扣 2 分
评估		5	病室环境、温度，患者的病情、主要症状、临床表现、既往史、是否妊娠或月经期	一项未完成扣 1 分，最高扣 5 分
		3	患者对疼痛的耐受程度、操作部位皮肤情况及配合程度	一项未完成扣 1 分，最高扣 3 分
告知		5	五行能量罐的治疗时间、作用、简单操作方法、注意事项及操作时的局部感觉等	一项未完成扣 1 分，最高扣 5 分
用物准备		2	洗手，戴口罩	未洗手扣 1 分，未戴口罩扣 1 分，最高扣 2 分
		4	备齐并检查用物	未备齐用物扣 2 分，未检查扣 2 分，最高扣 4 分
环境与患者准备		3	病室整洁，光线明亮，温度适宜	未准备环境扣 3 分，准备不充分扣 1 分，最高扣 3 分
		5	协助患者取合理体位，暴露操作部位，注意保暖，保护隐私，清洁皮肤	未进行体位摆放扣 1 分，未充分暴露操作部位扣 1 分，未保暖扣 1 分，未保护患者隐私扣 1 分，未清洁皮肤扣 1 分，最高扣 5 分
操作过程	拔罐	2	核对医嘱	未核对扣 2 分，内容不全面扣 1 分，最高扣 2 分
		10	用卵圆钳夹住干湿度适宜的酒精棉球，点燃，勿烧罐口，稳、准、快速将五行能量罐吸附于相应的部位上，并运用好闪罐、走罐、揉罐、旋罐，贴棉点火操作手法	酒精棉球过湿扣 2 分，部位不准确扣 2 分，吸附不牢扣 2 分，动作生硬扣 2 分，烧罐口扣 2 分，最高扣 10 分
		3	灭火动作规范	灭火不完全扣 2 分，未放入相应灭火容器扣 1 分，最高扣 3 分

项目		分值	技术操作要求	评分说明
操作过程	拔罐	2	询问患者感受：舒适度、疼痛情况	未询问患者感受扣2分，内容不全面扣1分，最高扣2分
		6	观察患者反应、罐体吸附情况及局部皮肤情况	未观察扣2分/项，最高扣6分
		4	告知相关注意事项	未告知扣4分，告知不全扣2分，最高扣4分
		4	协助患者取舒适体位，整理床单位	未安置体位扣2分，未整理床单位扣2分，最高扣4分
		4	洗手，再次核对，记录时间	未洗手扣2分，未核对扣1分，未记录时间扣1分，最高扣4分
	起罐	4	手法：一手握住罐体稍倾斜，另一手拇指或示指按压罐口边缘的皮肤，使罐口与皮肤之间产生空隙，空气进入罐内，即可将罐取下	手法不正确扣2分，手法不熟练扣2分，最高扣4分
		4	观察并清洁皮肤，有水疱或破溃及时处理	未观察扣1分，未清洁皮肤扣1分，有水疱或破溃未处理扣2分，最高扣4分
		4	协助患者着衣，取舒适体位，整理床单位	未协助患者着衣扣1分，未安置体位扣2分，未整理床单位扣1分，最高扣4分
操作后处置		2	用物按《医疗机构消毒技术规范》处理	处置方法不正确扣1分/项，最高扣2分
		2	洗手	未洗手扣2分
		2	记录	记录不全面扣1分，未记录扣2分，最高扣2分
评价		6	流程合理、技术熟练、局部皮肤无损伤、询问患者感受	一项不合格扣2分，出现烫伤扣6分，最高扣6分
理论提问		5	五行能量罐的适应证	回答不全面扣3分，未答出扣5分
		5	五行能量罐的注意事项	回答不全面扣3分，未答扣5分
得分				

主考老师签名：　　　　　　　　　　考核日期：　　年　月　日

蜜芽罐技术

蜜芽罐又称负压吸痧法，是在中医学理论的指导下，将刮痧疗法与拔罐疗法相融合的全新的治疗理念，通过捏、挤、按压蜜芽罐，使施术局部产生负压，然后在施术部位移动罐体，促使局部快速出痧的一种治疗方法。有平衡阴阳、行气活血、调和脏腑、疏通经络的功效。

一、历史沿革

中医古籍

1. 先秦时期——罐具的萌芽时期（角法） 在原始社会时期，人们就开始利用牲畜的角，如牛角、羊角等，将其磨成筒状。在刺激痈疽后，用角吸出脓血，这便是最早的拔罐疗法。在中国古代医学典籍中把它称为"角法"。《五十二病方》是我国现存最早的医书，其中就记载了以兽角治疗痔疾的方法："牡痔居窍旁，大者如枣，小者如核者，方以小角角之，如孰（熟）斗米顷，而张角。"其中"以小角角之"，指的就是用小兽角吸拔脓液。秦汉时期是中医学萌芽的关键时期，此时期构筑和奠定了中医理论的基本框架和临床治疗学的基本原则。

2. 晋唐时期——罐具的奠基时期（牛角法和竹罐法） 葛洪所著的《肘后备急方》为此时期重要的著作，提到了用牛角法治疗脱肿的病案，并特别提到了适应证的选择，同时也对禁忌证有了较成熟的见解。

隋唐时期，罐具有了突破发展。唐代王焘在《外台秘要》中提到："遂依角法，以意用竹做作小角，留一节长三、四寸，孔径四、五分。若指上，可取细竹作之。才冷搭得螫处，指用大角角之，气漏不嘬，故角不厌大，大即朔急差。取五、四枚，铛内熟煮，取之角螫处，冷即换。"进一步阐述了用竹罐水煮排气法拔罐治病。拔罐法（角法）在此时期成为一门独立的学科，其理论及操作实践已较为成熟。

3. 宋元时期——吸筒法 此时期竹罐已代替兽角而广泛应用，正式命名为吸筒法。其适应证也逐渐扩大到内科疾病，宋代苏轼、沈括编撰的《苏沈良方》中就记载了用"火筒"治疗久嗽的方法。

4. 明清时期——投火法 罐法在明清期就成为了中医外科治疗疾病的重要方法之一。明代所流行的药筒法是一种改进后的煮筒法，将特定的药物加入煮筒的水中，以药汁煮筒吸拔。在负压的基础上增加了药物作用。明代医家申斗垣《外科启玄》中的"吸法""煮竹筒法"就是将中药煮竹筒用于临床，使拔罐疗法与辨证用药结合，既扩大了治疗范围，也增强了治疗效果。

至清朝时期，罐具不断改善出现了陶罐，火罐法得以广泛应用。清代赵学敏的《本草纲目拾遗》对其进行了详细的描述："火罐，江右及闽中皆有之，系窑户烧售，小如人大指，腹大两头微狭，使促口以受火气，凡患一切风寒，皆用此罐。"

现代医家

1949 年以后，随着国家对传统中医医学的重视和推崇，使得中医外治法得到了大力发展，拔罐疗法亦得到不断创新和提高，罐具种类不断扩展；临床应用也从单一的吸毒拔脓（外科），发展到五官科、皮肤、骨伤、内、外、妇、儿等多学科；在学术上拔罐疗法的医疗、教学、科研、著作的出版都繁荣发展。王立新教授则将拔罐与刮痧完美组合，将拔罐操作形式和刮痧的治疗理念，进行了整合创新，提出了"负压吸痧法"。蜜芽罐采用硅胶材质，比传统材质具有更好的亲肤性、对皮肤刺激性小，柔软可变形，扩大了使用部位。更因其操作轻柔、利于婴幼儿接受而广泛应用于中医儿科临床。

近年来，国人对于自身健康管理意识日渐增强，拔罐疗法作为特色中医技术，具有安全、无副作用的特点，深受大家喜爱。

二、罐具种类与特点

罐具随着历史进程不断改革创新，罐具的种类很多，根据所用材料而命名的有兽角罐、竹罐、陶瓷罐、玻璃罐、橡胶罐、塑料罐、抽气罐、金属罐8种，其材质分别为兽角（如牛角、羊角）、青竹、陶土、玻璃、橡胶、塑料、金属（如铁、铝、铜等）。临床常用的有竹罐、陶瓷罐、玻璃罐、蜜芽罐4种。

1. 竹罐 用于火罐时需火力排气，应选用坚实成熟的老竹子，老熟的竹材料质地坚实，经火烤后不变形、不漏气。用于水罐为蒸气排气，用水或药液煮罐须选取尚未成熟又不青嫩的质地坚实的竹子制作。竹罐的优点是取材方便、制作简单、轻便耐用、不易打破，缺点是易干裂漏气、不透明、不能观察罐内皮肤的情况。

2. 陶瓷罐 陶土烧制而成，里外光滑，口底平正，厚薄适宜，多用于火力排气法。

3. 玻璃罐 用耐热玻璃制成，罐口边缘略突向外，口小腔大。根据罐口直径及腔内大小，可分为大、中、小3种型号，多用于火力排气法。优点是清晰透明，便于观察皮肤的变化，是目前临床应用最广泛的罐具；缺点为导热快，易烫伤，容易破损。

4. 蜜芽罐 采用硅胶材质，边缘平滑，柔软亲肤有弹性，可作用于关节等凹凸不平、肌肉较少的部位。简便实用、吸附力大。优点为对皮肤刺激性小，没有烫伤、烧伤的隐患，更适于婴幼儿使用。

由此可见，在临床上根据不同体质、不同病症、不同部位采用不同罐具，使手法与罐具两者结合，相得益彰。

三、技术原理

（1）负压吸附，舒经活络。
（2）促进血液循环，加快新陈代谢。
（3）疏通经络，行气活血。
（4）调和脏腑，增强自身抵抗力。
（5）兴奋神经，调整机体机能状态。

四、适应证与禁忌证

1. 适应证 适用于伤风感冒、头痛、发热、咳嗽、痰多、扁桃体炎等病症。

2. 禁忌证
（1）身体虚弱，全身剧烈抽搐或痉挛者、过饥过饱者禁用。
（2）有白血病、血小板减少性紫癜等出血性倾向者禁用。
（3）拔罐部位有肿胀、疮伤等皮肤损伤者禁用。
（4）体表大血管流经的部位、心脏搏动处、头面部等禁用。
（5）在急性扭伤、创伤的疼痛部位、骨折部位禁用。

五、操作步骤与要求

1. 施术前准备
（1）用物准备 治疗盘、蜜芽罐、润肤油、毛巾、手消毒液，必要时备屏风（图 2-1）。

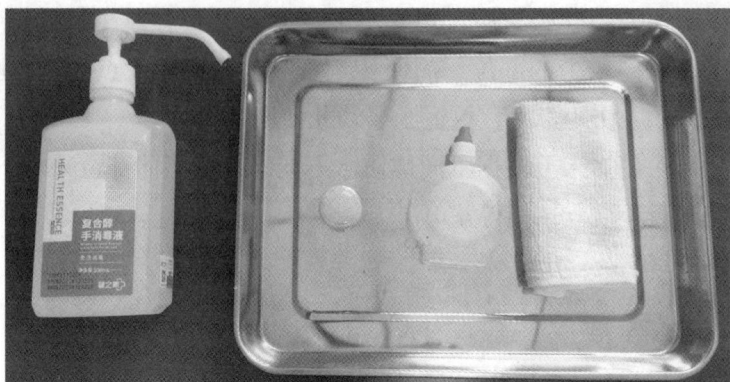

图 2-1　蜜芽罐技术的用物准备

（2）操作部位选取与准备　应根据病症选取适当的治疗部位。以肌肉丰厚处为宜，常用肩、背、腰、臀、四肢近端以及腹部等。

（3）受术者体位准备　坐位、俯卧位、仰卧位，或根据实际情况，选择受术者舒适，施术者便于操作的治疗体位。

（4）操作环境准备　环境整洁，室温适宜。

（5）器具消毒　①去除污染物，将罐具置于流动水下冲洗。②用酶液浸泡 5 分钟后，用流动清水冲洗干净。③消毒用含氯消毒液加盖浸泡 30 分钟以上，再用纯化水冲洗干净。④干燥保存备用。

2. 蜜芽罐操作方法

（1）闪罐　以挤压罐体使罐吸附于皮肤后，立即拔起，反复吸拔多次，直至皮肤潮红发热，以皮肤潮红、充血或瘀血为度。要求操作纯熟，动作轻、快、准。

（2）走罐　先在罐口或吸拔部位上涂抹润肤油，挤压罐体吸附于皮肤上，用手握住罐底，稍倾斜罐体，前后推拉，或做环形旋转运动，如此反复数次，至皮肤潮红、深红或起痧点为止。

（3）留罐　又称定罐，即挤压罐体吸拔在施术部位后留置 5 ～ 10 分钟，以皮肤紫红为度。

3. 操作步骤

（1）协助患者取舒适体位，暴露拔罐部位，使受术者尽量放松，同时注意保暖以防外感，必要时用屏风遮挡。

（2）用毛巾清洁受术者局部皮肤。

（3）将蜜芽罐通过用手挤压、按压等形式产生负压后吸附在选定部位、穴位、经络上。吸力以受术者耐受为度，适度出痧后即可（图2-2）。

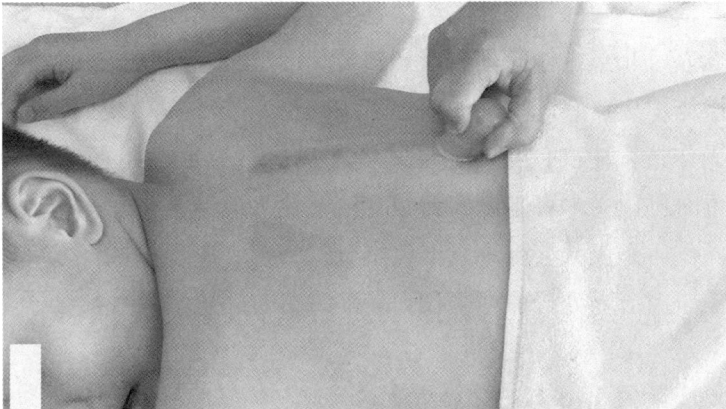

图 2-2　走罐

（4）观察罐体吸附情况，询问有无不适感。

（5）起罐时，左手轻按罐具，向左倾斜，右手示指或拇指按住罐口右侧皮肤，使罐口与皮肤之间形成空隙，空气进入罐内，顺势将罐取下。或是用手轻捏罐体，使气体进入罐内，将其取下。不可硬行上提或旋转提拔。

4. 施术后处理

（1）起罐后，用毛巾轻柔擦拭皮肤；如有凸起的紫色"罐斑"，可轻轻按揉以帮助吸收。

（2）受术者起身后，可服用温开水一杯。

（3）嘱受术者4～6小时内勿洗澡，注意保暖，饮食清淡。

（4）起罐后，让受术者休息5～10分钟，方可离去。

5. 蜜芽罐治疗间隔与疗程　治疗的间隔时间，按局部皮肤颜色和病情变化决定。定罐、闪罐可每日1次，走罐每3日1次，1周2次，3次为1个疗程。

六、注意事项

（1）病室保持冷暖适宜，避免受术者直接吹风，防止受凉。

（2）选择肌肉丰满的部位，应避免骨骼凹凸不平处、毛发较多处、瘢痕处等，充分暴露应拔部位。

（3）应选好体位，嘱受术者取舒适体位，局部宜舒展、松弛。

（4）要根据不同部位选择大小适宜的蜜芽罐。

（5）老人、儿童、体质虚弱及初次接受治疗者，时间宜短，手法宜轻。

（6）操作手法要熟练，动作要轻、快、稳、准。

（7）操作过程中要注意观察受术者的反应，受术者如有不适感，应立即起罐；严重时可让受术者平卧，保暖并给予热水或糖水，配合穴位按压。

（8）操作后，皮肤会出现紫红色瘀斑，为正常表现，数日方可消除。

（9）在肌肉薄弱处操作或吸拔力较强时，时间也不宜过长。

举验例案

患儿，女，5岁，因"咳嗽3天，咽痛1天"于我院儿科门诊就诊。患者诉3天前出现咳嗽，有痰不易咳出，咽痛，口渴。

【查体】舌尖红，苔薄白，脉浮数。

【既往史】体健。

【中医诊断】咳嗽（风热犯肺证）。

【西医诊断】急性支气管炎。

【治则治法】疏风清热，宣肺止咳。

【中医护理技术】蜜芽罐。

1. 操作部位　背部。

2. 操作穴位　大椎穴、肺俞穴、膏肓穴、膈俞穴。

3. 操作手法　闪罐、走罐。

4. 操作步骤

（1）协助患者取俯卧位，暴露拔罐部位，选取大椎、肺俞、膏肓穴做闪罐治疗，吸力以患者耐受为度，适度出痧后即可。

（2）在蜜芽罐罐口处涂抹润肤油，挤压罐体吸附于皮肤上，从背部肺俞穴至膈俞穴，从上到下，如此反复数次做走罐治疗，至皮肤潮红、深红或起痧点为止，并询问有无不适感。治疗结束后，用毛巾擦拭背部皮肤。

（3）疗程　每周2次，3次为1个疗程，共1个疗程。

【健康宣教】

1.饮食护理　指导患者饮食宜清淡、清补，忌食甜腻、油炸、生冷、刺激性食物。

2.生活起居护理　经常开窗通风，保持室内空气新鲜，环境整洁，保证足够的休息和睡眠，避免劳累。注意气候变化，及时增减衣物。

3.运动方面　加强锻炼，多进行户外活动，增加机体抵抗力。

【效果评价】治疗前根据小儿咳嗽症状积分表进行评分，由患者24小时的咳嗽症状，对照积分表进行判断及记录：总积分＝日间积分＋夜间积分。治疗前积分8分，治疗后积分1分。根据治疗前后症状评分计算疗效，进行疗效评价。治疗后患者咳嗽症状基本消失，治疗前后效果显著（表2-1）。

表2-1　效果评价

量化评估项目	治疗前	治疗第1次	治疗第2次	治疗第3次
咳嗽症状积分	8分	6分	3分	1分

【体会】

蜜芽罐的负压吸痧法，依据其特有的拔罐、刮痧相结合的理念，具有操作简单、便捷的特点，操作部位以点、线、面为主，可广泛地应用于儿科呼吸系统、消化系统等疾病治疗，适用病证较广。如在肺系疾病中的外感发热、咳嗽、急性扁桃体炎等病症。其优势在于：安全性高，不良反应少，加之硅胶罐外观小巧，患儿无恐惧，更容易接受；临床疗效好，负压吸痧法融合了刮痧和拔罐中走罐的方法，将二者的优势有效地结合，使临床疗效显著提高；刮痧、拔罐应用范围广，融合形成的负压吸痧法，在儿科呼吸、消化、泌尿等系统疾病治疗中得到了很好的运用，在治疗常见病、多发病、疑难杂症等应用较广；比传统的拔罐负压吸附力小，比刮痧痛觉小。这种新开创的临床治疗方式，对提高临床疗效具有重要的意义。

参考文献

［1］崔庆科，李华，冯晓纯，等. 负压吸痧法在儿科肺系疾病中的应用［J］. 中华中医药杂志（原中国医药学报），2021，36（1）：541-543.

［2］蒙秀东，齐婧蕾，祝秋梅，等."走罐"源流考［J］. 亚太传统医药，2019，15（2）：71-73.

蜜芽罐技术操作流程图

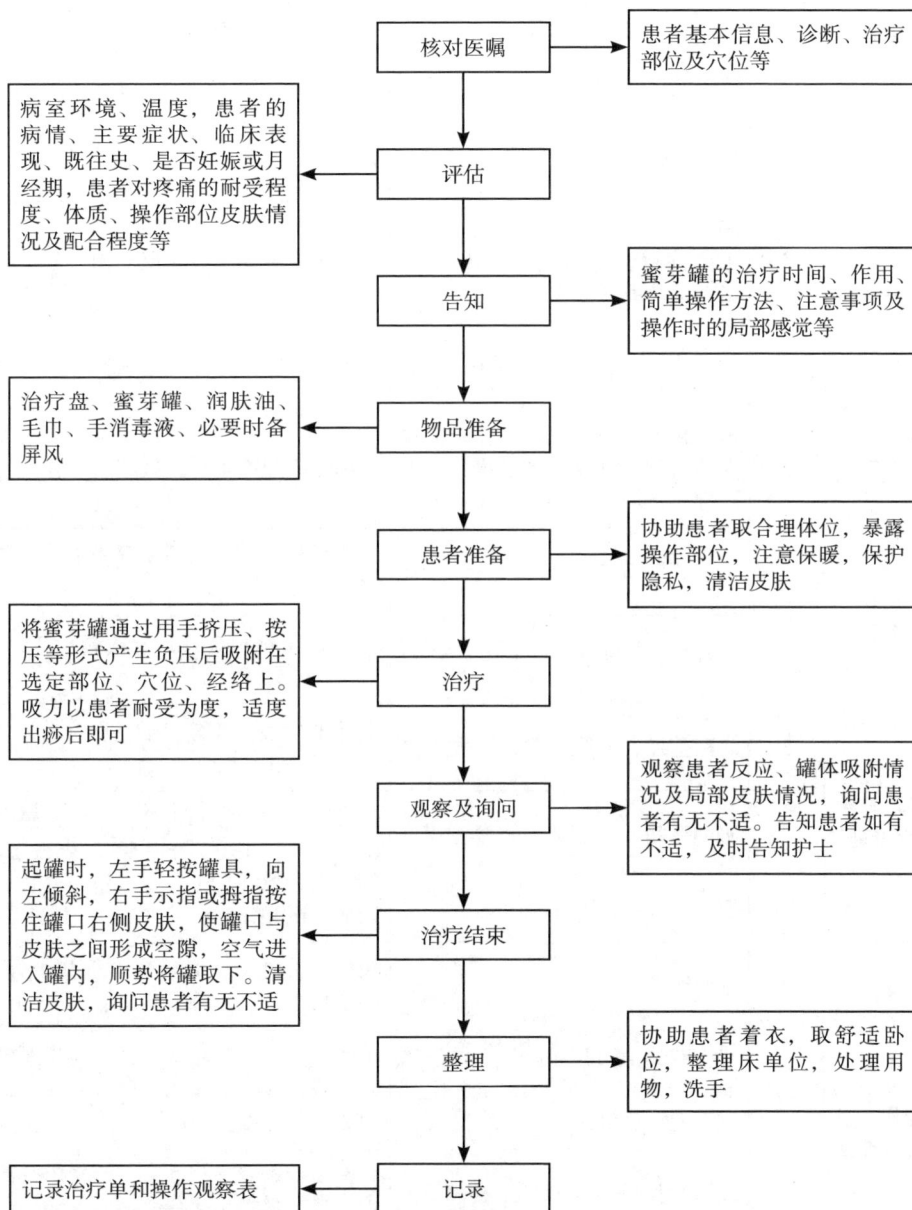

核对医嘱 → 患者基本信息、诊断、治疗部位及穴位等

病室环境、温度，患者的病情、主要症状、临床表现、既往史、是否妊娠或月经期，患者对疼痛的耐受程度、体质、操作部位皮肤情况及配合程度等 ← 评估

告知 → 蜜芽罐的治疗时间、作用、简单操作方法、注意事项及操作时的局部感觉等

治疗盘、蜜芽罐、润肤油、毛巾、手消毒液、必要时备屏风 ← 物品准备

患者准备 → 协助患者取合理体位，暴露操作部位，注意保暖，保护隐私，清洁皮肤

将蜜芽罐通过用手挤压、按压等形式产生负压后吸附在选定部位、穴位、经络上。吸力以患者耐受为度，适度出痧后即可 ← 治疗

观察及询问 → 观察患者反应、罐体吸附情况及局部皮肤情况，询问患者有无不适。告知患者如有不适，及时告知护士

起罐时，左手轻按罐具，向左倾斜，右手示指或拇指按住罐口右侧皮肤，使罐口与皮肤之间形成空隙，空气进入罐内，顺势将罐取下。清洁皮肤，询问患者有无不适 ← 治疗结束

整理 → 协助患者着衣，取舒适卧位，整理床单位，处理用物，洗手

记录治疗单和操作观察表 ← 记录

蜜芽罐技术操作考核评分标准

项目		分值	技术操作要求	评分说明
仪表		2	仪表端庄、戴表	一项未完成扣1分，最高扣2分
核对		2	核对医嘱	未核对扣2分，内容不全面扣1分，最高扣2分
评估		5	病室环境、温度，患者的病情、主要症状、临床表现、既往史、是否妊娠或月经期	一项未完成扣1分，最高扣5分
		3	患者对疼痛的耐受程度、体质、操作部位皮肤情况及配合程度等	一项未完成扣1分，最高扣3分
告知		5	蜜芽罐的治疗时间、作用、简单操作方法、注意事项及操作时的局部感觉等	一项未完成扣1分，最高扣5分
用物准备		2	洗手，戴口罩	未洗手扣1分，未戴口罩扣1分，最高扣2分
		4	备齐并检查用物	未备齐用物扣2分，未检查扣2分，最高扣4分
环境与患者准备		3	病室整洁，光线明亮，温度适宜	未准备环境扣3分，准备不充分扣1分，最高扣3分
		5	协助患者取合理体位，暴露操作部位，注意保暖，保护隐私，清洁皮肤	未进行体位摆放扣1分，未充分暴露操作部位扣1分，未保暖扣1分，未保护患者隐私扣1分，未清洁皮肤扣1分，最高扣5分
操作过程	拔罐	2	核对医嘱	未核对扣2分，内容不全面扣1分，最高扣2分
		10	将蜜芽罐通过用手挤压、按压等形式产生负压后吸附在选定部位、穴位、经络上	手法运用不正确扣4分，部位不准确扣2分，吸附不牢扣2分，动作生硬扣2分，最高扣10分
		2	询问患者感受：舒适度、疼痛情况	未询问患者感受扣2分，内容不全面扣1分，最高扣2分
		6	观察患者反应、罐体吸附情况及局部皮肤情况	未观察扣2分/项，最高扣6分

项目		分值	技术操作要求	评分说明
操作过程	拔罐	4	告知相关注意事项	未告知扣4分,告知不全扣2分,最高扣4分
		4	协助患者取舒适体位,整理床单位	未安置体位扣2分,未整理床单位扣2分,最高扣4分
		4	洗手,再次核对医嘱,记录时间	未洗手扣2分,未核对扣1分,未记录时间扣1分,最高扣4分
	起罐	7	起罐:左手轻按罐具,向左倾斜,右手示指或拇指按住罐口右侧皮肤,使罐口与皮肤之间形成空隙,空气进入罐内,顺势将罐取下	手法不正确扣4分,手法不熟练扣3分,最高扣7分
		4	观察并清洁皮肤,有水疱或破溃及时处理	未观察扣1分,未清洁皮肤扣1分,有水疱或破溃未处理扣2分,最高扣4分
		4	协助患者着衣,取舒适卧位,整理床单位	未协助患者着衣扣1分,未安置体位扣2分,未整理床单位扣1分,最高扣4分
操作后处置		2	用物按《医疗机构消毒技术规范》处理	处置方法不正确扣1分/项,最高扣2分
		2	洗手	未洗手扣2分
		2	记录	记录不全面扣1分,未记录扣2分,最高扣2分
评价		6	流程合理、技术熟练、局部皮肤无损伤、询问患者感受	一项不合格扣2分,出现皮肤损伤扣6分,最高扣6分
理论提问		5	蜜芽罐的适应证	回答不全面扣3分,未答出扣5分
		5	蜜芽罐的注意事项	回答不全面扣3分,未答出扣5分
得分				

主考老师签名: 考核日期: 年 月 日

砭石治疗技术

砭石治疗技术简称"砭术"，是指使用特制的砭具，按照中医经络理论治疗疾病的一种外治方法。"砭"字《说文解字》云"以石刺病也"，用于治病的石头称为砭石或砭具，它是人类最早的医疗器械。

一、历史沿革

中医古籍

砭石疗法是人类古老的医疗实践活动，砭石如同人类的其他生产工具一样，也经历了不同的发展阶段，其器型也从原始的粗糙到后来的逐渐精致，从早期的单一品种发展到以后的多种器械。依制作和使用的时代不同，大致可分为旧、新石器时代的两大不同类别。

1.旧石器时代的砭石 砭石确切的起源日期目前已经无法考证，学者们估计大约在距今 250 万年的旧石器时代已经出现了砭石。这种推测是有一定道理的：人类在旧石器时代所使用的石制工具，受加工工艺的限制，是将形态较为接近所需工具的天然石块稍加打制，制作成十分粗糙的打制石器，代表器物有砍砸器、刮削器、石锤、石砧等。

2.新石器时代的砭石 到了新石器时代（距今 1 万年—4000 年），石器已经从粗糙的打制石器过渡到了比较精致的磨制石器，石器种类也逐渐丰富起来了，出现了石镰、石锛、石镞、石棒等器型。在新石器时代晚期甚至出现了陶器、骨器等。从新石器时代遗留的早期人类工具中，我们可以找到古老的砭具，在有史记载的各代墓葬中也经常发现各种用于医疗的石制工具。《史记》中战国时期名医扁鹊"使弟子子阳厉针砥石，以取外三阳五会"，治疗虢太子尸厥的著名病案。砭石疗法的早期记载见于比《黄帝内经》更早的马王堆帛书，其中《脉法》一书记载了一种用砭石开启经脉的砭石疗法，说明经脉与砭石疗法有着密切的关系。针和灸是在砭术基础上发展起来的另外两种外治方法，著名针灸大师贺普仁教授指出，砭石是我国最古老的治疗工具，是中医针灸外治法的鼻祖。

现代医家

当代砭石疗法建立在现代科学研究的基础上，实验证明，它具有独特超声波脉冲和极远红外线，作用于人体后，可发生生化和热效应，改善亚健康状态，增强医疗保健疗效。20世纪末，耿乃光编著的《新砭石疗法》中提出了适合现代人的砭术十六法，即"感、压、滚、擦、刺、划、叩、刮、扭、旋、阵、拔、温、凉、闻、挝"，对新砭石疗法的推广起到了重要作用，在此基础上摸索出一整套砭石的疗法。砭石常见疗法有温熨疗法、感应疗法（红外感应、声音感应）、温度疗法中具有清镇退热作用的清法。砭石的使用手法和所用砭具各有不同，常见分为摩擦、摆动、挤压等六大类手法和按摩类（按摩、点穴），温熨（热疗、热敷），割刺、罐疗（排脓、刺穴、放血、刮痧、罐疗）三大类砭具。谷世喆指出在明确诊断的基础上，要先轻揉逐渐加大力度，不可粗暴猛力；先刮、擦、滚、推，继以痛为腧在痛点上和痉挛发硬的条索部进行拨、点、揉、拍、扣、刮、擦。以循经治疗为主，每次治疗 30 分钟，每日或隔日 1 次。

在人们更多地认识西医，使用西医，同时对西医的副作用以及其局限性有更深了解后，人们对经过科学验证的、自然的替代疗法有了越来越大的兴趣，砭石这种天然、无创、无污染、简便易学的自然疗法，填补了现代医学的不足，具有很好的发展前途。

二、砭石种类与特点

根据使用的方法，砭具可分为按摩类砭具、温熨类砭具和割刺罐疗类砭具。

1. 按摩类砭具的特点

（1）应用砭石的物理特性，对人体进行宏观按摩（力学按摩）和微观按摩（超声按摩）。

（2）依靠人体的自身体温加热砭石。

（3）设计成各种形状，便于安全、有效地进行按摩。

2. 温熨类砭具的特点

（1）应用砭石的远红外特性，对人体进行红外理疗。

（2）采用各种方法加热砭具砭石，以适当增强其远红外辐射强度。

3. 割刺、罐疗类砭具的特点

（1）应用砭石的物理特性对人体进行医治。

（2）使用割刺、罐疗砭具能对人体造成轻微损伤。

还可根据砭具的形状和组合方式分为板形砭具、锥棒形砭具、块形砭具、球形砭具、复合砭具、电热砭具和振动砭具等。不同类型的砭具适用于不同的部位，具有不同的作用，可产生不同的功效，是砭术的主要特色之一。

三、技术原理

砭石疗法的施行依据三条基本原理，即自治原理、经络原理和全息原理。

1. 自治原理 又称自适应原理，是砭石疗法产生之初最早的治疗依据。自治原理包括两点，即感觉哪里不适，就在哪里施术；哪里施术有效，就在哪里施术。

2. 经络原理 经络是人体气血运行的通道。人体的经络系统包括经脉和络脉。在经络疗法中与临床应用关系最密切的是十二经脉和奇经八脉中的任、督二脉，合称十四经。

3. 全息原理 整体观和局部反映全体的观点是中国传统医学的基本观点。

四、适应证与禁忌证

1. 适应证

（1）软组织损伤类疾病 如急（慢）性腰扭伤、肌肉拉伤、膝关节脂肪垫劳损等。

（2）骨伤类疾病 如颈椎病、腰椎间盘突出或腰椎管狭窄引起的坐骨神经痛、退行性骨关节炎、网球肘等。

（3）风湿类疾病 如风湿及类风湿性关节炎、肩周炎、膝关节滑膜炎等。

（4）周围神经病 如周围性面瘫、面肌痉挛、末梢神经炎、慢性神经疾病导致的肌肉萎缩等。

（5）心血管疾病 如心肌缺血、各型心律不齐等。

（6）各种功能性失调 如慢性疲劳、失眠、神经衰弱等。

（7）美容及减肥。

2. 禁忌证

（1）某些感染性疾病或急性传染病，如丹毒、骨髓炎、急性肝炎、肺结核。

（2）有出血倾向者，如血友病或外伤出血者。

（3）手法操作区域有烫伤、皮肤病或化脓性感染的患者。

（4）急性脊柱损伤诊断不明者，或者不稳定性脊柱骨折以及脊柱重度滑脱的患者。

（5）肌腱或韧带完全或部分断裂的患者。

（6）妊娠妇女的腰骶部、臀部和腹部在怀孕前3个月和后3个月禁忌使用砭术。

（7）凡遇过饱、过饥、醉酒、大怒、大惊、疲劳过度、精神紧张等情况，不宜立即使用砭术。

五、操作步骤与要求

1. 施术前准备

（1）用物准备　治疗盘、治疗碗、温水或橄榄油、小毛巾、砭石、护理垫、手消毒液，必要时备屏风（图3-1）。

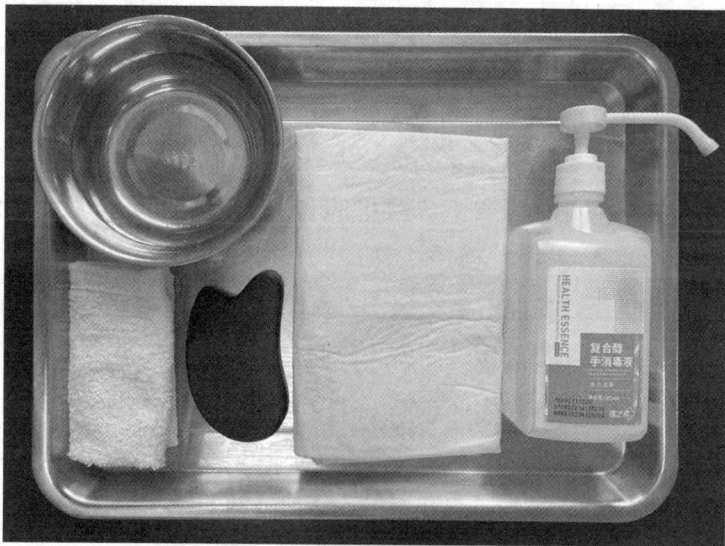

图3-1　砭石治疗技术的用物准备

（2）操作部位选取与准备　选取适当的部位，以经脉循行和病变部位为主，常用部位有头、颈、肩、背、腰及四肢等。施术部位应尽量暴露，便于操作。

（3）受术者体位准备　根据病症特点、操作部位和受术者体质等方面，选择患者舒适持久、术者便于操作的治疗体位。

（4）操作环境准备 治疗环境安静整洁，室温适宜。

（5）器具消毒 ①去除污染物，将砭石置于流动水下冲洗。②酶液浸泡5分钟后，用流动清水冲洗干净。③消毒用含氯消毒液加盖浸泡30分钟以上，再用流动清水冲洗干净。④干燥保存备用。

2.砭石治疗技术操作方法 根据砭术手法的不同和砭石的物性，将砭术操作方法分为5大类共21种方法。

（1）摩擦类

1）刮法 使用板形砭具的凸边或凹边，竖立并沿垂直砭板的方向移动，对体表进行由上向下、由内向外的单方向刮拭，一般以循经纵向为主，特殊情况下也可横向刮拭。在不要求出痧时，以皮肤表面微微发红为度。

2）推法 用手将块形砭具或球形砭具按压于体表，做直线单向移动，用力稳重，速度缓慢均匀。

3）抹法 用板形砭具的凹边，以小于90°的角度，在体表单向或往返轻柔、缓慢地抹擦。

4）摩法 使用板形砭具的侧面接触皮肤，平行于皮肤，做快速的环转移动。

5）擦法 使用板形砭具的侧面接触皮肤，平行于皮肤，做快速的直线往返移动。

（2）摆动类

1）揉法 使用砭具的弧面在体表摆动按揉，除直线运动外，还可以做旋转、前后摆动等运动。

2）缠法 使用锥棒形砭具的尖端或板形砭具的尖端抵住穴位或压痛点，然后高频往返摆动。

3）滚法 使用锥棒形砭具的棒体部分压在体表，然后往返滚动。

4）划法 使用板形砭具或锥形砭具沿经脉或肌肉的缝隙方向缓慢地划动。

5）拨法 用板形砭具较薄的凸边或锥形砭具在肌腱或结节处沿垂直于肌肉的方向进行往返拨动。

（3）挤压类

1）点法　使用锥棒形砭具的锥头、板形砭具的角或尾锥对相关穴位或病变局部施以压力。

2）按法　将块形砭具的平面或球形砭具的弧面置于体表，用单手或双手施加一定的压力，持续一段时间。

3）振法　在用砭具按压体表的同时，通过操作者力量的调节，使砭具产生一定频率的振动并传导至深部组织。

4）拿法　使用球形砭具或板形砭具对肌肉做捏拿、提拉动作。

（4）叩击类

1）拍法　使用板形砭具的侧面或块形砭具的平面有节奏地拍击身体的相应部位。

2）叩法　用板型砭具的突起部位或球形砭具的突起部位叩击穴位。

3）剁法　使用板形砭具的两个边或球形砭具的弧边击打身体部位。

（5）熨敷类

1）温法　使用块形砭具，先将砭块放入 $60 \sim 70℃$ 的热水里，然后拿出来擦干，平放于患处或经脉部分。

2）清法　将块形砭具放在冷水或冰箱中适当降温，然后放置于受术者发热、红肿的部位。

3）佩法　将较小尺寸的佩戴类砭具放置或佩戴于人体体表的不同部位，利用人体自身的热量加热砭石而发挥作用。

4）电热砭石温熨法　在砭石内部或一面增加电加热元件和温度传感装置，并连接到相应的加热控温仪上，使砭石的温度达到超过人体体温的较高温度，并保持恒温和精细地控温，可进行长时间的静态温敷和动态熨法。

3. 操作步骤

（1）协助受术者取仰卧位，暴露砭石操作部位，使受术者尽量放松，同时注意保暖以防外感，必要时用屏风遮挡。

（2）用温毛巾清洁受术者局部皮肤。

（3）在相应区域涂抹适量润滑剂。

（4）运用温热砭石在相应区域给予刮法、推法、抹法、摩法、擦法、揉法、滚法、划法、拨法、点法、按法、振法、温法、清法等手法刺激选定的部位、穴位、经络，以疏通经络（图3-2）。

（5）治疗时间以20～30分钟为宜，治疗过程中，密切观察受术者的反应及局部皮肤情况，询问受术者有无不适。

（6）治疗结束，用温毛巾擦拭受术者局部皮肤。

4.施术后处理

（1）砭石治疗后应用干净纸巾、毛巾或消毒棉球将操作部位的润滑介质擦拭干净。操作过程中产生的酸、麻、胀、痛、沉重等感觉，均属正常反应。操作后皮肤出现潮红、紫红色等颜色变化，或出现粟粒状、丘疹样斑点，或片状、条索状斑块等形态变化，并伴有局部热感或轻微疼痛，都是正常反应，数天后即可自行消失，一般不需进行特殊处理。操作结束后，最好饮一杯温开水，休息15～20分钟。

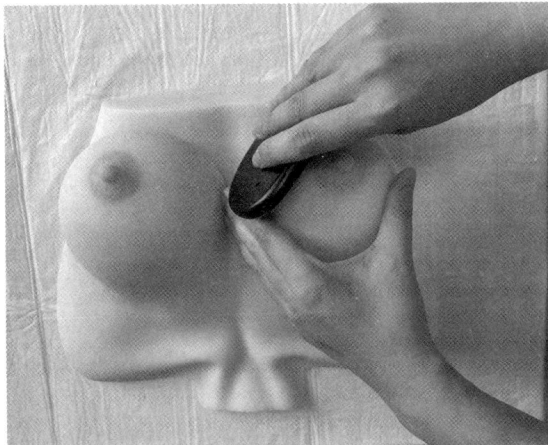

图 3-2　砭石治疗技术——刮法

（2）操作后异常情况的处理　若出现头晕、目眩、心悸、出冷汗、面色苍白、恶心欲吐，甚至神昏仆倒等晕刮现象，应立即停止操作，使受术者呈头低脚高平卧位，饮用一杯温开水或温糖水，并注意保温，或用砭石点按受术者百会穴、人中、内关、足三里、涌泉等穴位。

5.砭石治疗间隔与疗程　每日1次，每次治疗时间20～30分钟为宜，体弱者还应适当缩短时间，3次为1个疗程。

六、注意事项

（1）在砭术治疗操作过程中，施术者要认真观察受术者的反应情况，经常询问受术者的感受，必要时调整手法。

（2）使用拍法和叩法时，力量不要过大，着力点要浅，次数勿多，以防止软组织损伤。

（3）面部有痤疮者或疮疤时，不要使用力度较大的手法，如刮法等。

（4）在颈部的侧面进行点揉按压时要注意此处的颈动脉，不可持续按压。

（5）使用砭具操作前，应检查砭具边缘有无破损、裂痕，以免划伤皮肤，不合格的砭具不能使用。

举验例案

患者，女，30岁，主因"左乳房胀痛1天"于乳腺科门诊接受治疗。患者诉左乳房胀痛，左乳外侧局部红肿，自摸有鸽蛋大小肿块，按之剧痛，情绪焦虑。

【查体】舌质红，苔腻，微黄。

【既往史】体健。

【中医诊断】乳痈（气滞热壅证）。

【西医诊断】左乳急性乳腺炎。

【治则治法】疏肝清胃，通乳消肿。

【中医护理技术】砭石治疗。

1. 操作部位　胸部。

2. 操作穴位　大椎、肩井、乳根、膻中、期门、库房、屋翳。

3. 操作手法　刮法、按法、擦法、振法、拔法、温法。

4. 操作步骤

（1）暴露双乳及肩部，用温毛巾清洁患者局部皮肤。

（2）开穴。运用温热砭石（40～42℃），在大椎穴、肩井穴、库房穴、屋翳穴、膻中穴、乳根穴、期门穴，用刮、擦、振、按等手法刺激乳房周边穴位。

（3）润滑乳房。点捏、提拉刺激乳头、乳晕区以刺激泌乳，利用患者乳汁润滑乳房，分象限逐一推揉按摩以通行乳汁。乳少者可用温水或橄榄油代替。

（4）排乳。对乳房各象限、各层次"全包围式"疏通乳管、排出淤积乳汁。运用砭石给予刮、擦、振、按等手法，辅助乳汁排出。

（5）治疗时间一般为20分钟，治疗过程中，随时润滑乳房，密切观察患者的反应及局部皮肤情况，询问患者有无不适。

（6）积乳排出，腺体均匀松软，用温毛巾擦拭患者局部皮肤。

（7）疗程　每日1次，3次为1个疗程，共1个疗程。

【健康宣教】

1.**饮食护理**　嘱患者宜食用一些清淡，易消化的饮食，忌食肥甘厚腻的食物，鼓励患者多饮水，多食新鲜蔬菜水果。

2.**情志护理**　鼓励家属多与患者进行沟通，给予心理支持，转移注意力，比如听舒缓音乐、看书，放松心情。

3.**生活护理**　养成良好的哺乳习惯。哺乳后及时排空乳汁，避免乳汁淤积；加强婴儿监护，避免婴儿含乳头睡觉；患者需重视睡姿管理，避免患侧乳房受压；掌握正确的含乳姿势，确保婴儿有效吸吮，同时可避免妈妈乳头受到伤害；嘱患者哺乳后及时清洁乳头，对于乳头皲裂者涂抹香油、蛋黄油或橄榄油进行乳房护理等。

【效果评价】治疗前患者乳房疼痛评分为6分，经过3天治疗，疼痛评分由6分降为0分。

治疗前患者左乳胀满，左乳外上象限皮肤微红，大小为5cm×5cm。治疗第2天，经过砭石治疗后，皮肤稍红，红肿面积3cm×3cm。治疗第3天皮肤颜色恢复正常。

治疗前患者左乳外上象限触诊可扪及4cm×4cm肿块，边界清楚。治疗第2天触诊可及2cm×2cm肿块，边界清楚。治疗第3天触诊可及1cm×1cm肿块，边界清楚。

治疗前患者焦虑自评量表SAS评分为64分，经过3天治疗后降到24分（表3-1）。

表3-1　效果评价

量化评估项目（分）	治疗前	治疗第2天	治疗第3天
乳房疼痛评分	6	3	0
乳房红肿范围	6	6	0
乳房肿块大小	6	3	3
SAS	64	50	24

【体会】

砭石治疗技术是中华民族几千年来与疾病作斗争中积累起来的宝贵经验，是中医保健、中医养生、中医理疗学的一项重大发明。彭小苑发现砭石熨烫循经刮痧疗法可以改善腰椎间盘突出症患者的临床症状，缓解疼痛，值得推广。李秀芬等发现针刺配合砭石治疗慢性失眠症效果较好。霍艳丹等通过临床对照实验得出结论：七步砭石通乳法治疗产后乳少是疗效显著的中医外治手法，无严重不良反应，值得临床应用推广。吴怡卿等通过临床对照实验发现，在治疗基础上辅以砭石疗法联合改良型面部表情操治疗急性期周围性面神经炎（风寒证），有利于面神经功能恢复，提高患者生存质量。综上所述，砭石治疗技术已广泛应用于临床，取得了良好的效果，值得临床应用推广。但是在中医护理操作中还会出现一系列的问题，比如护理人员对中医主要的穴位掌握不够精确，导致治疗效果达不到最佳，患者对中医无用的错误观念而拒绝接受中医护理等。对于这类问题，护理人员应该加强对中医护理操作的水平素质，护理领导应该积极组织有关中医护理的学术活动，督促动员护理人员积极学习中医护理技能。

参考文献

［1］孙志涛，赖居易，何升华，等．补肾活血通络胶囊干预 SD 大鼠骨性关节炎滑膜及软骨细胞 miR-27a 的变化［J］．中国组织工程研究，2017，21（16）：2484-2488.

［2］张维波．中医外治法的鼻祖——砭石疗法［J］．中国针灸，2003（5）：50-51.

［3］彭小苑，王校宇，黎小霞，等．砭石熨烫循经刮痧疗法治疗腰椎间盘突出症的临床效果［J］．按摩与康复医学，2021，12（23）：42-45.

［4］李秀芬，陈冬红，韩同卫．针刺配合砭石治疗慢性失眠症临床观察［J］．实用中医药杂志，2021，37（2）：301-302.

［5］霍艳丹，鹿卿．七步砭石通乳法治疗产后乳少的应用心悟［J］．实用中医内科杂志，2019，33（10）：83-85.

［6］吴怡卿，吴海科，梁艳桂，等．砭石疗法联合改良型面部表情操治疗面神经炎的疗效观察［J］．中国中医急症，2021，30（9）：1623-1626.

砭石治疗技术流程图

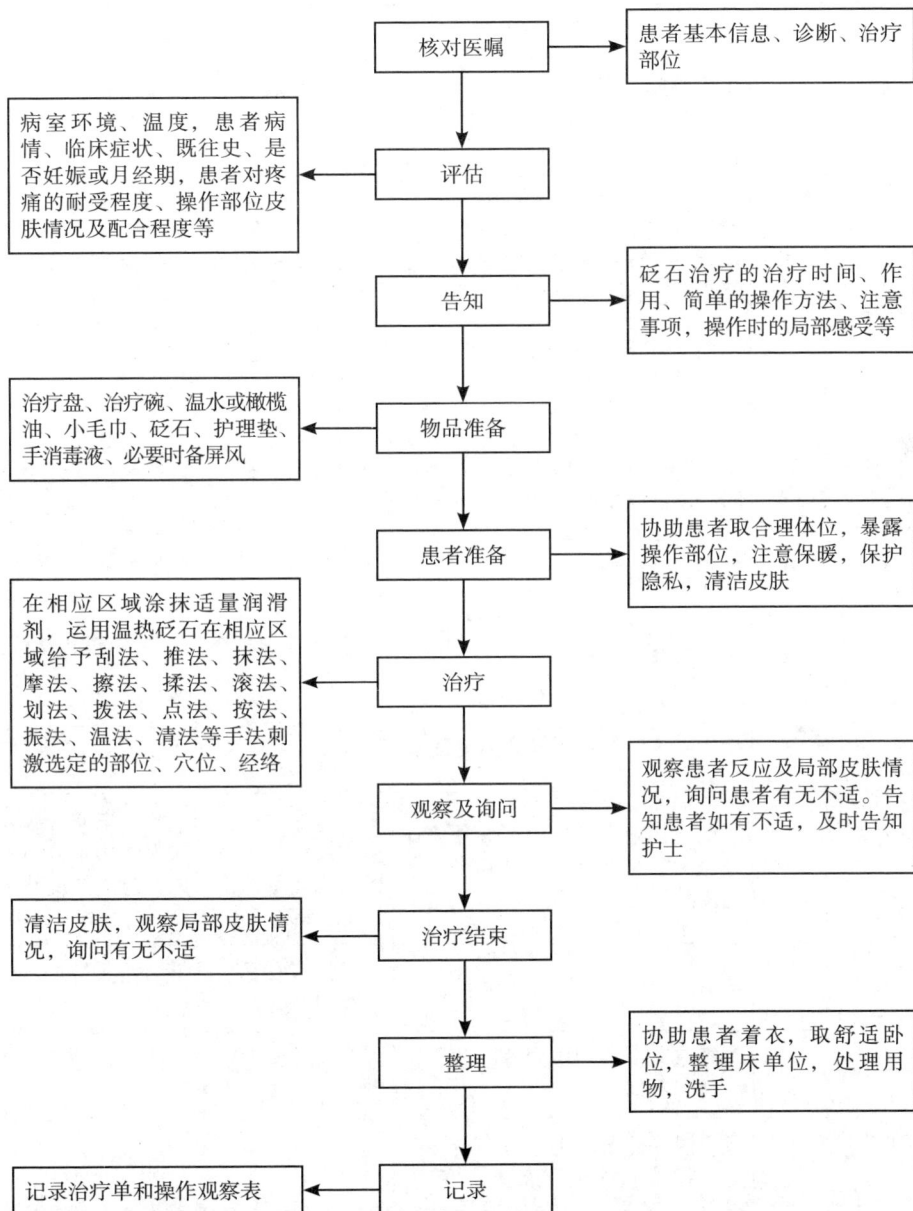

核对医嘱 → 患者基本信息、诊断、治疗部位

病室环境、温度，患者病情、临床症状、既往史、是否妊娠或月经期，患者对疼痛的耐受程度、操作部位皮肤情况及配合程度等 ← 评估

告知 → 砭石治疗的治疗时间、作用、简单的操作方法、注意事项，操作时的局部感受等

治疗盘、治疗碗、温水或橄榄油、小毛巾、砭石、护理垫、手消毒液、必要时备屏风 ← 物品准备

患者准备 → 协助患者取合理体位，暴露操作部位，注意保暖，保护隐私，清洁皮肤

在相应区域涂抹适量润滑剂，运用温热砭石在相应区域给予刮法、推法、抹法、摩法、擦法、揉法、滚法、划法、拨法、点法、按法、振法、温法、清法等手法刺激选定的部位、穴位、经络 ← 治疗

观察及询问 → 观察患者反应及局部皮肤情况，询问患者有无不适。告知患者如有不适，及时告知护士

清洁皮肤，观察局部皮肤情况，询问有无不适 ← 治疗结束

整理 → 协助患者着衣，取舒适卧位，整理床单位，处理用物，洗手

记录治疗单和操作观察表 ← 记录

砭石治疗技术操作考核评分标准

项目	分值	技术操作要求	评分说明
仪表	2	仪表端庄、戴表	一项未完成扣1分，最高扣2分
核对	2	核对医嘱	未核对扣2分，内容不全面扣1分，最高扣2分
评估	5	病室环境、温度，患者病情、临床症状、既往史、是否妊娠或月经期	一项未完成扣1分，最高扣5分
	3	患者对疼痛的耐受程度、操作部位皮肤情况及配合程度	一项未完成扣1分，最高扣3分
告知	5	砭石治疗的治疗时间、作用、简单的操作方法、注意事项，操作时的局部感受等	一项未完成扣1分，最高扣5分
用物准备	2	洗手，戴口罩	未洗手扣1分，未戴口罩扣1分，最高扣2分
	4	备齐并检查用物	未备齐用物扣2分，未检查扣2分，最高扣4分
环境与患者准备	3	病室整洁，光线明亮，温度适宜	未准备环境扣3分，准备不充分扣1分，最高扣3分
	5	协助患者取合理体位，暴露操作部位，注意保暖，保护隐私，清洁皮肤	未进行体位摆放扣1分，未充分暴露操作部位扣1分，未保暖扣1分，未保护患者隐私扣1分，未清洁皮肤扣1分，最高扣5分
操作过程	2	核对医嘱	未核对扣2分，内容不全面扣1分，最高扣2分
	3	暴露双乳，在相应穴位区域涂抹适量润滑剂	未润滑乳房皮肤扣3分，润滑不充分扣2分，最高扣3分
	14	运用温热砭石在相应区域给予刮法、推法、抹法、摩法、擦法、揉法、滚法、划法、拨法、点法、按法、振法、温法、清法等手法刺激选定的部位、穴位、经络	操作的手法不正确扣7分，操作的顺序不正确扣7分，最高扣14分

项目	分值	技术操作要求	评分说明
操作过程	6	用力均匀，以患者能耐受为度	用力不均匀扣3分，皮肤受损扣3分，最高扣6分
	6	观察患者反应及局部皮肤情况，询问患者有无不适	未观察扣2分/项，未询问患者感受扣2分，最高扣6分
	4	告知相关注意事项	未告知扣4分，告知不全扣2分，最高扣4分
	4	治疗结束：清洁皮肤，观察局部皮肤情况，询问有无不适	未清洁皮肤扣2分，未观察扣1分，未询问患者感受扣2分，最高扣4分
	4	协助患者着衣，取舒适体位，整理床单位	未安置体位扣2分，未整理床单位扣2分，最高扣4分
	4	洗手，再次核对医嘱	未洗手扣2分，未核对扣2分，最高扣4分
操作后处置	2	用物按《医疗机构消毒技术规范》处理	处置方法不正确扣1分/项，最高扣2分
	2	洗手	未洗手扣2分
	2	记录	记录不全面扣1分，未记录扣2分，最高扣2分
评价	6	流程合理、技术熟练、局部皮肤无损伤、询问患者感受	一项不合格扣2分，出现皮肤损伤扣6分，最高扣6分
理论提问	5	砭石治疗的适应证	回答不全面扣3分，未答出扣5分
	5	砭石治疗的注意事项	回答不全面扣3分，未答出扣5分
得分			

主考老师签名：   考核日期：   年   月   日

第四章 温灸刮痧技术

温灸刮痧技术是刮痧和艾灸的联合疗法，它是以中医经络腧穴理论为指导，在治疗部位涂抹刮痧油，将点燃的艾炷固定于特制的陶瓷灸罐内，用罐口边沿在体表一定部位反复刮动，利用艾灸的温热和药力作用刺激穴位或病痛部位的一种治疗方法。温灸刮痧疗法的温经通络、祛风散寒、消肿止痛的功效较单独刮痧疗法的功效更为显著。

一、历史沿革

中医古籍

《孟子·离娄篇》载："今之欲王音，犹七年之病，求三年之艾也"，春秋时代的《诗经·采葛》载："彼采艾兮"，西汉毛亨和毛苌传释："艾所以疗疾"。可见艾灸疗法在春秋战国时代已颇为流行，从远古时代实际临床运用早于文字记载的特点来看，用艾灸治病的起源也不会晚于西周。宋代沈括《梦溪笔谈》卷18载西戎的卜法："以艾灼羊髀骨，视其兆，谓之死跋焦"。以此印证，中国殷商以前的甲骨卜法，也可以用艾作燃料。艾灸历史源远流长，纵观艾灸的发展，可分为两个历程，第一个是传统艾灸，第二个是现代艾灸，不论是传统艾灸还是现代艾灸都有各自的特点、优势和不足之处。

刮痧疗法历史悠久，源远流长。刮痧这个"痧"字也就是"痧症"。这种疗法起源于旧石器时代，人们患病时，出于本能地用手或者石片抚摩、捶击身体表面的某一部位，有时竟然能使疾病得到缓解。通过长期的实践与积累，逐步形成了砭石治病的方法，这也是"刮痧"疗法的雏形。其确切的发明年代及发明人难以考证。较早记载这一疗法的，是元代医家危亦林在公元1337年撰成的《世医得效方》。"痧"字从"沙"演变而来，最早"沙"是指一种病证。刮痧使体内的痧毒，即体内的病理产物得以外排，从而达到治愈痧证的目的。因很多病症刮拭过的皮肤表面会出现红色、紫红色或暗青色的类似"沙"样的斑点，人们逐渐将这种疗法称为"刮痧疗法"。刮痧疗法发展到今天已经成为一种适应证非常广泛的自然疗法。早在明代医学家张凤逵的《伤暑全书》中，对于痧症的病因、病机、症状就有具体的描述。他认为，毒邪由皮毛而入的话，就可以阻塞人体的脉络，阻塞气血，使气血流通不畅；毒邪由口鼻吸入的时候，就阻塞络脉，使络脉的气血不通。这些毒邪越深，郁积得越厉害，那么它就越剧烈，对于这种情况，就必须采取急救的措施，也就是必须用刮痧放血的办法来治疗。宜运用刮痧疗法，即将刮痧器具在表皮经络穴位上进行刮治，直到刮出皮下出血凝结成像米粒样的红点为止，再通过发汗使汗孔张开，痧毒（也就是病毒）随即排出体外，从而达到治愈的目的。

现代医家

中国自古就有刮痧疗法和艾灸疗法，二者联合应用的治疗效果更为显著。刮痧疗法和艾灸疗法的联合应用能起到疏通经络、引邪外出、温热调补、调和阴阳之功效，临床多应用于气滞血瘀、经络不通所致的肩颈痛、腰背痛、头痛、麻木等。彭小苑等选取 120 例肩颈部疼痛患者，经 3 ~ 5 个疗程的温灸刮痧治疗后，总有效率为 92.9%，温灸刮痧通过刮痧刺激经络及艾灸的温热作用、药物的药理作用，达到活血化瘀、通络止痛的目的。李巧萍等选取 80 例颈源性头痛患者，通过温灸刮痧疗法治疗 4 周，有效率为 94.7%。管仕强等运用刮痧配合艾灸治疗颞下颌关节紊乱病例 1 例，先用刮痧疗法活血通络舒筋止痛，泻实以治标，刮痧后于诸穴处加用艾灸以温经散寒、补益正气、扶正固本，补虚泻实，标本兼顾。

二、器具种类与特点

温灸刮痧技术所用到的器具主要有刮痧罐、艾炷和刮痧介质，现代中医学中，温灸刮痧罐多为陶瓷罐体，使用艾绒或者艾棒置入罐体内，然后点燃，将燃烧端对准人体穴位作用，在刮痧处涂抹刮痧介质，使用温灸刮痧罐反复刮动。临床应用中刮痧介质的目的一方面是减少刮痧阻力，增强刮痧疗效；另一方面是发挥药物辅助作用增加手法疗效。刮痧介质的选取主要考虑以下几个方面：味道、是否容易涂抹、是否容易擦拭、患者对刮痧介质是否过敏。

常见的刮痧介质有：①水，一般治疗热证时用凉开水，治疗寒证时用温开水；②植物油，具有除湿的作用；③刮痧油，具有除湿、行气开窍等作用；④刮痧精油，具有活血化瘀、促进血液循环、扩张毛细血管、促使出痧等作用。

三、技术原理

温灸刮痧是将艾灸疗法和刮痧疗法结合在一起，并将温热补泻之法综合运用的一种疗法。中医学认为艾灸产生的温热效应能使患者放松，让穴位和经络更好地打开，有利于将体内的邪气毒素宣泄出来。温灸刮痧时，艾灸产生的温热阳气一方面可温化阴邪，另一方面可鼓动脏腑阳气层层深入，最大限度地实现以热治寒、解表散邪、通经活络、软坚散结、调整阴阳的目的。

同时还可以根据痧象或刮拭过程中的阳性反应进行经络、脏腑定位诊断，具有辨别经络、脏腑的寒、热、虚、实，气血失调程度和人体体质的优势。温灸刮痧疗法在祛邪的同时以艾灸振奋阳气，使祛邪而不伤正。

四、适应证与禁忌证

1. 适应证

（1）骨科疾病　落枕、肩周炎、颈椎病、腰椎间盘突出症、腰椎管狭窄症、急性腰扭伤、腰肌劳损、强直性脊柱炎、风湿性关节炎等。

（2）内科疾病　感冒、咳嗽、头痛、眩晕、哮喘、失眠、中风后遗症、腹胀、便秘、腹泻、胃痛等。

（3）脾胃阳虚　精神倦怠、食后思睡、腹泻、朝食暮吐或暮食朝吐，或噎膈、腹胀、便秘等。

2. 禁忌证

（1）急性疾病者慎用。

（2）重度骨质疏松症患者。

（3）过敏者、不明原因内出血者、孕妇腰骶部和腹部禁用。

（4）有严重头颈部外伤病史、颈椎结核、脱位、半脱位、骨折及需要排除骨关节的其他器质性疾病者；合并有严重心、脑、肺、肾疾病者。

（5）糖尿病末梢神经损伤者、皮肤疾患以及严重外伤未缝合伤口局部禁用。

（6）急性传染性疾病者、情绪激动者、精神病患者、醉酒者、吸毒人员禁用。

五、操作步骤与要求

1. 施术前准备

（1）用物准备　治疗盘、陶瓷艾灸刮痧杯、刮痧油、艾炷、打火机、纱布、棉签、手消毒液（图4-1）。

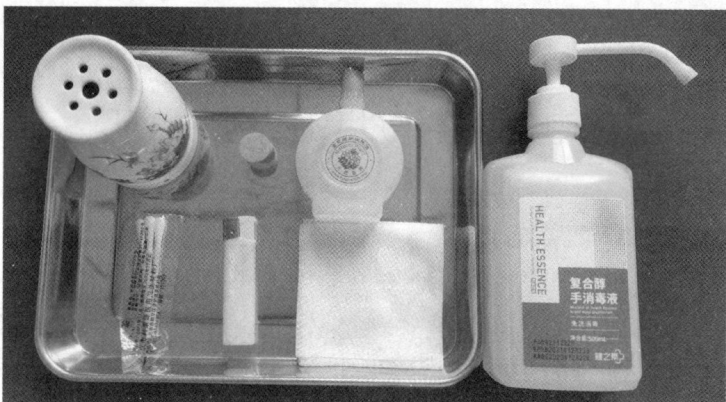

图 4-1　温灸刮痧技术的用物准备

（2）操作部位选取与准备　根据病症选取适当的治疗部位。以肌肉丰厚处为宜，常用肩、颈、腰、背等部位。

（3）受术者体位准备　坐位、俯卧位或根据实际情况，选择受术者舒适、施术者便于操作的治疗体位。

（4）操作环境准备　关闭门窗，操作环境宽敞明亮，注意保护隐私，保暖，避免对流风。

（5）器具消毒　①去除污染物，将罐具置于流动水下冲洗。②酶液浸泡5分钟后，用流动清水冲洗干净。③消毒用含氯消毒液加盖浸泡30分钟以上，再用纯化水冲洗干净。④干燥保存备用。

2. 温灸刮痧操作方法

（1）单边刮法　用艾灸杯的一边接触皮肤刮拭，杯口与皮肤的角度大约呈15°。

（2）平推法　用艾灸杯的整个杯口接触皮肤刮拭。该方法适用于腰背部、臀部、大腿等肌肉丰厚部位。使用平推法操作时，注意按压力度要大，刮拭速度要慢。

（3）点拨法　艾灸杯的杯口与皮肤所呈角度大于45°，沿经络做按摩拨动。该方法适用于骨缝粘连处。使用点拨法操作时，注意要由轻到重逐渐加力，力度尽量要渗透到皮下组织或肌肉。

（4）揉刮法　艾灸杯的杯口与皮肤所呈角度小于15°，做柔和的旋转刮拭。揉刮法多用于消除结节、疼痛等阳性反应，可以减轻疼痛，操作时注意刮拭力度要均匀，刮拭速度缓慢柔和。

（5）滚刮法　用温热的杯身做滚刮推拿。滚刮法常穿插在整个治疗过程中，适合不受力的身材单薄的受术者。

3. 操作步骤

（1）检查刮具边沿有无缺损，隔灰网是否完好，备齐用物，携至床旁。

（2）协助受术者取适宜体位，暴露温灸刮痧部位，注意保护隐私及保暖。

（3）将艾炷插入艾针中，点燃艾炷。

（4）盖上隔灰网盖并拧紧。

（5）用温水清洁皮肤，在温灸刮痧部位均匀涂抹刮痧油。

（6）温灸刮痧时，单手握杯，杯子边缘与皮肤约呈45°，沉肩坠肘，以前臂带动腕部发力，在体表特定部位或经络穴位做刮、灸、推、熏、熨等操作（图4-2）。

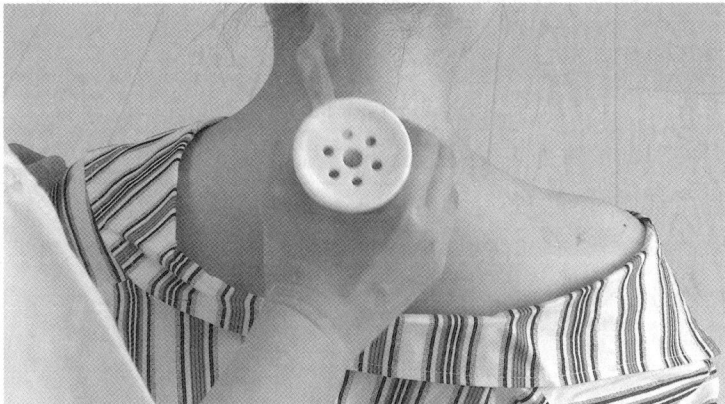

图4-2　平推法

（7）温灸刮痧的顺序一般为先头面后手足，先腰背后胸腹，先上肢后下肢，先内侧后外侧。

（8）温灸刮痧时心态平静，动作和缓有力，节奏不疾不徐，力度由轻到重，以受术者能耐受为度，取单一方向，不要来回刮。一般刮至皮肤出现红紫，或出现粟粒状丘疹样斑点或条索状斑块等形态变化，并伴有局部热感或轻微疼痛为度。对一些不易出痧或出痧较少的受术者，不可强求出痧。

（9）每个部位一般刮20～30次，局部温灸刮痧一般持续10～15分钟。

（10）观察局部皮肤颜色变化，询问受术者有无不适，调节手法力度。

4. 施术后处理

（1）操作结束后，给予受术者轻柔擦拭温灸刮痧处皮肤，并告知其温灸刮痧部位出现红紫色痧点或瘀斑为正常表现，无需特殊处理，数日即可消退。

（2）受术者起身后，可服用温开水一杯。

（3）嘱受术者4小时内勿洗澡，注意保暖，饮食清淡。

5. 温灸刮痧治疗间隔与疗程 治疗间隔时间，按局部皮肤颜色和病情变化决定。2次温灸刮痧之间一般间隔3天，或以温灸刮痧处皮肤上痧斑消退、手压皮肤无痛感为宜，1周2次，6次为1个疗程。

六、注意事项

（1）大血管处，皮肤感染、溃疡、瘢痕处，有出血倾向者不宜进行温灸刮痧；空腹及饱食后不宜进行温灸刮痧。

（2）一般情况下，温灸刮痧顺序自上而下，先头身，后四肢。

（3）温灸刮痧时防止艾灰脱落烧伤皮肤或衣物。

（4）温灸刮痧过程中若受术者出现头晕、目眩、心悸、出冷汗、面色苍白、恶心欲吐，甚至神昏扑倒等晕刮现象，应立即停止温灸刮痧，协助受术者取平卧位，立刻通知医生，配合处理。

验案举例

患者，女，30岁，主因"反复颈项疼痛不适10年，加重伴左侧肩部疼痛2天"于我院肾病科门诊就诊。10年前患者因长期伏案出现颈项部疼痛，经X线检查提示：颈椎曲度变直。考虑诊断"颈椎病"，经推拿按摩治疗症状好转。此后，该症状反复出现，尤其在伏案工作后症状加重。2天前因工作紧张，颈项部再次出现疼痛不适，并诉左侧肩部疼痛伴恶心呕吐症状，来我院就诊。骨科会诊无手术指征，经肩部X线检查未发现异常。就诊时颈项部及左肩部疼痛，晨起及劳累后发生，颈项局部惧寒喜暖，左肩部有明显压痛，项部斜方肌上段部分肌肉紧张，以左边为甚，睡眠差，二便可。

【查体】舌质红，苔薄白，脉弦滑。

【既往史】体健。

【辅助检查】颈部 X 线检查颈椎曲度变直；肩部 X 线检查未发现异常。

【中医诊断】痹症（气虚血瘀型）。

【西医诊断】颈椎病。

【治则治法】温灸刮痧治疗以通经活络、消肿止痛、软坚散结。

【中医护理技术】温灸刮痧疗法。

1. **操作部位** 颈部及左侧肩部。

2. **操作穴位** 风池穴、肩井穴。

3. **操作手法** 单边刮法、平推法、点拨法、揉刮法、滚刮法。

4. **操作步骤**

（1）协助患者取适宜体位，暴露温灸刮痧部位，嘱患者放松，注意保暖。用温水清洁皮肤，在温灸刮痧部位涂抹适量刮痧油，用单边刮法和平推法从上向下分段刮拭督脉风府穴至身柱穴，颈部两侧膀胱经天柱穴至大杼穴，足少阳胆经风池穴至肩井穴，用揉刮法重点刮拭风池穴、肩井穴。边刮拭边寻找有疼痛、结节和肌肉紧张僵硬等阳性反应的区域，对发现的阳性反应区可用点拨法、揉刮法、滚刮法重点刮拭。

（2）疗程 3 天治疗 1 次，共治疗 3 次。

【健康宣教】

1. **饮食护理** 指导患者饮食宜清淡、高维生素、低脂肪、易消化，如粥、面条、炒青菜等，避免辛辣油腻及鱼腥之物，如肥肉、烟酒、鱼虾等。

2. **情志护理** 鼓励家属多与患者进行沟通，给予患者心理上的支持，保持心情舒畅，使肝气条达，避免精神过度紧张。

3. **生活起居护理** 保持室内空气新鲜，环境整洁，光线柔和，避免噪声。保证足够的休息和睡眠，避免劳累。保持口腔、皮肤的清洁，可用淡盐水或金银花煎水漱口。

4. **避免风寒** 风寒将会导致肌肉张力增高、失去弹性，从而易于损伤，张力增高也会增加椎间盘压力、压缩椎间隙而恶化神经根压迫症状，受寒还可能导致神经根周围的炎症加重。

5. 养成良好的生活习惯 在工作中也应定时休息并适当活动，以增强颈部肌肉韧带的血液供应、增强弹性，避免积累性劳损，如果不做好保健，长期的低头工作会破坏颈椎生理曲度，导致颈椎生理曲度反张，故工作中宜定时休息并进行适度抬头训练。

6. 适当做足部按摩 依据全息理论，在双脚大拇指根部内侧第一节为足穴的颈椎反射，每日用手按压此部位，对颈椎病有一定疗效。

【效果评价】治疗前根据患者所诉症状积分表进行评分，对照积分表进行判断及记录：总积分为各个症状积分之和。治疗前积分 16 分，治疗后积分 2 分。根据治疗前后症状评分计算疗效，进行疗效评价。治疗后患者颈肩部疼痛基本消失，恶心呕吐症状消失，治疗前后效果显著（表 4-1）。

表 4-1　效果评价

量化评估项目	治疗前	治疗第 1 次	治疗第 2 次	治疗第 3 次
颈椎疼痛	7 分	5 分	4 分	1 分
左肩部疼痛	3 分	2 分	2 分	1 分
恶心呕吐症状	6 分	3 分	2 分	0 分

【体会】

温灸刮痧疗法的适应范围较广，可用于骨科疾病及内科疾病的风寒痹阻、气滞血瘀、气血亏虚、肝肾不足、痰湿阻络等证型。与传统刮痧疗法相比，温灸刮痧疗法除了有刮痧法的疏通经络、解表祛邪、行气止痛等作用外，还有艾灸疗法的温和热力作用，可通过经络的传导，以温通经脉、调和气血，达到治疗疾病、防病保健等功效；同时，按摩和热疗可以放松肌肉、缓解精神紧张、改善血液循环，有助于排出"毒气"，改善淋巴循环从而加速新陈代谢的作用。

温灸刮痧疗法具有很多优点：①活血化瘀，温灸刮痧疗法可调节肌肉的收缩和舒张，促进刮拭组织周围的血液循环，从而起到活血化瘀的作用；②调整阴阳，温灸刮痧疗法对脏腑功能有明显的调理作用，可改善和调整脏腑功能，使脏腑阴阳得到平衡；③温经通络，温灸刮痧疗法是刮痧疗法结合艾灸疗法的温和热力作用及艾叶的药理作用，通过经络的传导，以温通经脉、缓解疼痛，达到通则不痛的效果；④排除毒素，温灸刮痧疗法可使局部组织形成高度充血，血管神经受到刺激使血管扩张、血流增快，加速排除体内废物、毒素，使组织细胞得以净化，增强机体抵抗力；⑤行气活血，温灸刮痧作用于体表，可通畅经络、通达气血，以减轻或消除局部疼痛。

总之，温灸刮痧疗法有保健预防与既病防变两大作用。温灸刮痧疗法作用于皮肤腠理及筋脉肌肉之间，操作简便。健康人做温灸刮痧疗法，可增强卫气，使外邪不易侵表。若外邪侵表，出现恶寒发热、鼻塞流涕等表证，及时应用温灸刮痧疗法可将表邪祛除。若邪入筋脉肌肉，出现肌肉疼痛、畏寒肢冷、关节失利等症状，可应用温灸刮痧疗法温经散寒、舒筋活络。

经疗效观察后，患者的颈背疼痛症状得以改善，温灸刮痧疗法可以在临床治疗中更广泛应用于患者。通过落实"以患者为中心"的服务理念，提升服务质量，使中医药与中医绿色调护技术在时代所驱下更好地造福患者。

参考文献

[1] 彭小苑，谭海燕，吴娟，等. 温通刮痧法在气滞血瘀型肩颈部疼痛患者中止痛的疗效观察 [J]. 国际医药卫生导报，2019, 25（3）: 468-471.

[2] 李巧萍，彭小苑，黎小霞，等. 温通刮痧法治疗颈源性头痛的近期疗效观察 [J]. 实用疼痛学杂志，2019, 15（3）: 213-218.

[3] 管仕强，冯玲媚. 刮痧配合艾灸治疗颞下颌关节紊乱病一例 [J]. 双足与保健，2018, 27（6）: 173-174.

[4] 徐峰，陈荣明. 痛证外治法临床研究近状 [J]. 内蒙古中医药，2010, 29（12）: 120-121.

中医传承 中医特色护理技术

温灸刮痧技术操作流程图

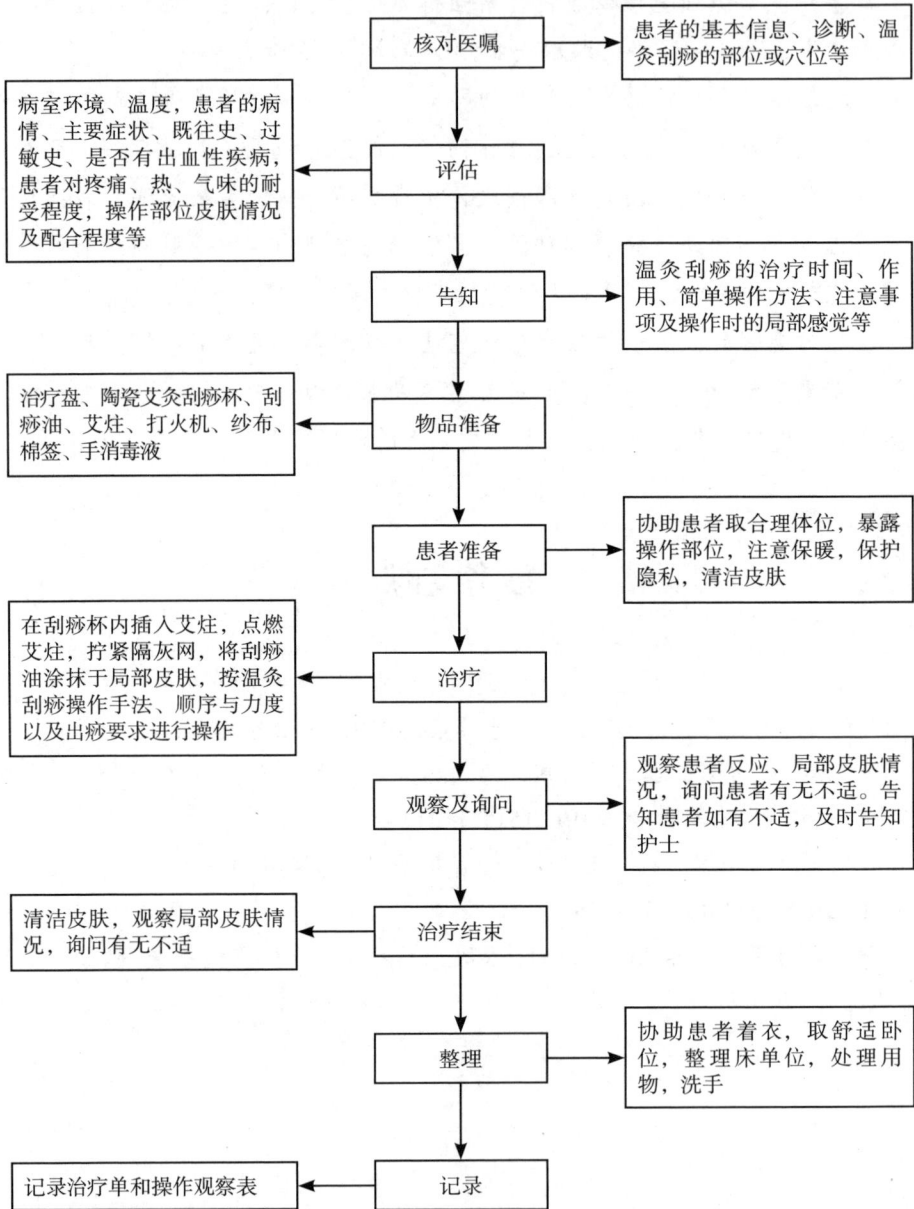

核对医嘱 → 患者的基本信息、诊断、温灸刮痧的部位或穴位等

病室环境、温度，患者的病情、主要症状、既往史、过敏史、是否有出血性疾病，患者对疼痛、热、气味的耐受程度，操作部位皮肤情况及配合程度等 ← 评估

告知 → 温灸刮痧的治疗时间、作用、简单操作方法、注意事项及操作时的局部感觉等

治疗盘、陶瓷艾灸刮痧杯、刮痧油、艾炷、打火机、纱布、棉签、手消毒液 ← 物品准备

患者准备 → 协助患者取合理体位，暴露操作部位，注意保暖，保护隐私，清洁皮肤

在刮痧杯内插入艾炷，点燃艾炷，拧紧隔灰网，将刮痧油涂抹于局部皮肤，按温灸刮痧操作手法、顺序与力度以及出痧要求进行操作 ← 治疗

观察及询问 → 观察患者反应、局部皮肤情况，询问患者有无不适。告知患者如有不适，及时告知护士

清洁皮肤，观察局部皮肤情况，询问有无不适 ← 治疗结束

整理 → 协助患者着衣，取舒适卧位，整理床单位，处理用物，洗手

记录治疗单和操作观察表 ← 记录

温灸刮痧技术操作考核评分标准

项目	分值	技术操作要求	评分说明
仪表	2	仪表端庄、戴表	一项未完成扣1分，最高扣2分
核对	2	核对医嘱	未核对扣2分，内容不全面扣1分，最高扣2分
评估	5	病室环境、温度，患者的病情、主要症状、既往史、过敏史、是否有出血性疾病	一项未完成扣1分，最高扣5分
	3	患者对疼痛、热、气味的耐受程度，操作部位皮肤情况及配合程度	一项未完成扣1分，最高扣3分
告知	5	温灸刮痧的治疗时间、作用、简单操作方法、注意事项及操作时的局部感觉等	一项未完成扣1分，最高扣5分
用物准备	2	洗手，戴口罩	未洗手扣1分，未戴口罩扣1分，最高扣2分
	4	备齐并检查用物	未备齐用物扣2分，未检查扣2分，最高扣4分
环境与患者准备	3	病室整洁，光线明亮，温度适宜	未准备环境扣3分，准备不充分扣1分，最高扣3分
	5	协助患者取合理体位，暴露操作部位，注意保暖，保护隐私，清洁皮肤	未进行体位摆放扣1分，未充分暴露操作部位扣1分，未保暖扣1分，未保护患者隐私扣1分，未清洁皮肤扣1分，最高扣5分
操作过程	2	核对医嘱	未核对扣2分，内容不全面扣1分，最高扣2分
	4	在刮痧杯内插入艾炷，点燃艾炷，拧紧隔灰网	艾炷固定不牢固扣2分，隔灰网不牢固扣2分，最高扣4分
	8	在温灸刮痧部位均匀涂抹刮痧油，温灸刮痧时单手握杯，使杯子边缘与皮肤之间夹角约为45°，沉肩坠肘，以前臂带动腕部发力，在体表特定的部位或经络穴位做刮、灸、推、熏、熨等操作	刮痧油涂抹不均匀扣2分，角度不合适扣2分，发力方法不正确扣2分，操作方法不正确扣2分，最高扣8分

中医传承 中医特色护理技术

项目	分值	技术操作要求	评分说明
操作过程	8	温灸刮痧顺序：先头面后手足，先腰背后胸腹，先上肢后下肢，先内侧后外侧。每部位刮 20～30 次，局部温灸刮痧 10～15 分钟	温灸刮痧顺序不正确扣 4 分，刮痧次数不正确扣 2 分，刮痧时间不合理扣 2 分，最高扣 8 分
	3	温灸刮痧时沿单一方向，用力均匀	刮拭方向不正确扣 2 分，用力不均匀扣 1 分，最高扣 3 分
	6	观察患者反应、局部皮肤情况，询问患者有无不适	未观察扣 2 分 / 项，未询问患者感受扣 2 分，最高扣 6 分
	4	告知相关注意事项	未告知扣 4 分，告知不全扣 2 分，最高扣 4 分
	4	治疗结束：清洁皮肤，观察局部皮肤情况，询问有无不适	未清洁皮肤扣 1 分，未观察扣 1 分，未询问患者感受扣 2 分，最高扣 4 分
	4	协助患者着衣，取舒适卧位，整理床单位	未协助患者着衣扣 1 分，未安置体位扣 2 分，未整理床单位扣 1 分，最高扣 4 分
	4	洗手，再次核对医嘱	未洗手扣 2 分，未核对扣 2 分，最高扣 4 分
操作后处置	2	用物按《医疗机构消毒技术规范》处理	处置方法不正确扣 1 分 / 项，最高扣 2 分
	2	洗手	未洗手扣 2 分
	2	记录	记录不全面扣 1 分，未记录扣 2 分，最高扣 2 分
评价	6	流程合理、技术熟练，局部皮肤无损伤，询问患者感受	一项不合格扣 2 分，出现烫伤扣 6 分，最高扣 6 分
理论提问	5	温灸刮痧的适应证	回答不全面扣 3 分，未答出扣 5 分
	5	温灸刮痧的注意事项	回答不全面扣 3 分，未答出扣 5 分
得分			

主考老师签名：　　　　　　　　　　　　　考核日期：　　　年　　　月　　　日

第五章

推拿类技术

第一节　失眠推拿技术

失眠推拿技术是以按法、点法等手法作用于经络腧穴，通过其调和阴阳、畅通气血、疏通经络的作用，改善失眠的一种操作方法。

一、历史沿革

推拿治病最早发源于我国中部地区。据现存最早的医学经典巨著《黄帝内经》曰："中央者，其地平以湿，天地所以生万物也众。其民食杂而不劳，故其病多痿厥寒热，其治宜导引按蹻。故导引按蹻者，亦从中央出也"。

秦汉时期把导引、吐纳、膏摩列入保健预防方法。汉代医圣张仲景根据自己多年的实践经验编著了《金匮要略》一书，认为："若人能养慎，不令邪风干忤经络；适中经络，未流传脏腑，即医治之。四肢才觉重滞，即导引、吐纳、针灸、膏摩，勿令九窍闭塞"。

隋唐时期，随着生产力的发展及文化的昌盛，医学科目开始逐步完善。推拿已列入国家医学教育的正

中医古籍

式科目。宋金时期，推拿运用范围更加广泛。宋代名医庞安时曾运用腹部推拿手法催产，是世上首例有记载的产科手法助产的病案。

明清时期中医学已经有了显著的发展，推拿也日趋成熟。主要表现在小儿推拿有突破性进展，正骨推拿、保健推拿已形成了内容丰富的知识体系。最具代表性的是《小儿推拿经》。

乾隆年间由政府编著的清代医学全书《医宗金鉴·正骨心法要旨》对宋以来的骨伤推拿成就及民间经验进行了系统的总结和整理，总结出正骨八法。由此可见，明清时期是我国历史上推拿专著出版最兴旺的时期。现存的推拿古籍几乎都是那个时代出版的产物。

现代医家

随着历史推演，推拿技术经历了春秋战国时的萌芽、隋唐时的发展及明清时的鼎盛。21 世纪，祖国推行中医药步伐的加快与疾病谱的改变，使非药物治疗越来越受到重视，推拿技术这项传统疗法再次在临床上作为中医适宜技术得到大量系统应用。

1949 年以前，推拿学科的发展特点是存在于民间、发展于民间，如鲁东湘西的儿科推拿、北方的正骨推拿、江浙的一指禅推拿等。这些众多的学术流派，是我国推拿学科的一大特色。

20 世纪 50 年代以后，推拿学科有了显著的发展。1956 年上海成立了中国第一所推拿专科学校——上海中医学院附属推拿学校。通过设科办校，培养了一大批推拿专业的后继人才，继承和整理了推拿的学术经验。60 年代初、中期推拿疗法在临床中得到广泛应用，并整理出版了推拿专业教材和专著，开展了推拿的实验观察和文献研究。70 年代后期和 80 年代中期，推拿作为一种无创伤、非介入性的自然疗法，被国内外医学界有识之士重新认识。1987 年在上海成立了全国性的推拿学术团体——中华全国中医学会推拿学会。

不论是在两千多年前的秦汉时期，还是日新月异的今天，推拿技术都未曾消失在岁月中，而是被无数医者所传承。脑为髓海，藏元神，主宰生命活动，五脏六腑之精气血通过十二经脉和三百六十五络上达于头面部，濡养脑髓孔窍。《难经·二十八难》："督脉者，起于下极之俞，并于脊里上至风府，入属于脑。"《素问·脉象精微论》云："头者，精明之府。"张仲景曰："头者，身之元首，人神所注。"《医宗金鉴》曰："头为诸阳之会，位居至高，内涵脑髓，脑为元神之府。"张介宾云："五脏六腑之精气，皆上注于头，"颅脑作为精神意识的"元神"，与睡眠有密切关系。经络腧穴是中医辨证论治的重要理论基础之一。经络具有联络器官，沟通上下内外，运行气血，协调阴阳，调节机能等作用。阴阳失交，阳不入阴则导致不寐，治疗失眠当从调和阴阳入手，阳气静则阴气生，阴阳和则夜寐安。由于头面部总领一身阳气又络全身阴气，故通过对头面部腧穴和软组织进行推拿，可以疏通经络、调理气血、调整阴阳，达到治疗目的。

二、介质种类与特点

本操作常用的介质为薰衣草精油，薰衣草精油是由薰衣草提炼而成，有养经安神、清脑补脑、祛风散寒等功效，对人体的神经系统有一定的调节作用，有良好的镇静安抚功效，能够协调身体平衡感使人放松，减轻患者的焦虑和压力感，有改善失眠的作用。

三、技术原理

1. 调节功能

（1）调节阴阳不平衡，通过刺激穴位激发经气、调节脏腑、宣通气血、平衡阴阳，使机体达到协调平衡。

（2）调节大脑，通过按压，疏通大脑气血，改善供氧，抑制过高神经兴奋，对神经系统产生镇静、催眠作用。

2. 强身健体　推拿使人体气血流畅，机体抗病能力增强。

四、适应证与禁忌证

1. 适应证　失眠推拿适用于各种原因所致的睡眠障碍，例如入睡困难、睡眠维持困难、（夜）寐不安等，以及失眠所导致的头痛、焦虑、乏力等症状。

2. 禁忌证

（1）有严重心血管疾病者禁用、冠状动脉搭桥术患者慎用。具有扩散和传染性的疾病，如急性传染病、恶性肿瘤及局部感染炎症患者一般不做推拿。

（2）皮肤有破溃及完整性受损，有凝血功能障碍的患者不宜推拿。

（3）患者过于饥饿、饱胀、疲劳、精神紧张以及醉酒时，不宜立即进行推拿。饱食之后，不要急于推拿，一般应在饭后2小时左右为宜。

五、操作步骤与要求

1. 施术前准备

（1）用物准备　治疗盘、治疗巾、纱布、薰衣草精油、手消毒液（图5-1）。

（2）操作者准备　修剪指甲，以防损伤患者皮肤。

（3）操作部位　头面部。

（4）受术者体位　平卧位。

（5）操作环境　环境整洁，室内温湿度适宜。

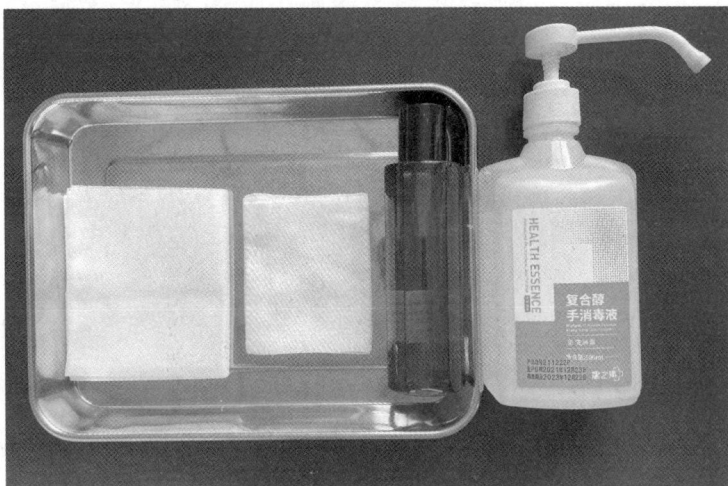

图 5-1 失眠推拿技术的用物准备

2. 失眠推拿方法

（1）一指禅推法 以拇指指端或螺纹面着力，通过腕部的往返摆动带动拇指做屈伸往返运动，使所产生的功力通过拇指持续不断地作用于施术部位，称一指禅推法。

（2）推法 以指、掌或肘部着力于施术部位，做单方向的直线推动，称为推法。分为指推法、掌推法、肘推法。

（3）揉法 以手掌的大小鱼际、掌部或指端螺纹面吸定施术部位，做回旋揉动，称揉法。分为大鱼际揉法、掌根揉法和指揉法。

（4）抹法 用拇指螺纹面或掌面在施术部位做上下或左右及弧形曲线的抹动，称为抹法。分为指抹法与掌抹法两种。

（5）按法 以指、掌部位节律性地按压施术部位，称按法。按法一般以指按法与掌按法应用较多，常与揉法结合运用，组成"按揉"复合手法。

（6）按揉法 是由按法与揉法复合而成。分为指按揉法和掌按揉法两种。

3. 操作步骤

第 1 步 穴位按摩 协助受术者平卧位，在额头均匀涂抹薰衣草精油。

（1）按揉印堂穴，位于两眉头连线与前正中线之交点，按揉 1 分钟（图 5-2）。

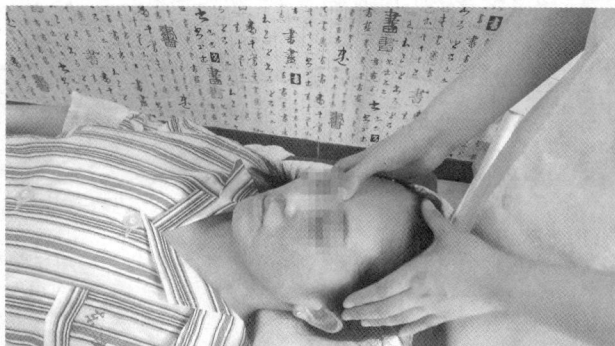

图 5-2　按揉印堂穴

（2）按揉太阳穴，位于眉毛终点至眼外角连线的中点向外一横指，按揉 1 分钟（图 5-3）。

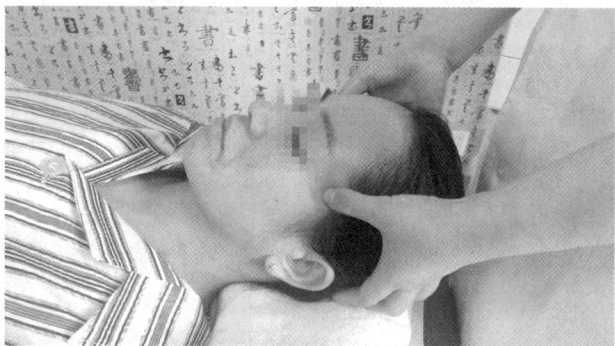

图 5-3　按揉太阳穴

（3）按揉神庭穴，位于头部，前发际正中直上 0.5 寸，按揉 1 分钟（图 5-4）。

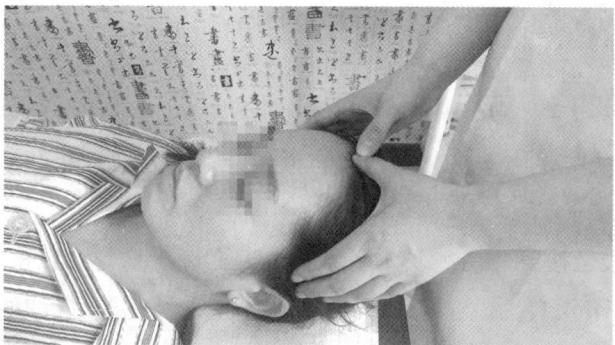

图 5-4　按揉神庭穴

（4）按揉上星穴，位于头部，前发际正中直上1寸，按揉1分钟（图5-5）。

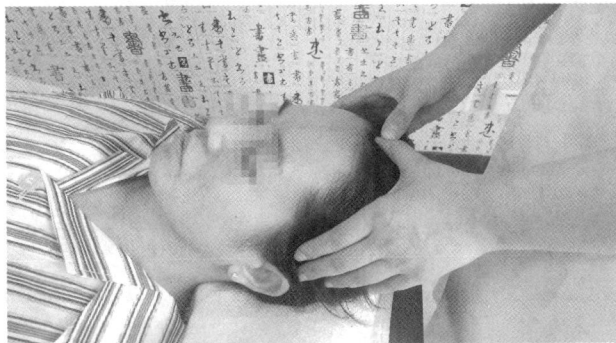

图 5-5　按揉上星穴

（5）按揉百会穴，位于头部，前发际正中直上5寸，按揉1分钟（图5-6）。

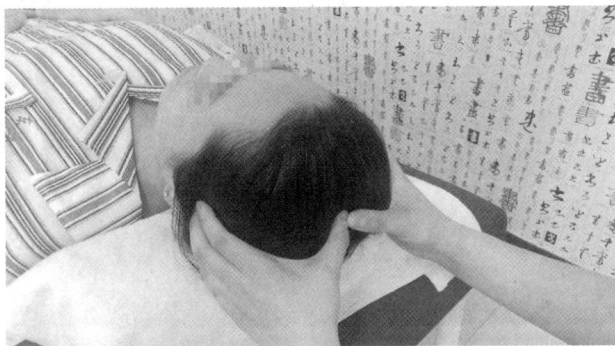

图 5-6　按揉百会穴

第2步　以印堂穴为起点，沿眉弓推至太阳穴，反复5～10次，然后按揉太阳穴（图5-7）。

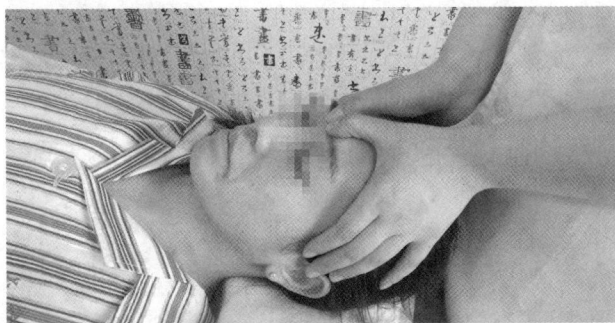

图 5-7　失眠推拿技术第2步

第3步 以印堂穴为起点，向上推至神庭穴，反复5～10次，然后按揉神庭穴（图5-8）。

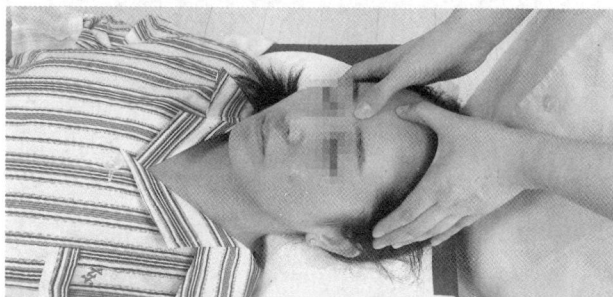

图5-8 失眠推拿技术第3步

第4步 以前额正中为起点，向两侧推揉5～10次（图5-9）。

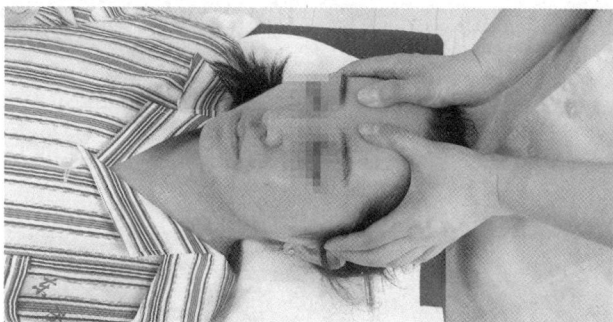

图5-9 失眠推拿技术第4步

第5步 以神庭为起点，向上推至上星穴，反复5～10次，然后按揉上星穴（图5-10）。

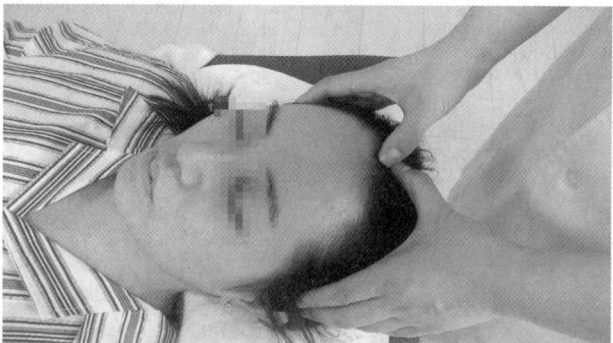

图5-10 失眠推拿技术第5步

第 6 步　以上星穴为起点，向上推至百会穴，反复 5 ～ 10 次，然后按揉百会穴（图 5-11）。

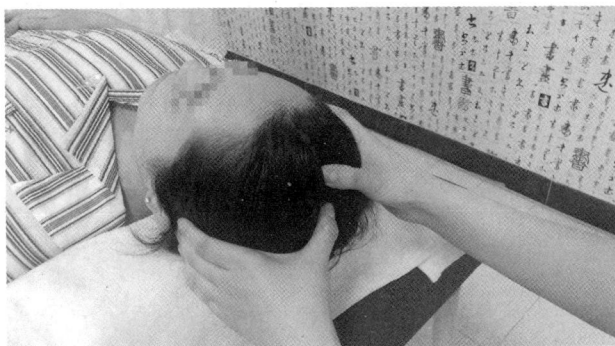

图 5-11　失眠推拿技术第 6 步

推拿时间为 10 ～ 15 分钟，推拿力度以受术者耐受为度，根据受术者情况逐渐增加推拿力度。密切观察受术者的反应及局部皮肤情况，询问受术者有无不适。

4. 施术后处理

（1）推拿结束后用纱布擦拭局部皮肤，协助受术者取舒适体位，嘱受术者卧床休息，如有不适立即告知护士。

（2）推拿后局部注意保暖，可饮温开水。

5. 失眠推拿治疗间隔与疗程　每日 1 次，5 次为 1 个疗程。持续 2 个疗程的治疗，各疗程间隔 2 天。

六、注意事项

（1）有严重心血管疾病者禁用、冠状动脉搭桥术患者慎用。具有扩散和传染性的疾病，如急性传染病、恶性肿瘤及局部感染炎症患者一般不做推拿。

（2）皮肤有破溃及完整性受损、有凝血功能障碍的患者不宜推拿。

（3）受术者过于饥饿、饱胀、疲劳、精神紧张以及醉酒时，不宜立即进行推拿。饱食之后，不要急于推拿，一般以饭后 2 小时左右为宜。

（4）操作前应修剪指甲，以防损伤受术者皮肤。

（5）推拿前受术者要排空大、小便，穿好舒适的衣服，需要时可裸露部分皮肤，以利于推拿。

（6）推拿时每个穴位施术 1～2 分钟，以局部穴位透热为度。

（7）操作时力度要适度。操作过程中询问受术者的感受，若有不适，应及时调整手法或停止操作，以防发生意外。

举例验案

患者，男，62 岁，主因"右侧肢体活动不利 2 年余，加重 2 天"于我院脑二科门诊就诊。患者诉右侧肢体活动不利，焦虑状态，上腹偶有烧灼样疼痛，纳食不香，夜寐不安。

【查体】舌质淡，舌体胖，苔薄白，脉细弱。

【既往史】高血压病史 20 年，规律服药，控制尚可；胃溃疡病史 2 年，未规律服药，偶有上腹部烧灼样疼痛。

【中医诊断】缺血性中风（心脾两虚证）。

【西医诊断】急性脑梗死。

【治则治法】补益心脾，升阳益气。

【中医护理技术】失眠推拿技术。

1. 操作部位　头面部及背部。

2. 操作穴位　印堂、太阳、神庭、上星、百会、心俞、脾俞、肝俞。

3. 操作手法　按法、揉法、推法、抹法。

4. 操作步骤

（1）协助患者平卧位，在额头均匀涂抹薰衣草精油，按摩穴位：①按揉印堂穴，位于两眉头连线与前正中线之交点，按揉 1 分钟；②按揉太阳穴，位于眉毛终点至眼外角连线的中点向外一横指，按揉 1 分钟；③按揉神庭穴，位于头部，前发际正中直上 0.5 寸，按揉 1 分钟；④按揉上星穴，位于头部，前发际正中直上 1 寸，按揉 1 分钟；⑤按揉百会穴，位于头部，前发际正中直上 5 寸，按揉 1 分钟；

（2）以印堂穴为起点，沿眉弓推至太阳穴，反复 5～10 次，然后按揉太阳穴。

（3）以印堂穴为起点，向上推至神庭穴，反复 5～10 次，然后按揉神庭穴。

（4）以前额正中为起点，向两侧推揉5～10次。

（5）以神庭为起点，向上推至上星穴，反复5～10次，然后按揉上星穴。

（6）以上星穴为起点，向上推至百会穴，反复5～10次，然后按揉百会穴。

（7）按揉心俞穴，位于背部，第5胸椎棘突下，后正中线旁开1.5寸，按揉1分钟；按揉脾俞穴，位于背部，第11胸椎棘突下，后正中线旁开1.5寸，按揉1分钟；按揉肝俞穴，位于背部，第9胸椎棘突下，后正中线旁开1.5寸，按揉1分钟。

上述推拿操作，每天1次，5次为1个疗程。持续2个疗程的治疗，各疗程间隔2天。推拿力度以患者耐受为宜，根据患者情况逐渐增加推拿力度。

【健康宣教】

1. 饮食护理　进食一些补益心脾的食物，如莲子、龙眼肉、大枣、赤小豆等养血安神之品，多食豆类、瘦肉、猪心等。忌食辣椒、大葱、韭菜等辛辣、刺激性食物以及螃蟹等大寒食物。

2. 情志护理

（1）嘱患者多与他人交流，保持精神放松，以积极的心态克服焦虑、忧伤等情绪，从而改善睡眠。

（2）帮助患者转移注意力，如听舒缓优美的轻音乐，观看娱乐身心的电视节目，每晚睡前指导其放松，呼吸深长均匀，以此消除紧张情绪，促进睡眠。

3. 生活起居护理　协助患者白天进行适度的康复锻炼，有助于改善症状，从而改善患者精神状态，促进睡眠。

4. 食疗验方：茯苓枣仁五味子粥

（1）原料：茯苓20克，枣仁10克，五味子6克，粳米100克，红糖20克。

（2）做法：先将茯苓、枣仁、五味子分别拣杂，洗净，晒干或烘干，茯苓切碎；枣仁去小壳，与五味子、茯苓共研成细末，备用。将粳米淘洗干净，放入砂锅，加水适量，大火煮沸，调入茯苓、枣仁、五味子细末，拌和均匀，改用小火煨成黏稠粥，粥将成时，调入红糖，再煮至沸，即成。

【效果评价】患者在治疗16天后，失眠严重程度指数量表（ISI）分值下降，汉密尔顿焦虑量表（HAMA）分值下降，其失眠和焦虑症状明显改善（表5-1）。

表 5-1　效果评价表

评价日期	失眠严重程度指数量表（ISI）	汉密尔顿焦虑量表（HAMA）
2021-8-17	25分	20分
2021-8-24	22分	/
2021-9-1	18分	13分

【体会】

慢性失眠是临床关注的重点疾病之一，长期的失眠不仅影响患者生活质量，还会导致患者情绪紊乱，引发多种疾病。《张氏医通·不得卧》记载："宿滞痰火，上扰心神，脾失健运，气血失调而致使心失所养，不得卧"，《黄帝内经》中指出，不寐乃由"卫气不得入阴"所致，其病机为阳不入阴，故而不得眠。失眠的发病机制在诸多中医论著中均有阐述。中风后不寐的发病机制可归纳为：中风发病后，元神受损，脏腑功能紊乱，致使气血逆乱，营卫失和，阳不入阴，神客于外，而发为不寐。中风后不寐的病理因素包括虚、瘀、痰、火、郁，病机总属营卫不和，阴阳失调，证型以心脾两虚为主。

推拿作为极具中医特色的临床治疗方法，主要是利用肢体（主要是双手）作用于人体体表特定部位，从而达到调节机体生理、病理状况，继而实现治疗疾病的作用。失眠推拿手法作用于人体头部，能促进毛细血管的扩张，增强脑部血流量，使脑的血液循环得到良好改善。失眠推拿按摩头部太阳、神庭及百会等穴位，能改善头部血液循环，疏通经脉，调和营卫，引阴入阳，从而起到调和阴阳平衡的作用。

失眠推拿治疗属于非药物治疗的中医操作，具有绿色无创伤、刺激小、舒适度强、安全性高等优点，患者接受度高，在临床治疗中易于推广。失眠推拿以中医辨证施护为基础，整体论治为治疗原则，依据患者的中医辨证分型和临床症状，进行个体化的推拿治疗，对改善患者失眠症状有明显疗效。

参考文献

［1］樊远志，严隽陶，孙武权，等. 推拿与不寐［J］. 按摩与导引，2008（1）：7-9.

［2］张坤木，李长辉，宋红梅，等. 经穴推拿技术治疗失眠的临床效果［J］. 按摩与康复医学，2020，11（7）：6-8.

［3］周燕飞. 推拿治疗阴虚火旺型失眠的临床研究［D］. 南京：南京中医药大学，2008.

［4］许精鑫. 近十年推拿治疗失眠的文献挖掘及分析［D］. 成都：成都中医药大学，2020.

［5］王菁，刘旭峰，薛卫国. 中医推拿疗法治疗失眠的临床疗效及安全性观察［J］. 贵州医药，2021，45（3）：432-433.

［6］郭利，韩彩云. 推拿治疗失眠症临床观察［J］. 中国冶金工业医学杂志，2020，37（6）：729-730.

［7］庄琼霞. 中医推拿疗法治疗失眠的临床疗效及安全性［J］. 临床合理用药杂志，2020，13（22）：111-112.

［8］陈春芳. 中医药治疗失眠临床研究进展［J］. 中医药临床杂志，2019，31（9）：1776-1780.

［9］王晓宇，张玮，李华南，等. 推拿手法治疗失眠心脾两虚证研究进展［J］. 陕西中医，2019，40（6）：811-813.

失眠推拿技术操作流程图

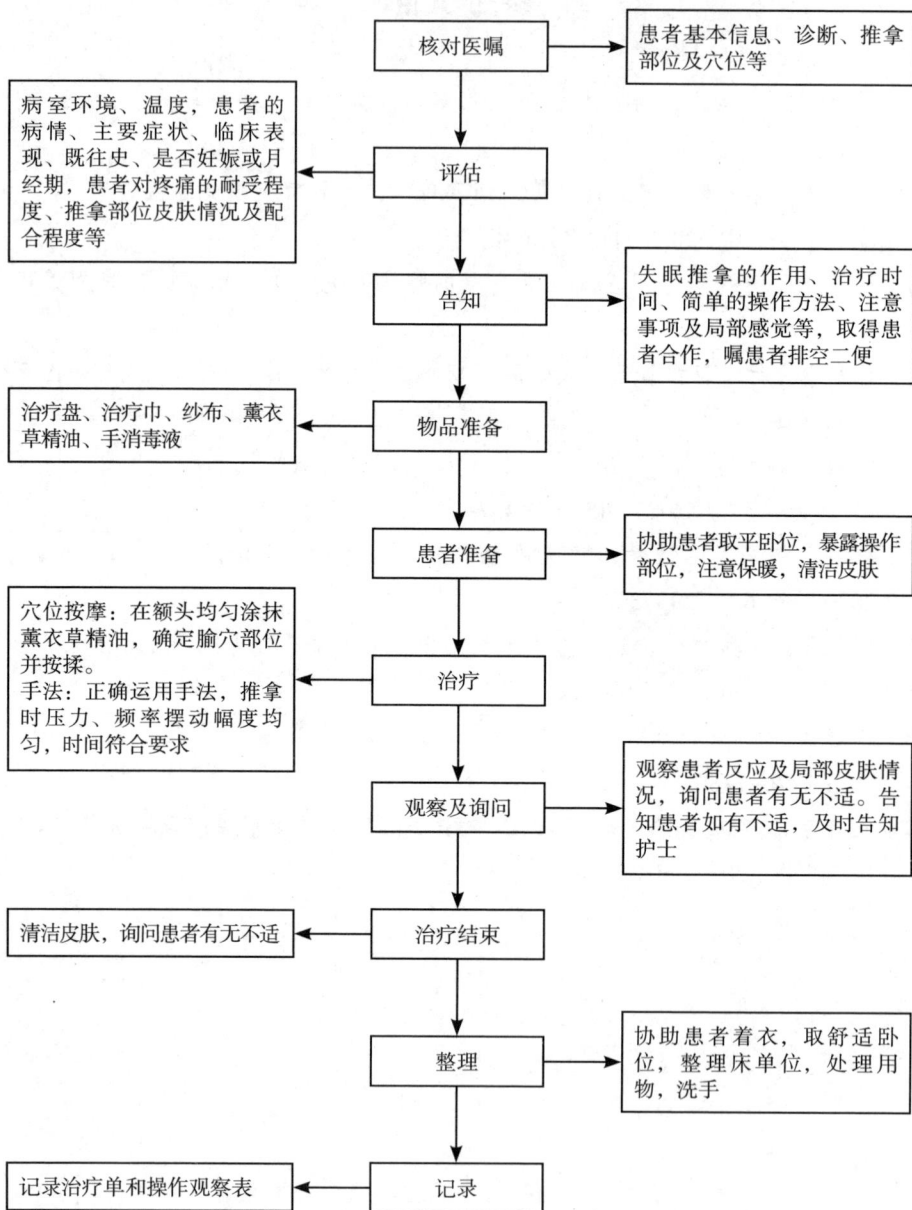

```
                        核对医嘱  ──────▶  患者基本信息、诊断、推拿
                                          部位及穴位等
                           │
病室环境、温度，患者的              │
病情、主要症状、临床表              ▼
现、既往史、是否妊娠或月   ◀──────  评估
经期，患者对疼痛的耐受程
度、推拿部位皮肤情况及配
合程度等
                           │
                           ▼
                        告知  ──────▶  失眠推拿的作用、治疗时
                                          间、简单的操作方法、注意
                                          事项及局部感觉等，取得患
                                          者合作，嘱患者排空二便
                           │
治疗盘、治疗巾、纱布、薰衣         │
草精油、手消毒液          ◀──────  物品准备
                           │
                           ▼
                        患者准备  ──────▶  协助患者取平卧位，暴露操作
                                          部位，注意保暖，清洁皮肤
穴位按摩：在额头均匀涂抹           │
薰衣草精油，确定腧穴部位           ▼
并按揉。                  ◀──────  治疗
手法：正确运用手法，推拿
时压力、频率摆动幅度均
匀，时间符合要求
                           │
                           ▼
                        观察及询问  ──────▶  观察患者反应及局部皮肤情
                                          况，询问患者有无不适。告
                                          知患者如有不适，及时告知
                                          护士
                           │
清洁皮肤，询问患者有无不适  ◀──────  治疗结束
                           │
                           ▼
                        整理  ──────▶  协助患者着衣，取舒适卧
                                          位，整理床单位，处理用
                                          物，洗手
                           │
                           ▼
记录治疗单和操作观察表  ◀──────  记录
```

失眠推拿技术操作考核评分标准

项目	分值	技术操作要求	评分说明
仪表	2	仪表端庄、戴表	一项未完成扣1分，最高扣2分
核对	2	核对医嘱	未核对扣2分，内容不全面扣1分，最高扣2分
评估	5	病室环境、温度，患者的病情、主要症状、临床表现、既往史、是否妊娠或月经期	一项未完成扣1分，最高扣5分
	3	患者对疼痛的耐受程度、推拿部位皮肤情况及配合程度	一项未完成扣1分，最高扣3分
告知	5	失眠推拿的作用、治疗时间、简单的操作方法、注意事项及局部感觉等	一项未完成扣1分，最高扣5分
用物准备	2	洗手，戴口罩	未洗手扣1分，未戴口罩扣1分，最高扣2分
	4	备齐并检查用物	未备齐用物扣2分，未检查扣2分，最高扣4分
环境与患者准备	3	病室整洁，光线明亮，温度适宜	未准备环境扣3分，准备不充分扣1分，最高扣3分
	2	操作者：修剪指甲，避免损伤患者皮肤	未剪指甲扣2分
	4	协助患者取平卧位，暴露操作部位，注意保暖，清洁皮肤	未进行体位摆放扣1分，未充分暴露操作部位扣1分，未保暖扣1分，未清洁皮肤扣1分，最高扣4分
操作过程	2	核对医嘱	未核对扣2分，内容不全面扣1分，最高扣2分
	6	穴位按摩：在额头均匀涂抹薰衣草精油，确定腧穴部位并按揉	未涂精油扣3分，选取穴位错误扣3分，最高扣6分
	12	推拿：正确运用手法，推拿时压力、频率摆动幅度均匀	推拿手法错误扣8分，按揉力度不均匀扣4分，最高扣12分
	2	推拿时间：10～15分钟	推拿时间不合理扣2分

中医传承 中医特色护理技术

项目	分值	技术操作要求	评分说明
操作过程	6	观察患者反应及局部皮肤情况，询问患者有无不适	未观察扣 2 分 / 项，未询问患者感受扣 2 分，最高扣 6 分
	4	告知相关注意事项	未告知扣 4 分，告知不全扣 2 分，最高扣 4 分
	6	治疗结束：清洁皮肤，观察局部皮肤情况，询问有无不适	未清洁皮肤扣 2 分，未观察扣 2 分，未询问患者感受扣 2 分，最高扣 6 分
	4	协助患者着衣，取舒适卧位，整理床单位	未协助患者着衣扣 1 分，未安置体位扣 2 分，未整理床单位扣 1 分，最高扣 4 分
	4	洗手，再次核对医嘱	未洗手扣 2 分，未核对扣 2 分，最高扣 4 分
操作后处置	2	用物按《医疗机构消毒技术规范》处理	处置方法不正确扣 1 分 / 项，最高扣 2 分
	2	洗手	未洗手扣 2 分
	2	记录	记录不全面扣 1 分，未记录扣 2 分，最高扣 2 分
评价	6	流程合理、技术熟练、局部皮肤无损伤、询问患者感受	一项不合格扣 2 分，出现皮肤损伤扣 6 分，最高扣 6 分
理论提问	5	失眠推拿的适应证	回答不全面扣 3 分，未答出扣 5 分
	5	失眠推拿的注意事项	回答不全面扣 3 分，未答出扣 5 分
得分			

主考老师签名：　　　　　　　　　　　　　考核日期：　　　年　　月　　日

第二节 便秘推拿技术

便秘推拿技术是应用按法、点法、推法、摩法等经穴推拿手法作用于腹部经络腧穴，促进胃肠道蠕动、行滞通便、疏经通络，从而缓解便秘的一种操作方法。

一、历史沿革

推拿是人类最古老的一种疾病治疗方法，古称按摩、按跷、案杌等，具有悠久的历史。早期人们发现按摩能使疼痛减轻或消失，经由生活中的实践逐渐累积经验，针对便秘产生了一些较有效的手法，便秘推拿治疗经历历史演变，至今广泛应用。

1. 先秦时期 我国现存最早的医学著作《五十二病方》中记载"匕周捓婴儿瘛所"，即用勺子边缘擦刮婴儿病所，这是第一份小儿便秘推拿记载。书中还记述了按、摩、刮、捏等10余种手法的治疗运用，以摩法最多。"按摩"一词作为学科名称及疗法首见于《黄帝内经》。反映出该时期中医按摩疗法已经开展。便秘按摩手法已初见端倪。

2. 秦汉时期 《黄帝内经》较为系统地论述了中医学理论体系，据记载此时推拿按摩体系已经形成。《黄帝内经·灵枢·五邪》中有相关描述："阴痹者，……，腹胀，腰痛，大便难……"阴邪致病，出现腹部胀满腰部疼痛，大便困难，这里的"大便难"即便秘。因此多用按摩导引法来治疗。《吕氏春秋》和宋·罗泌《路史》中均有相似记载。

3. 两晋隋唐时期 葛洪所撰的《肘后备急方》里

叙述了现今捏脊法和腹部抄举法等手法的前身以及操作方法。《肘后救卒方·治卒腹痛方第九》:"使病人伏卧,……拈取其脊骨皮,深取痛引之,从龟尾至顶乃止,未愈更为之"。这里的拈取其脊骨皮及从龟尾至顶的操作叙述,为后世医家运用推拿治疗小儿便秘奠定了基础,即捏脊法。

隋唐及唐代时期的推拿成就主要可见于《诸病源候论》与《千金方》和《外台秘要》等著作中。在这个时期,推拿得到了政府的认可,已发展成为专业的治疗方法,在医学分科制度中列为独立的学科。但并未系统归类推拿手法。

王焘在《外台秘要》中记载了用摩腹法治疗虚劳裹急。此与现代临床上常用摩腹作为治疗便秘、腹痛、腹泻、消化不良、厌食、营养不良的手法,加强腹部及腹内脏器血液循环,改善肠胃功能,促进消化功能的做法非常一致。

4. 宋金元时期 王怀得在《太平圣惠方》中提到了"小儿脉劳而实,大肠秘涩"即小儿出现劳脉并且实,大肠就会秘结滞涩,是为便秘。设置了推拿专科,在推拿学术发展上有很大的进步。此时小儿便秘按摩盛行,为推拿理论的后续发展有极大贡献。

5. 明清时期 明代初期的太医院虽重启唐制,重设按摩为医学十三科之一,但因种种原因,明代中后期的"隆庆之变"使太医院改组而取消了按摩科,按摩治疗逐渐改以婴幼儿为受术对象,成人推拿按摩临床疗法却进入了低谷。小儿推拿理论体系逐渐于明末形成,"推拿"一词正式出现。推拿在清代发展相对缓慢,但小儿推拿疗法的应用更加广泛。与此同时,出现了推拿手法的分门别类,其中就包含了便秘推拿手法。

20 世纪 50 年代初期，各个院校均开设了推拿科，认可并正视推拿的价值，并培养推拿医疗人才。1985 年由俞大方、曹仁发主编出版了《中医推拿学》，阐述中医推拿作用原理并详细介绍了推拿对具体疾病的治疗，理论与实践结合紧密，具有极高参考价值。其中所涉及的小儿便秘治疗，使便秘推拿手法开始广泛应用起来。1990 年夏治平等编写出版了《实用针灸推拿治疗学》论及了各科疾病的针灸推拿治疗，包括便秘的治疗。1992 年由长春中医学院及上海中医学院南北两地院校协同合作，王之虹、严隽陶主编的《中国推拿大成》，全书收录了古今各式手法逾 500 种，在传统推拿流派手法之外，还加入了许多新创的有效手法。便秘推拿手法已全面运用于临床治疗中。1998 年邵铭熙主编的《实用推拿学》，全书内容涵盖了推拿基础、功法手法、推拿治疗、养生保健、辅助疗法、推拿文献与推拿流派，其中功法手法里均有便秘推拿治疗的手法介绍。推拿学术活动日益活跃，从事推拿的人员也日益增加。

二、介质种类与特点

推拿介质的运用已有悠久历史，《黄帝内经》言："经络不通，病生于不仁，治之以按摩醪药。"醪药就是用来配合按摩而涂擦的药酒，也就是推拿时使用的介质，将不同的介质涂抹于相应体表穴位上，再依据辩证结果施以推拿按摩操作。临床应用介质的目的一方面是加强润滑作用，另一方面是发挥药物辅助作用以增加手法疗效。随着推拿技术的发展，推拿介质的种类也多样化，在推拿施术完毕后一般不必立即洗净，应留有一定的渗透和吸收时间。

临床中运用的推拿介质种类颇多，既有单方，也有复方，还有药膏、药散、药酒、药汁等多种剂型。常用单方有滑石粉、爽身粉、生姜汁、葱白汁、葱姜汁、白酒、蛋清、凉水等。常用复方有红花油、冬青膏、传导油、按摩乳、外用药酒等。推拿时应依据证型或病情的不同而选择不同的介质。如寒证时选择具有温热散寒的介质（葱姜水、白酒等）；热证时选择具有清凉退热作用的介质（薄荷水、凉水等）；虚证选择具有滋补作用的介质（药酒、冬青膏等）；实证选择具有清泻作用的介质（蛋清、红花油等）。

三、技术原理

（1）摩腹，以双手顺时针八卦式按摩腹部，以补益气血。

（2）以一指禅推法及揉法对中脘、天枢、气海、关元等穴进行依次按揉，由上至下，分腹阴阳，以疏通经络、疏肝理气、消食导滞通便。

（3）按结肠蠕动方向采用按推法从升结肠—横结肠—降结肠依次推腹，以促进肠蠕动。

（4）用泻法揉脐，调和阴阳气血，通经活络。

四、适应证与禁忌证

1.适应证　适用于胃肠湿热、气机郁滞、气血亏虚、阴寒凝结等便秘证型。

2.禁忌证

（1）各种急性传染病、感染性疾病，如急性骨髓炎、结核性关节炎、传染性皮肤病。

（2）皮肤病变部位，湿疹、烧伤烫伤、皮肤溃疡、肿瘤以及各种疮疡等症。

（3）各种血液病或出血性疾病、妇女经期、孕妇、急性腹膜炎、急性化脓性腹膜炎、急性阑尾炎患者。

（4）严重心、脑、肺、肾等器质性疾病及年老体弱的危重症患者。

（5）年老体衰、久病虚弱、剧烈运动后、过饱、过饥、极度疲劳、醉酒等。

五、操作步骤与要求

1. 施术前准备

（1）用物准备　治疗盘、消毒小毛巾、凡士林、手消毒液，必要时备屏风（图5-12）。

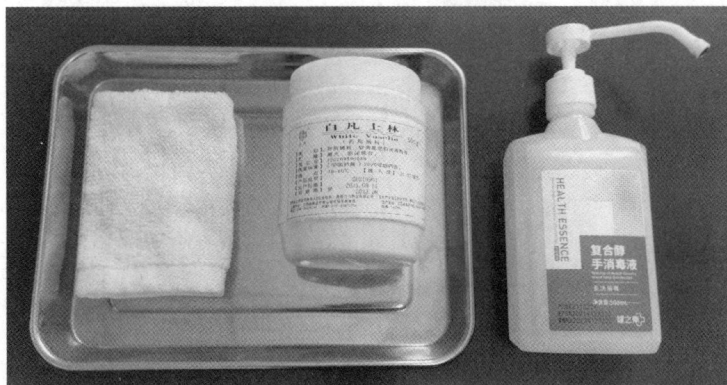

图 5-12　便秘推拿技术的用物准备

（2）操作部位选取与准备　患者腹部。

（3）受术者体位准备　仰卧位。

（4）操作环境准备　环境整洁，室内温湿度适宜。

2. 便秘推拿操作方法

（1）摩腹　以指或掌着力于施术部位，以腕关节连同前臂做有规律的环形或直线往返摩动，称为摩法。分为指摩法和掌摩法。

（2）一指禅推法　以拇指指端或螺纹面着力，通过腕部的往返摆动带动拇指做屈伸往返运动，使所产生的功力通过拇指持续不断地作用于施术部位，称一指禅推法。

（3）揉法　以手掌的大小鱼际、掌根部或指端螺纹面吸定施术部位，做回旋揉动，称揉法。分为大鱼际揉法、掌根揉法和指揉法。

（4）推法　以指、掌或肘部着力于施术部位，做单方向的直线推动，称为推法。分为指推法、掌推法、肘推法。

3. 操作步骤

（1）受术者取仰卧位，护士立于其右侧。

（2）双手交替顺时针呈八卦式按摩腹部（图5-13）。

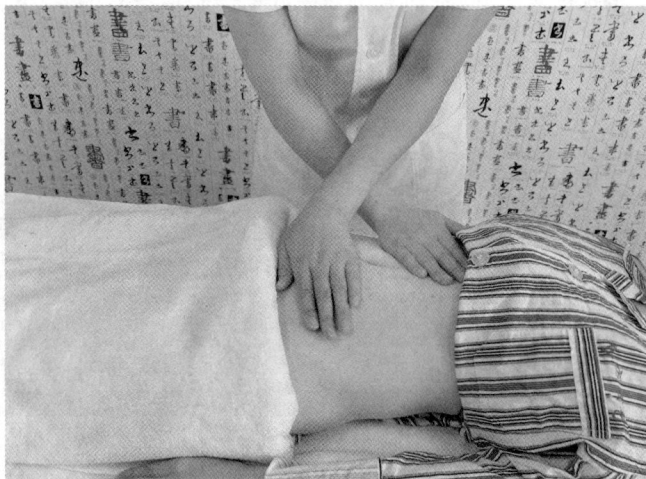

图5-13　八卦式按摩腹部

（3）以一指禅推法自中脘穴开始沿脐周移至天枢穴、气海、关元，推拿过程中每个穴位处停留1分钟。用双手拇指指腹按在鸠尾穴处，余指虚附两侧，同时向外侧分推，由上而下，分腹阴阳（图5-14）。

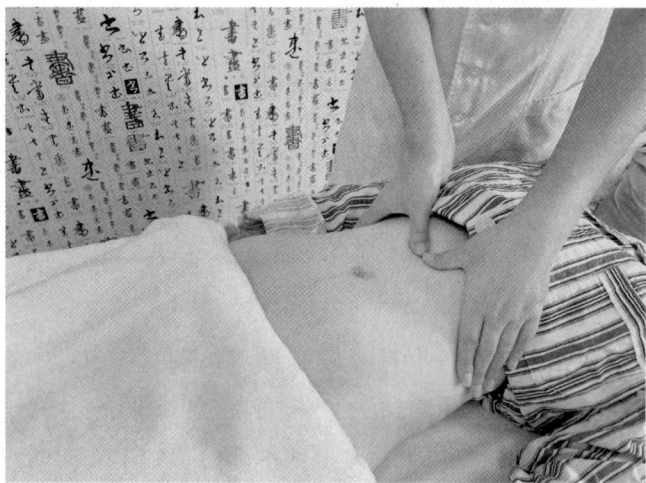

图5-14　一指禅推法

（4）揉法　操作者用双手拇指指腹部位分别按压天枢穴、中脘穴、大横穴、腹结穴，以出现酸、麻、胀、痛等得气感后继续按压1～2分钟（图5-15）。

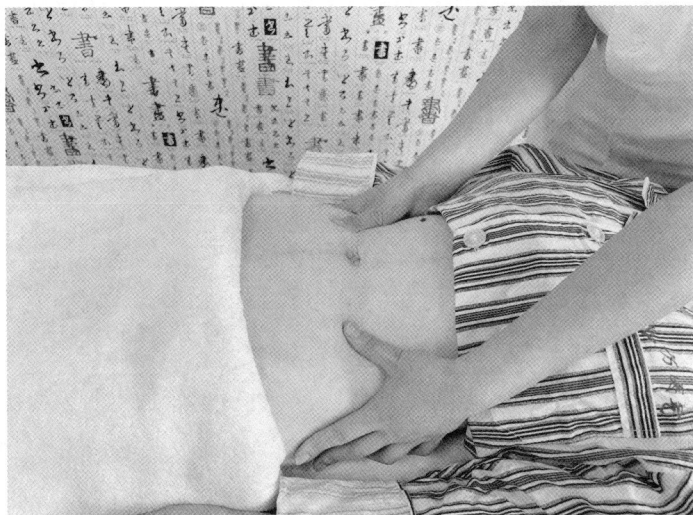

图5-15　揉法

（5）推法　用指推法按升结肠—横结肠—降结肠—乙状结肠，顺时针走向按摩全腹3分钟。每分钟20～30次（图5-16）。

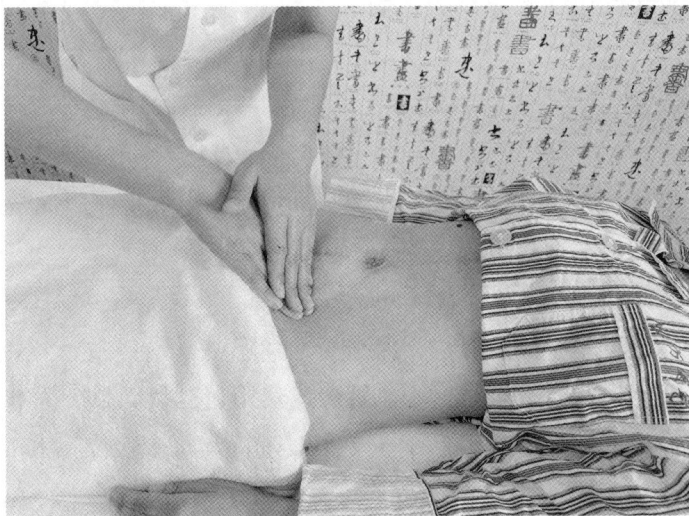

图5-16　推法

（6）揉脐　使用掌根按揉受术者的神阙穴，时间为3～5分钟（图5-17）。

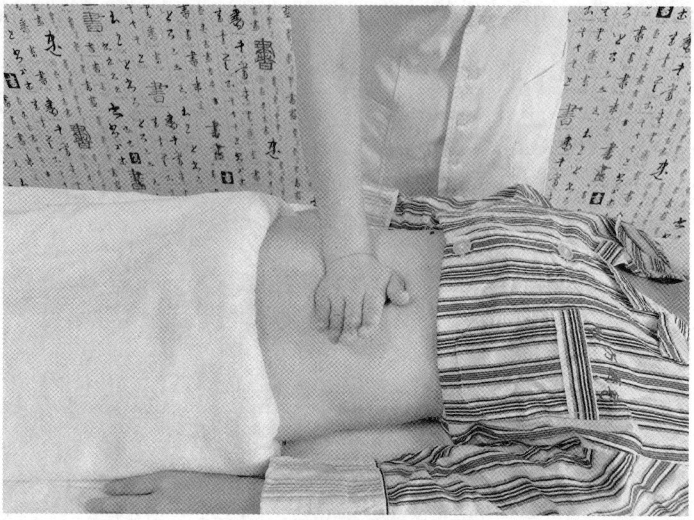

图 5-17　揉脐

4. 施术后处理　便秘推拿结束后应用清洁纱布擦拭残留在皮肤上的按摩油，指导受术者注意保暖，夏季避免风扇空调直吹，勿食辛辣刺激之物，勿饮冷饮。

5. 便秘推拿治疗间隔与疗程　每日 2 次，2 周为 1 个疗程。持续 2 个疗程的治疗，各疗程间隔 2 天。

六、注意事项

（1）肿瘤或感染患者、女性经期腰腹部慎用，妊娠期腰腹部禁用。

（2）操作前应修剪指甲，以防损伤受术者皮肤。

（3）操作时用力要适度。

（4）操作过程中，注意保暖，保护受术者隐私。

（5）使用叩击法时，有严重心血管疾病禁用，冠状动脉搭桥术患者慎用。

（6）推拿时间一般宜在饭后 1～2 小时进行。每个穴位施术 1～2 分钟，以局部穴位透热为度。

患者，女，59岁，主因排便不畅在我院肛肠科门诊接受治疗。患者自诉排便不通畅两年余，有排不尽感，3～4日一行，质偏黏，状如羊屎，努挣则出，便后乏力，矢气多。

【查体】 舌质红，苔黄腻，脉细。

【既往史】 体健。

【辅助检查】 肠镜结果显示肠腔内大量积气，无器质性病变。

【中医诊断】 功能性便秘（胃肠湿热型）。

【西医诊断】 便秘。

【治则治法】 和肠通便、清热降浊。

【中医护理技术】 便秘推拿治疗。

1. 操作部位 患者腹部及背部。

2. 操作穴位 天枢穴、气海穴、关元穴、鸠尾穴、中脘穴、神阙穴、大横穴、腹结穴。

3. 操作手法 摩法、一指禅推法、推法、揉法。

4. 操作步骤

（1）患者取仰卧位，袒露腹部，将凡士林润滑剂均匀涂抹于患者腹部推拿部位，全掌顺时针八卦式摩全腹3分钟，使患者感觉微微发热，达到促进气血运行的作用。

（2）以一指禅推法自中脘穴开始沿脐周移至天枢、气海、关元，以出现酸、麻、胀、痛等得气后继续按压1～2分钟。

（3）用双手拇指指腹对置按在鸠尾穴处，余指虚附两侧，两指同时向外侧分推，由上而下，分腹阴阳，以清热降浊。

（4）操作者用双手相叠，全掌按小肠—升结肠—横结肠—降结肠顺时针走向用推法按摩全腹3分钟，每分钟20～30次。使局部有明显温热感，至深部透热为宜。

（5）揉脐 使用掌根按揉患者的神阙穴，时间为3～5分钟。在推拿过程中注意观察患者的反应，根据情况调整推拿力度的大小。

（6）疗程　每日2次，2周为1个疗程，共2个疗程。

【健康宣教】

1.**饮食护理**　增加纤维素和水分的摄入，指导患者每天摄入膳食纤维25～35g，饮水1.5～2.0L，适量补充蜂蜜水。避免食用油腻食物，多食用新鲜蔬菜、水果，清淡饮食，忌食产气食品如豆类、牛奶，忌食生冷、辛辣、刺激性食物。

2.**运动护理**　适当运动，可以慢走、练习八段锦。指导患者行功能锻炼提肛功能。

3.**建立良好的排便习惯**　晨起或餐后2小时内尝试排便，排便时集中注意力。

4.**心理护理**　护理人员与患者沟通交流，做好解释和宣教工作，指导患者保持心情舒畅，避免不良情绪的刺激。

5.**生活起居护理**　保持室内空气新鲜，环境整洁，光线柔和，避免噪声。保证足够的休息和睡眠，避免劳累。穿柔软内裤，避免刺激肛周皮肤，引起痔疮。

【效果评价】根据《中医症候评定标准》中关于便秘的疗效评定：包括排便难易程度、便质及排便间隔时间，分别于治疗前、治疗后1～4周各评价1次。经过2个疗程治疗后，患者便秘症状得以痊愈（表5-2）。

表5-2　效果评价

症状	治疗前	治疗后1周	治疗后2周	治疗后3周	治疗后4周
排便难易程度	6	4	2	2	0
排便间隔时间	4	2	2	2	0
便质	4	2	2	0	0

【体会】

便秘是指大便秘结不通，排便间隔时间延长，或虽有便意但粪便干燥、艰涩难解的一种病症。诱因是生活习惯不佳、胃肠道疾病、社会因素和饮食不节等。便秘的发生率较高，病因是低膳食纤维、高蛋白质与运动不足、或老年性患者气血亏虚导致。临床多通过西药治疗改善症状，虽可调节胃肠道功能，缓解便秘，但根治性差，远期疗效不佳。与肺、脾、肝、肾等脏器均有关系。《素问》曰"大肠者，传导之官，变化出焉""脾胃、大肠、小肠、三焦、膀胱者，仓廪之本，营之居也，名曰器，能化糟粕，转味而入出者也。"指出饮食经脾胃运化后由大肠传导排出而为大便。若五脏六腑功能正常，则大便排泄通畅；若各种原因导致脏腑功能失调，大肠传导失常，或燥热内结不通，或气滞郁积不行，或气虚传送无力，或血虚肠燥干涩，或寒邪侵袭，阴寒凝结而发生大便秘结，排便不畅，基本病机属大肠传导失常，同时与肺、脾、肝、肾的关系甚为密切。

推拿是以适当手部力量施力于机体表面穴位，整合机体内脏和器官的特定生物信息，改善机体功能，推拿适合胃肠湿热、气机郁滞、气血亏虚等便秘证型。胃肠湿热型便秘的病机是胃肠积滞，可通过中医疗法进行治疗。推拿是中医特色疗法，其手法多样，治疗目的与原则有所差异。运用推拿疗法，点按腧穴，可辅助气血运行，调畅气机，提高机体对各种刺激的敏感性，兼有补益脾胃益气生血之功。便秘的常见推拿手法为泻热导泻，主选清大肠手法，其治疗作用是调理肠道，导泻、利湿与清热，可加快气血运行，促进新陈代谢，进而调节脏腑功能。摩腹的治疗作用是促进胃肠蠕动，以顺时针方向按摩可促进食物下行，改善消化功能。揉天枢的治疗作用是理气消滞与疏调大肠。揉鸠尾的治疗作用是运行气血，清理脏腑郁热。诸穴合用可发挥泻热导泻和调理肠道等功效。推拿治疗便秘的作用机制是调整肠道功能，进而使便秘自愈，多种手法联合使用可尽快消除症状体征，减轻治疗痛苦，实现标本兼治的效用。此外，推拿治疗可利用手法刺激调整脏腑的气血运行功能，起到调畅气机、疏通经络和排出瘀滞等功效。推拿治疗后，胃肠功能可得到改善，对脏腑与胃肠共具有整体调理作用，可加快病情转归。综上所述，便秘推拿技术是一项绿色、简便、疗效好的中医护理技术，既避免了因为长期服用通便药而导致的大肠黑变，又减轻了肝脏、肾脏的负担、提升患者满意度及中医操作覆盖率。

参考文献

［1］李华东. 古代推拿文献研究［D］. 济南：山东中医药大学，2006，4：22-23.

［2］王先滨. 中国古代推拿按摩史研究［D］. 哈尔滨：黑龙江中医药大学，2009.

［3］中华中医药学会脾胃病分会. 便秘中医诊疗专家共识意见（2017）［J］. 中医杂志，2017，58（15）：1345-1349.

［4］李洁新，张蕾. 针灸推拿治疗老年性便秘37例临床观察［J］. 北京中医药，2008，（2）：125-126.

［5］李华南，张玮，赵娜，等. 腹部推拿治疗内科疾病作用机制的中西医研究进展［J］. 时珍国医药，2017，28（3）：676-678.

便秘推拿技术操作流程图

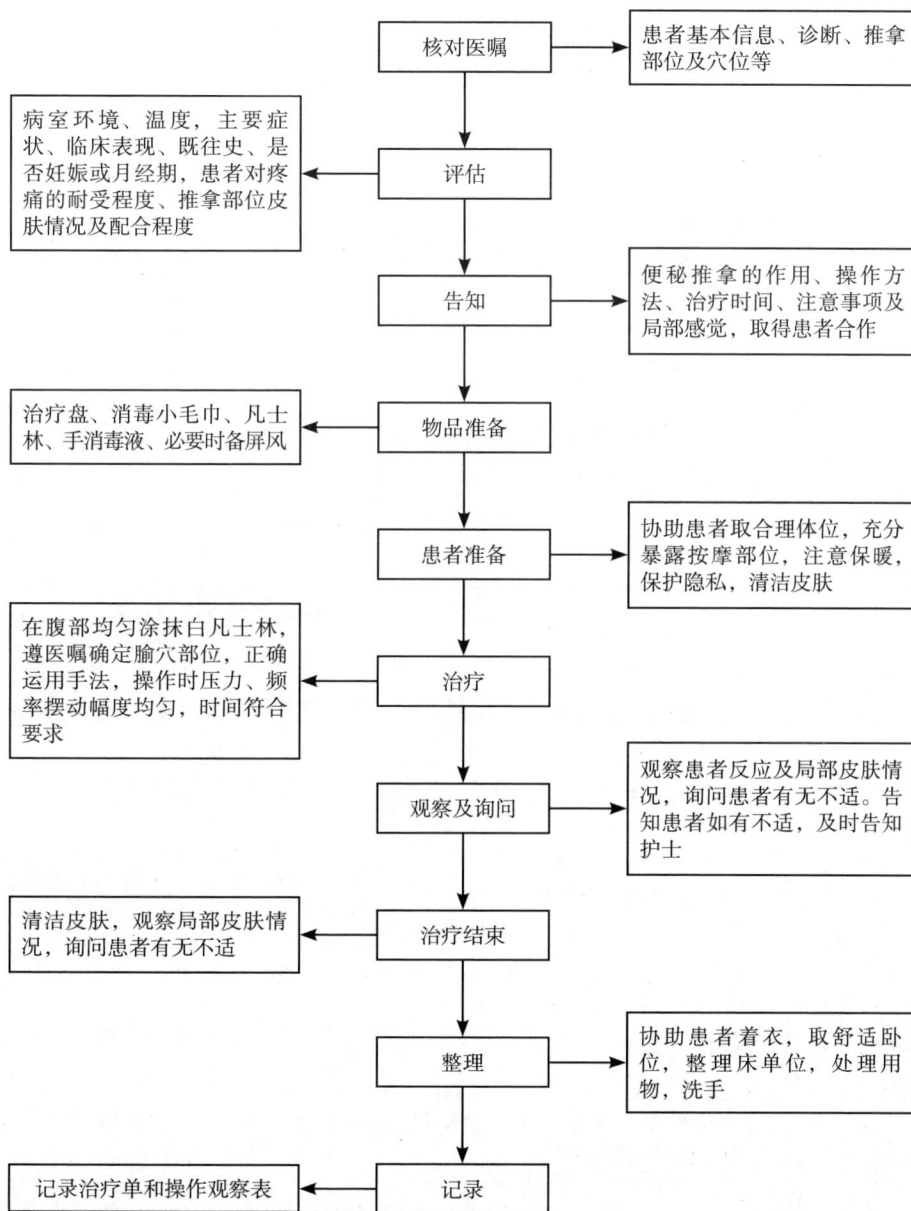

```
                    核对医嘱  ────────▶  患者基本信息、诊断、推拿
                       │                部位及穴位等
                       ▼
病室环境、温度，主要症              评估
状、临床表现、既往史、是  ◀────────
否妊娠或月经期，患者对疼
痛的耐受程度、推拿部位皮
肤情况及配合程度               │
                       ▼
                       告知  ────────▶  便秘推拿的作用、操作方
                       │                法、治疗时间、注意事项及
                       │                局部感觉，取得患者合作
                       ▼
治疗盘、消毒小毛巾、凡士            物品准备
林、手消毒液、必要时备屏风  ◀────────
                       │
                       ▼
                     患者准备  ────────▶  协助患者取合理体位，充分
                       │                暴露按摩部位，注意保暖，
                       │                保护隐私，清洁皮肤
                       ▼
在腹部均匀涂抹白凡士林，            治疗
遵医嘱确定腧穴部位，正确  ◀────────
运用手法，操作时压力、频
率摆动幅度均匀，时间符合
要求                      │
                       ▼
                    观察及询问  ────────▶  观察患者反应及局部皮肤情
                       │                况，询问患者有无不适。告
                       │                知患者如有不适，及时告知
                       ▼                护士
清洁皮肤，观察局部皮肤情            治疗结束
况，询问患者有无不适     ◀────────
                       │
                       ▼
                       整理  ────────▶  协助患者着衣，取舒适卧
                       │                位，整理床单位，处理用
                       │                物，洗手
                       ▼
记录治疗单和操作观察表  ◀────────  记录
```

便秘推拿技术操作考核评分标准

项目	分值	技术操作要求	评分说明
仪表	2	仪表端庄、戴表	一项未完成扣1分，最高扣2分
核对	2	核对医嘱	未核对扣2分，内容不全面扣1分，最高扣2分
评估	5	病室环境、温度，主要症状、临床表现、既往史、是否妊娠或月经期	一项未完成扣1分，最高扣5分
	3	患者对疼痛的耐受程度、推拿部位皮肤情况及配合程度	一项未完成扣1分，最高扣3分
告知	5	便秘推拿的作用、操作方法、治疗时间、注意事项及局部感觉	一项未完成扣1分，最高扣5分
用物准备	2	洗手，戴口罩	未洗手扣1分，未戴口罩扣1分，最高扣2分
	4	备齐并检查用物	未备齐用物扣2分，未检查扣2分，最高扣4分
环境与患者准备	3	病室整洁，光线明亮，温度适宜	未准备环境扣3分，准备不充分扣1分，最高扣3分
	2	操作者：修剪指甲，避免损伤患者皮肤	未剪指甲扣2分
	5	协助患者取合理体位，暴露操作部位，注意保暖，保护隐私，清洁皮肤	未进行体位摆放扣1分，未充分暴露操作部位扣1分，未保暖扣1分，未保护患者隐私扣1分，未清洁皮肤扣1分，最高扣5分
操作过程	2	核对医嘱	未核对扣2分，内容不全面扣1分，最高扣2分
	5	穴位按摩：在腹部均匀涂抹凡士林，确定腧穴部位	未涂凡士林扣2分，选取穴位错误扣3分，最高扣5分
	14	推拿：正确运用手法，推拿时压力、频率摆动幅度均匀，时间符合要求	推拿手法错误扣6分，按揉力度不均匀扣3分，频率不符合要求扣3分，时间不符合要求扣2分，最高扣14分

项目	分值	技术操作要求	评分说明
操作过程	6	观察患者反应及局部皮肤情况，询问患者有无不适	未观察扣 2 分 / 项，未询问患者感受扣 2 分，最高扣 6 分
	4	告知相关注意事项	未告知扣 4 分，告知不全扣 2 分，最高扣 4 分
	6	治疗结束：清洁皮肤，观察局部皮肤情况，询问有无不适	未清洁皮肤扣 2 分，未观察扣 2 分，未询问患者感受扣 2 分，最高扣 6 分
	4	协助患者着衣，取舒适卧位，整理床单位	未协助患者着衣扣 1 分，未安置体位扣 2 分，未整理床单位扣 1 分，最高扣 4 分
	4	洗手，再次核对医嘱	未洗手扣 2 分，未核对扣 2 分，最高扣 4 分
操作后处置	2	用物按《医疗机构消毒技术规范》处理	处置方法不正确扣 1 分 / 项，最高扣 2 分
	2	洗手	未洗手扣 2 分
	2	记录	记录不全面扣 1 分，未记录扣 2 分，最高扣 2 分
评价	6	流程合理、技术熟练，局部皮肤无损伤，询问患者感受	一项不合格扣 2 分，出现皮肤损伤扣 6 分，最高扣 6 分
理论提问	5	便秘推拿的适应证	回答不全面扣 3 分，未答出扣 5 分
	5	便秘推拿的注意事项	回答不全面扣 3 分，未答出扣 5 分
得分			

主考老师签名： 考核日期： 年 月 日

针刺类技术

第一节　穴位注射技术

　　穴位注射技术又称水针疗法，是针刺法与肌内注射法相结合的一种操作方法。此疗法根据辩证的不同，选择相应穴位，将一定剂量的药液注入穴位中，利用针刺的刺激作用和药物的药理作用对穴位渗透刺激，发挥综合效应，具有改善局部血运、利于组织修复的作用，以达到防病治病的目的。

一、历史沿革

中医古籍

　　穴位注射疗法属于新针疗法之一，创立于 20 世纪 50 年代初期。此时期，西医的肌内注射普遍应用于各科临床，尤其是封闭疗法，被广泛应用于许多疼痛性病证。疼痛性病证在针灸科较为常见，为了达到更佳的治疗效果，临床中发现将常用于肌内注射的神经阻滞药物，以注射的手法注入穴位，在针刺穴位和药物的双重作用下，止痛疗效更为显著，即"穴位封闭"。由此可见，这种中西医结合的治疗方法其疗效远远高于单一的肌内注射、痛点封闭和针刺疗法，继而由单纯的穴位封闭止痛发展为穴位注射广泛治疗各科病证。

20世纪60年代，穴位注射疗法的治疗范围扩大到内、外、妇、儿各科，注射的部位也由单纯的局部反应点或阿是穴，发展到从中医的整体观念出发，运用经络学说等中医理论来指导临床取穴。

20世纪70年代，穴位注射疗法被称为"水针疗法"，后因应用广泛，进一步规范操作方法，规范命名为"穴位注射疗法"。可以说，穴位注射疗法历经了肌内注射、封闭疗法、穴位封闭、穴位注射4个阶段。随着穴位注射疗法的不断成熟和发展，注射部位、注射用药和治疗范围均在不断扩大。部位由阿是穴、十四经络等常规腧穴发展到诸多的经外奇穴、头穴、耳穴、第2掌骨侧等；所用药物由起初的封闭用神经阻滞药（如普鲁卡因、泼尼松等）扩展为各种中草药制剂和一系列维生素、抗生素针剂，进而又发展为穴位注入空气、氧气、血液、蜂毒和植物油等。20世纪70年代，穴位注射疗法的适应病证就已经达到100多种，涉及内、儿、妇、外、皮肤、骨伤、五官各科。而今，穴位注射疗法的适应证已超过200余种，其中疗效较好的有100多种，尤其对各种疼痛性病证、肢体瘫痪及肌肉萎缩的病证、部分内脏病、神经功能障碍性疾病疗效独特。

20世纪80年代后，中医学术交流更加活跃，穴位注射疗法又有了新的发展和提高，成为中医经穴疗法中的一个重要组成部分。

近几十年来，人们在用针灸治疗疾病的同时观察到某些穴位注射药物可取得比一般肌内注射更好的治疗效果。穴位注射疗法的疗效作用包含两个方面：一是经络穴位局部刺激作用，即针具对经穴组织的机械

现代医家

现代医家

性刺激以及药液注入穴位后，因占有一定空间对周围组织产生压力从而刺激局部感受器产生酸、麻、胀等"针感"样作用；二是药物固有的生物效应，也就是药物特有的治疗作用。穴位注射疗法是按照穴位主治功能和药物的药理作用，利用针刺、药物、穴位等协同作用治疗疾病的方法。它是现代西医的注射药物与传统中医经穴理论相结合的一种全新疗法。穴位注射疗法将中、西医的优点整合，将理、法、方、药结合起来，与时俱进，不断创新，才能更好地服务于临床。

二、技术原理

1.针刺作用 改善循环，调节神经体液及免疫功能、具有明显镇痛效应。

2.穴位作用 具有局部调节、全身调节和特异性作用。

3.药物作用 具有该药物本身的药理作用。

三、适应证与禁忌证

1.适应证

（1）头痛、心痛、胃痛、关节痛、腰腿痛等。

（2）咳嗽、支气管哮喘、腹泻、脑血管意外后遗症等。

（3）高热、小儿麻痹后遗症、慢性鼻炎、斑秃、子宫脱垂、中风后遗症等。

2.禁忌证

（1）有出血倾向及高度水肿者。

（2）皮肤有感染、瘢痕或有肿瘤的部位，孕妇的下腹部、腰骶部等。

（3）疲乏、饥饿或精神高度紧张者。

四、操作步骤与要求

1. 施术前准备

（1）用物准备　治疗盘、药物、一次性无菌注射器、皮肤消毒液、75%酒精、无菌干棉签、砂轮、利器盒、手消毒液，必要时备屏风（图6-1）。

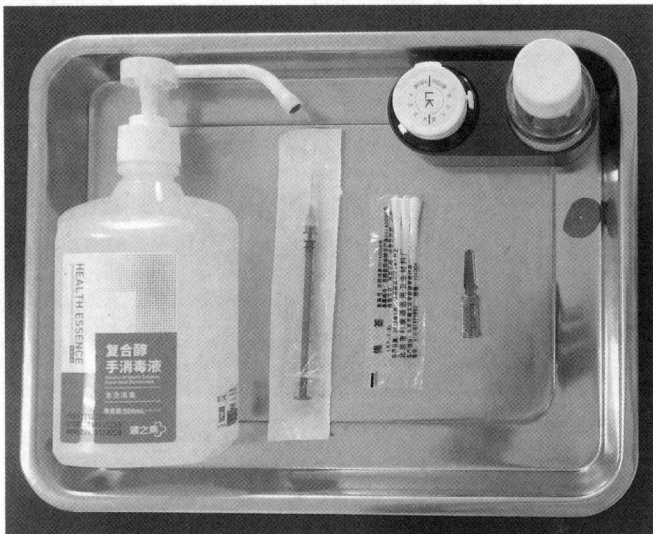

图6-1　穴位注射技术的用物准备

（2）操作部位选取与准备　应根据病症选取治疗部位。

（3）受术者体位准备　坐位、屈膝卧位或根据实际情况，选择受术者舒适，施术者便于操作的治疗体位。

（4）操作环境准备　环境整洁，室内温湿度适宜。

2. 注射角度与深度　根据穴位所在部位与病变的不同要求，决定针刺角度及深度。同一穴位可从不同的角度刺入，也可按病情需要决定注射深浅度，如三叉神经痛于面部有触痛点，可在皮内注射成一"皮丘"；腰肌劳损多在深部，注射时宜适当深刺等。

3. 操作步骤

（1）体位　根据病情选择注射部位，协助受术者取舒适体位，暴露注射部位，注意保暖和遮挡。

（2）定位　根据病情或遵医嘱明确注射部位，并正确选取穴位。

（3）注射　按操作规程抽吸药液，对受术者注射部位消毒。再次核对后，排出气体，绷紧皮肤，迅速将注射针头刺入所选穴位或阳性反应点，注射手法上下提插，针下得气后回抽，若无回血，即可将药液注入（图6-2）。

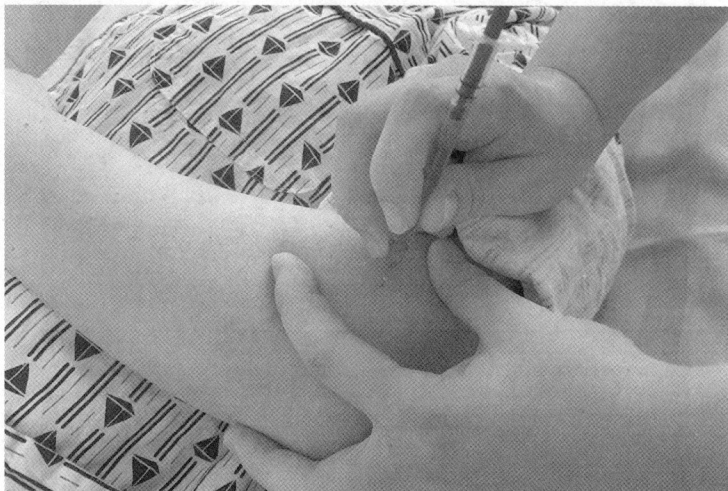

图6-2　注射

（4）观察　在操程中询问受术者有无不适，观察受术者有无晕针等异常情况，若出现意外，应紧急处理。

（5）拔针　药液注射完，快速拔针，用棉签轻按针孔，以防出血，再次核对。

4.施术后处理

（1）询问受术者有无不适，观察受术者有无晕针等异常情况，若出现意外，应紧急处理。

（2）施术后协助受术者采取舒适体位并保暖。

5.穴位注射治疗间隔与疗程　每日或隔日注射1次，穴位可左右交替使用。疗程根据病情确定，一般10次为1个疗程，疗程之间宜间隔5～7天。

五、注意事项

（1）严格执行三查七对及无菌操作规程，防止感染。

（2）注意药物的性能、药理作用、剂量、配伍禁忌、不良反应，以及药物使用期限、有无沉淀变质等情况。如已过期或变质，则停止使用。凡能引起过敏的药物，如盐酸普鲁卡因等，必须先做皮试，阳性者不可应用。不良反应较严重的药物，不宜采用；刺激性较强的药物，应谨慎使用。

（3）选穴宜少而精，一般以 1 ～ 2 个穴位为宜，最多不超过 4 个穴。宜选择肌肉丰厚的穴位或阿是穴，同一穴位不宜连续使用。

（4）注药前应回抽，以免药液注入血管内。

（5）主要神经干通过的部位做穴位注射时，应注意避免针尖触及神经干，如受术者有触电感应立即退针，改变深度和部位，然后再注入药液，以免损伤神经干。

（6）胸背、腹部做穴位注射时不宜刺入过深，以免伤及内脏。在脊柱胸椎段两侧进行穴位注射时，针尖可斜向脊柱，避免直刺，造成气胸。

（7）一般疾病用中等速度推入药液；慢性病体弱者用轻刺激，将药液缓慢轻轻推入；急性病体强者可用强刺激，快速将药液推入。如需注入较多药液时，可将注射针由深部逐步提出到浅层，边退边推药，或将注射针更换几个方向注射药液。

（8）年老体弱者，注射部位不宜过多，且药量应酌情减少，以免晕针；孕妇禁用于腹部、腰骶部及合谷、三阴交等穴位注射，以免引起流产或早产。

举验例案

患者，男，65 岁，因全身多部位皮疹伴瘙痒 3 个月，加重半个月，为求进一步系统治疗收入我科。

【查体】舌质红，苔薄黄，脉弦滑。

【既往史】体健。

【中医诊断】湿疮（脾虚湿热症）。

【西医诊断】泛发性湿疹。

【治则治法】清热凉血，利湿抗过敏，止痒。

【中医护理技术】穴位注射。

1. 操作穴位　足三里。

2. 操作步骤

（1）患者屈膝仰卧位，暴露足三里位置，指导患者尽量放松，并保持房间温度适宜。根据病情取足三里穴位，常规消毒局部皮肤，排出气体，绷紧皮肤，迅速将注射针头刺入所选穴位或阳性反应点，注射手法上下提插，针下得气后回抽，若无回血，即可将药液注入。

（2）疗程　隔日1次，10次为1个疗程，共1个疗程。

【健康宣教】

1. 饮食护理　避免进食易致敏和有刺激性的食物，如鱼、虾、浓茶、咖啡、酒类等。

2. 情志护理　鼓励家属多与患者进行沟通，给予患者心理上的支持，保持心情舒畅，使肝气条达，避免精神过度紧张。

3. 生活起居护理　指导患者穿通气性好、柔软宽松的棉质类内衣内裤，禁穿尼龙、绢丝及化纤制品的内衣。指导患者日常生活保持皮肤滋润，冬季少沐浴，勿用热水过度烫洗，不用肥皂或沐浴露。

4. 养成好习惯　瘙痒时应避免搔抓、搓擦，应指导患者剪短指甲，以免抓破皮肤，必要时戴手套或纱布裹手。

【效果评价】

治疗后患者全身皮疹减退，抓痕及色素沉着有所减轻，瘙痒程度由原来的重度瘙痒（8分）降至轻度瘙痒（3分）。心理焦虑程度由原来的中度焦虑（68分）转为轻度焦虑（52分）。治疗前后效果显著。

【体会】

穴位封闭注射疗法通过穴位局部刺激产生持久的"酸、胀、麻、痛"等感觉，通过经络系统产生调和阴阳、扶正祛邪、疏通经络等一系列效果。湿疹是一种常见的过敏性炎症性皮肤病，治疗本病的关键是提高免疫功能和控制炎症。

穴位刺激可激发和调节机体的免疫功能及拮抗组胺等活性物质，使患者的细胞免疫功能有所提高，抑制变态反应，使毛细血管扩张，改善微循环，具有调节机体免疫和消炎作用，对于皮肤瘙痒症患者，穴位注射的应用取得了满意的效果，减轻了患者的痛苦。

参考文献

[1]陈佳娟，李剑勇，杨亚军，等．穴位注射的研究进展［J］．湖北农业科学，2009，48（12）：3180-3184.

[2]黄素毅．护理干预对湿疹患者瘙痒程度的影响［J］．医学信息，2014（27）：365-366.

[3]陈幼楠，郭长青，刘清国.《针灸技术操作规范第6部分：穴位注射》研制及应用的若干问题探讨［J］．中国针灸，2009，29（7）：581-584.

[4]赵兴梅，陈华德．穴位注射的临床应用及其作用机理［J］．光明中医，2014（10）：2242-2244.

[5]程娜，刘林．穴位注射治疗皮肤瘙痒症效果分析［J］．皮肤病与性病，2021，43（2）：311-312.

[6]王全权，陈海林．穴位注射治疗慢性湿疹45例［J］．陕西中医，2003，24（1）：69.

穴位注射技术操作流程图

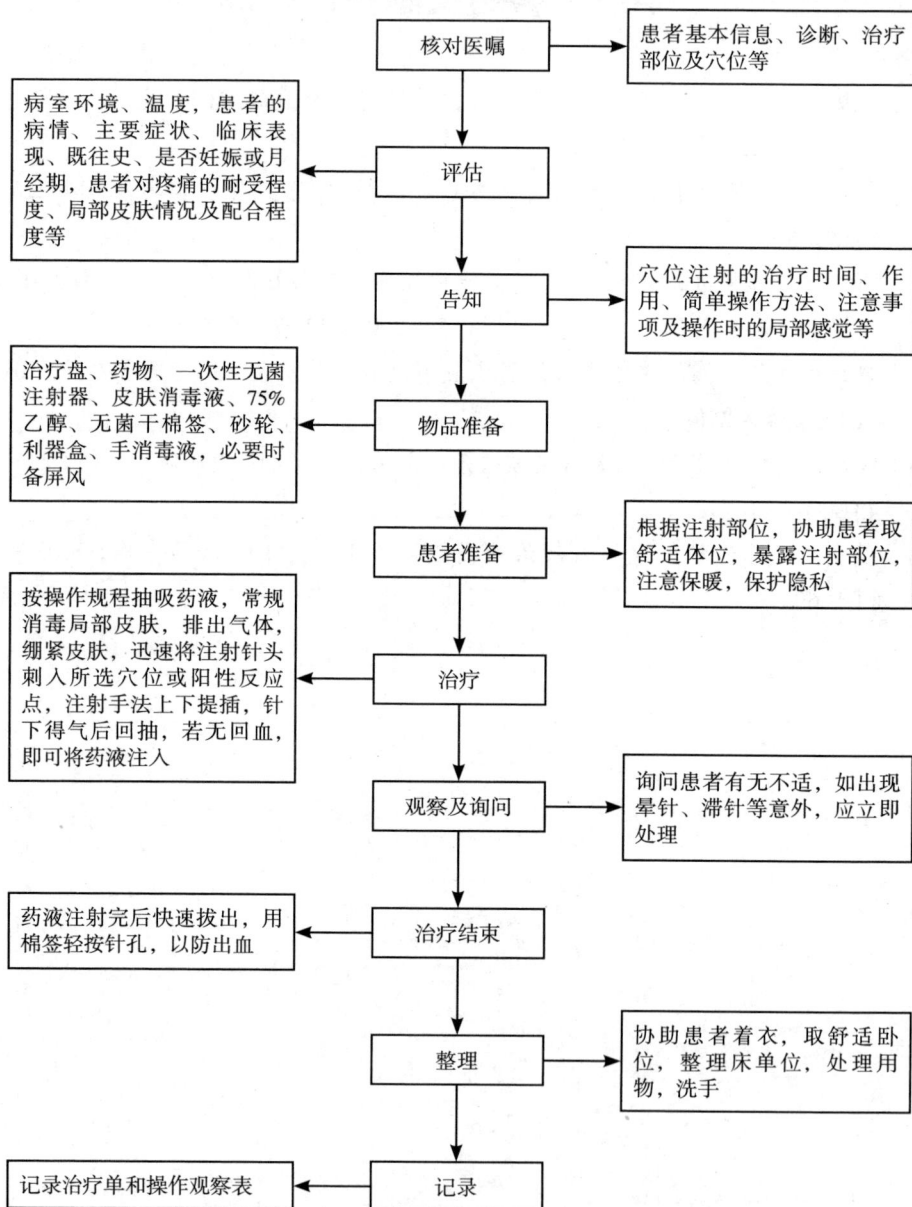

核对医嘱 → 患者基本信息、诊断、治疗部位及穴位等

评估 ← 病室环境、温度，患者的病情、主要症状、临床表现、既往史、是否妊娠或月经期，患者对疼痛的耐受程度、局部皮肤情况及配合程度等

告知 → 穴位注射的治疗时间、作用、简单操作方法、注意事项及操作时的局部感觉等

物品准备 ← 治疗盘、药物、一次性无菌注射器、皮肤消毒液、75%乙醇、无菌干棉签、砂轮、利器盒、手消毒液，必要时备屏风

患者准备 → 根据注射部位，协助患者取舒适体位，暴露注射部位，注意保暖，保护隐私

治疗 ← 按操作规程抽吸药液，常规消毒局部皮肤，排出气体，绷紧皮肤，迅速将注射针头刺入所选穴位或阳性反应点，注射手法上下提插，针下得气后回抽，若无回血，即可将药液注入

观察及询问 → 询问患者有无不适，如出现晕针、滞针等意外，应立即处理

治疗结束 ← 药液注射完后快速拔出，用棉签轻按针孔，以防出血

整理 → 协助患者着衣，取舒适卧位，整理床单位，处理用物，洗手

记录 ← 记录治疗单和操作观察表

穴位注射技术操作考核评分标准

项目	分值	技术操作要求	评分说明
仪表	2	仪表端庄、戴表	一项未完成扣1分，最高扣2分
核对	2	核对医嘱	未核对扣2分，内容不全面扣1分，最高扣2分
评估	5	病室环境、温度，患者的病情、主要症状、临床表现、既往史、是否妊娠或月经期	一项未完成扣1分，最高扣5分
	3	患者对疼痛的耐受程度、局部皮肤情况及配合程度	一项未完成扣1分，最高扣3分
告知	5	穴位注射的治疗时间、作用、简单操作方法、注意事项及操作时的局部感觉等	一项未完成扣1分，最高扣5分
用物准备	2	洗手，戴口罩	未洗手扣1分，未戴口罩扣1分，最高扣2分
	4	备齐并检查用物	未备齐用物扣2分，未检查扣2分，最高扣4分
环境与患者准备	3	病室整洁，光线明亮，温度适宜	未准备环境扣3分，准备不充分扣1分，最高扣3分
	4	根据注射部位，协助患者取舒适体位，暴露注射部位，注意保暖，保护隐私	未进行体位摆放扣1分，未充分暴露注射部位扣1分，未保暖扣1分，未保护患者隐私扣1分，最高扣4分
操作过程	2	核对医嘱	未核对扣2分，内容不全面扣1分，最高扣2分
	2	抽吸药液，排气	动作不规范扣1分，未排气扣1分，最高扣2分
	4	取穴，询问患者感受	取穴不正确扣2分，未询问患者感受扣2分，最高扣4分
	4	皮肤消毒剂沿注射部位由内向外消毒，范围＞5cm	消毒方法不正确扣2分，消毒范围不规范扣2分，最高扣4分
	4	再次核对医嘱，排气	未核对扣2分，未排气扣2分，最高扣4分

中医传承 中医特色护理技术

项目	分值	技术操作要求	评分说明
操作过程	12	穴位注射：绷紧皮肤，迅速将注射针头刺入所选穴位或阳性反应点，注射手法上下提插，针下得气后回抽，若无回血，即可缓慢将药液注入	未绷紧皮肤扣2分，未对准穴位扣2分，注射方法不正确扣4分，未抽回血扣2分，注入药液速度不规范扣2分，最高扣12分
	6	注射过程应观察是否有晕针、滞针等异常情况，询问患者有无不适	未观察扣4分，未询问患者感受扣2分，最高扣6分
	2	药液注射完后快速拔出，用棉签轻按针孔，以防出血	未按要求按压扣2分，最高扣2分
	4	观察注射部位局部皮肤情况，询问有无不适	未观察皮肤情况扣2分，未询问患者感受扣2分，最高扣4分
	4	协助患者着衣，取舒适体位，整理床单位	未安置体位扣2分，未整理床单位扣2分，最高扣4分
	4	洗手，再次核对医嘱	未洗手扣2分，未核对扣2分，最高扣4分
操作后处置	2	用物按《医疗机构消毒技术规范》处理	处置方法不正确扣1分/项，最高扣2分
	2	洗手	未洗手扣2分
	2	记录	记录不全面扣1分，未记录扣2分，最高扣2分
评价	6	无菌观念、流程合理、技术熟练，询问患者感受	一项不合格扣2分，最高扣6分
理论提问	5	穴位注射的适应证	回答不全面扣3分，未答出扣5分
	5	穴位注射的注意事项	回答不全面扣3分，未答出扣5分
得分			

主考老师签名：　　　　　　　　　　　　考核日期：　　年　　月　　日

第二节　皮肤针技术

皮肤针技术是运用皮肤针叩刺人体体表一定部位或穴位，激发经络功能，调整脏腑气血，以达到防治疾病目的的一种操作技术。

一、历史沿革

皮肤针疗法历史悠久，源远流长，是在古代刺法"扬刺""半刺""毛刺"的基础上发展而来的。皮肤针属于民间疗法，是我国历代劳动人民在长期同疾病的斗争之中发现、发展并逐渐完善起来的。

皮肤针为丛针浅刺法，是以多支短针浅刺人体一定部位腧穴的一种针刺方法。《灵枢·官针》记载："毛刺者，刺浮痹皮肤也。"即毛刺法是一种浅刺皮肤治疗浮表痹证的方法。另有阐述："扬刺者，正内一，傍内四，而浮之，以治寒气之博大者也。"此句话的意思是在穴位正中先刺一针，然后在上下左右各浅刺一针，刺的部位较为分散，称为扬刺。还有记载如："半刺者，浅内而疾发针，无针伤肉，如拔毛状。"说明半刺是一种作用部位浅、快出快进、不伤及深层肌肉组织的浅刺针法，可通行皮部气血。由上述可知，其描述的是一种不同于毫针刺法，作用部位表浅而范围较广，留针时间极短的浅刺针法。现代广为应用的，包括梅花针在内的皮肤针法即古代"毛刺""扬刺""半刺"等刺法的发展。明代医家陈实功《外科正宗》有"箸针"一说，是将数枚针束于竹筷上进行刺血的针具，作用形式与梅花针相似，故有医家推测现在的梅花针可能脱胎于箸针。

现代医家　　　有记载的现代梅花针源于20世纪初期的"孙氏梅花针"，即现今的七星针。孙惠卿观察到民间刮痧疗法用铜钱来刮患者肩背肢体，刮过之后皮肤发红发紫。也有人在疟疾患者寒战发热发作时，将其绑在树上用柳条抽打，患者由于疼痛而全身汗出，病痛随之缓解。受这些民间疗法的启发，孙惠卿认识到"疼痛刺激"也是治疗疾病的一种方法。梅花针早在两千多年前成书的经典著作《内经》里就有记载，而且内容丰富。《内经》的记载是民间运用梅花针治病的经验总结，为梅花针疗法奠定了理论基础。

中华人民共和国成立后，梅花针疗法重获新生，散见于民间的梅花针疗法又受到医界同仁的重视。20世纪70年代初期，中国中医科学院广安门医院梅花针科把低压电流导入梅花针进行治疗，获得了满意的疗效，并称之为"电梅花针"，梅花针疗法得到了进一步的改进与提高，使之应用于临床治疗疾病之效果尤佳。

二、器具种类与特点

1. 集束七星针　针7支、直径0.4～0.6mm、长2cm的合金针，用银丝缠绕成束，安置在针头中，也可用绣花针绑成束夹的筷子上临时应用，针尖锐而无芒，针柄多为无弹性的硬质柄。由于7支针尖距离较近，不易刺入表皮损伤毛细血管，刺后针迹只留有一组充血的红点。

2. 散点七星针　将7支直径0.4～0.6mm、长5mm的针分别装入针头的针盘内，周围6支中间1支，针间距离为2mm左右，针锋锐利，针柄多为弹性柄，易于刺入皮肤刺破毛细血管，刺激后针迹处多有出血。

三、技术原理

皮肤针不仅有外治作用直接、直达病所的特点，其局部作用还可达到祛风散邪、通络活血、行痹止痛的疗效，同时又属于中医辨证论治治疗体系，因此还可以通过辨证选经、选穴并实施手法刺激，调理脏腑经气，调节阴阳平衡。

在使用中皮肤针的刺激强度是有选择的，可分为3种。①弱刺激：用较轻的腕力叩刺，局部皮肤略见潮红，患者稍有疼痛感觉。②中等刺激：叩刺的腕力介于弱、强刺激之间，局部皮肤明显潮红，微渗血，患者有疼痛感。③强刺激：用较重的腕力叩刺，局部皮肤明显潮红，可见出血，患者有明显疼痛感觉。

以腕力的轻重、局部皮肤表现以及患者的疼痛来衡量。由于患者的病情、病性以及患病部位等不同，施术者应首先进行辨证选穴，同时对患者治疗的施术方法和刺激强度也需要因病情和患者体质而异，如实证一般采用强刺激，虚证一般采用弱刺激，同时还要考虑患者的耐受力。

（四）适应证与禁忌证

1. 适应证　皮肤针作用极大造就了其适应证之广，凡一切慢性疾病，需要针治灸治之病症皆适用之。如内科疾病（感冒、咳嗽、头痛、失眠、高血压、冠心病、中风后遗症、慢性胃肠疾病、便秘等）、外科疾病（牛皮癣、斑秃等）、五官科疾病（急性扁桃体炎、视疲劳、近视、视神经萎缩等）、妇科疾病（月经不调、痛经等）、疼痛类疾病（腰痛、肌肉麻木等）。

2. 禁忌证
（1）急性传染性疾病患者。
（2）贫血、低血糖、有血液病或凝血功能障碍性疾病患者。
（3）有肝肾或心脏严重疾病患者。
（4）局部皮肤溃疡、破损处。
（5）孕妇、年老体弱者慎用。

（五）操作步骤与要求

1. 施术前准备

（1）用物准备　治疗盘、皮肤针、75% 乙醇、棉签、手消毒液、利器盒、污物桶，必要时备屏风、毛毯等（图 6-3）。

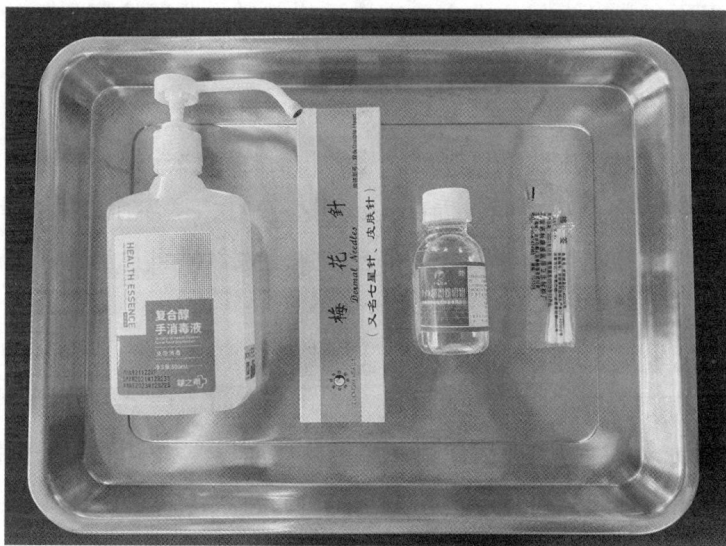

图 6-3　皮肤针技术的用物准备

（2）操作部位选取与准备　应根据病症选取适当的部位。

（3）受术者体位准备　应选择患者舒适、医者便于操作的治疗体位。

（4）操作环境准备　环境整洁，室温适宜。

2. 皮肤针操作方法

（1）持针姿势

1）软柄皮肤针　将针柄末端置于掌心，拇指居上，示指在下，其余手指呈握拳状握住针柄末端。

2）硬柄皮肤针　用拇指和中指夹持针柄两侧，示指置于针柄中段的上面，环指和小指将针柄末端固定于大小鱼际之间。

（2）叩刺方法

1）循经叩刺　是沿经脉循行路线进行叩刺选穴的一种方法。最常用的是项背腰骶部的督脉及足太阳膀胱经。

2）穴位叩刺　即在穴位处进行叩刺的一种选穴方法，较常用的穴位特定穴有背俞穴、募穴、郄穴、原穴、络穴、华佗夹脊穴等。

3）局部叩刺　即在患病局部进行叩刺的一种选穴方法，主要包括发病部位、压痛点、敏感点、感觉异常区域以及阳性反应物（通过触摸所发现的皮下结节状、条索状物）等。如扭伤局部、瘀血肿痛、顽癣、斑秃等，可在局部进行叩刺。

（3）刺激强度

1）弱刺激　用较轻的腕力叩刺，局部皮肤略见潮红，受术者稍有疼痛感觉。

2）中等刺激　叩刺的腕力介于弱、强刺激之间，局部皮肤明显潮红，微渗血，受术者有疼痛感。

3）强刺激　用较重的腕力叩刺，局部皮肤明显潮红，可见出血，受术者有明显疼痛感觉。

3. 操作步骤

（1）体位　根据病情选择叩刺部位，协助受术者取舒适体位，暴露叩刺部位，注意保暖和遮挡。

（2）定位　根据病情或遵医嘱明确叩刺部位，并正确取穴。

（3）叩刺　叩刺部位皮肤消毒。叩刺前检查针具，再次核对后，将针柄末端置于掌心，拇指居上，示指在下，其余手指呈握拳状握住针柄末端，针尖对准叩刺部位，使用手腕之力，将针尖均匀而有节奏地弹刺在皮肤上，每分钟 70 ~ 90 次。弹刺时落针要稳、准，针尖与皮肤呈垂直接触；提针要快，发出短促而清脆的"哒"声。根据受术者体质、年龄、病情、叩刺部位的不同，选择不同的刺激强度（图6-4）。

（4）观察　在叩刺过程中，注意观察受术者表情、皮肤情况，询问受术者有无不适。

4. 施术后处理　皮肤针叩刺容易形成皮损或伴有出血，故皮肤针叩刺后要进行必要的处理，防止出现感染。如没有出血，可以不做处理。叩刺后皮肤如有出血，须用消毒干棉球擦拭干净，保持清洁，以防感染。

5. 皮肤针治疗间隔与疗程　每周3次，3周为1个疗程，一般连续治疗2 ~ 3个疗程。

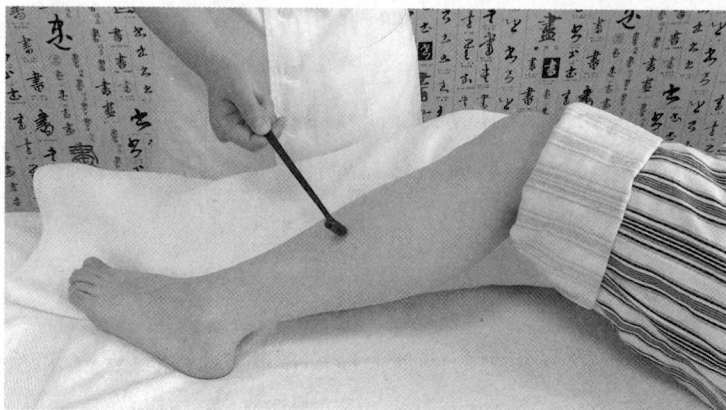

图 6-4　扣刺

（六）注意事项

（1）仔细检查针具，皮肤针针尖必须平齐、无钩，针柄与针头连接处牢固。

（2）严格遵循无菌操作原则，针刺部位及针具均应消毒。

（3）叩刺时针尖与皮肤应垂直，用力均匀，避免斜刺或钩，以减少受术者不适。

（4）叩刺局部皮肤，如有出血者，应进行清洁及消毒，必要时予以无菌纱布包扎，以防感染。

（5）循经叩刺时，每隔 1cm 左右叩刺一下，一般可循经叩刺 8～16 下。

（6）受术者采取卧位可预防晕针，如发生晕针现象，可以掐按内关、水沟等穴，并饮温开水或温糖水。

验案举例

患者，男，61 岁，主因右眼睑下垂伴眼球转动不利 2 周，以"右眼动眼神经麻痹"于 2021 年 5 月 21 日收入院。

【查体】舌淡红，苔薄白，脉细。

【既往史】体健。

【专科检查】右眼外斜视大于 45 度，向上、下、内转动受限。睑裂宽度 2mm，视力：右眼 0.2，左眼 0.6。

【中医诊断】目偏视（气滞血瘀证）。

【西医诊断】右眼动眼神经麻痹。

【治则治法】行气活血、化瘀通络。

【中医护理技术】皮肤针。

1. **操作部位** 右侧头面部。

2. **操作穴位** 右侧攒竹穴、丝竹空穴、四白穴，双侧风池穴。

3. **操作手法** 穴位叩刺、局部叩刺、循经叩刺。

4. **操作步骤**

（1）协助患者取舒适体位，充分暴露叩刺部位，局部皮肤消毒。叩刺前检查针具，针尖对准叩刺部位，使用手腕之力，将针尖均匀而有节奏地弹刺在皮肤上，每分钟 70～90 次。弹刺时落针要稳、准，针尖与皮肤呈垂直接触；提针要快，发出短促而清脆的"哒"声。在叩刺过程中，注意观察患者表情、皮肤情况，询问患者有无不适。

（2）疗程 每周 3 次，3 周为 1 个疗程，共 1 个疗程。

【健康宣教】

1. **饮食护理** 指导患者宜食活血行气的食物，如山楂、丝瓜、桃仁粥等，多食蔬菜补充维生素少食寒凉之品，以免加重气滞血瘀。

2. **情志护理** 鼓励家属多与患者进行沟通，给予患者心理上的支持，向患者适当讲解动眼神经麻痹发生的机制、治疗周期及治疗成功的经验，嘱患者保持情志平和，鼓励患者积极面对疾病。

3. **生活起居护理** 生活起居有节，注意用眼卫生，注意劳逸结合，教会患者眼球转动不灵活、头晕时可以自我按摩眼周，锻炼眼球的转动，尤其是要告知患者及家属，治疗期间患者日常生活都必须有人陪同协助，避免意外跌倒及不必要的损伤。

日常应注意避免外伤可能导致的颅脑损伤，预防感染性疾病等。若发现动脉瘤、糖尿病等原发性疾病，应积极治疗原发疾病，以减少动眼神经麻痹的发生。

【效果评价】

治疗后患者右眼外斜降低，睑裂宽度趋于正常，治疗前后效果显著（表6-1）。

表6-1 效果评价

量化评估项目	治疗第1天	治疗第2周	治疗第3周
外斜程度（度/°）	45	35	20
睑裂宽度视力（mm）	2	4	5

【体会】

皮肤针叩刺相应穴位及头部视区，可通过皮部经脉络脉来调节机体阴阳平衡，疏通经络，促进眼周的神经细胞兴奋，不仅能改善眼周围血循环，还能加强眼周肌肉收缩缓解神经麻痹症状，提高神经兴奋性，减轻患者神经系统损伤，使被抑制的眼外肌功能得到恢复。刺激动眼神经及其分支，刺激提上睑肌、内直肌、上直肌、下直肌及下斜肌的肌梭肌腱等组织，兴奋神经肌肉，促进神经功能的恢复。该方法简单安全易行，是治疗动眼神经麻痹安全有效的手段之一，在临床应用中具有广泛前景。

参考文献

[1] 李庆辉. 皮肤针在临床上的应用近况［J］. 江苏中医，1991（10）：38-40.

[2] 宋思源，王欣君，张建斌，等. 皮部特种针具的发展源流及作用机制［J］. 针刺研究，2019，44（7）：533-537.

[3] 王美玲，刘娟，太景伟，等. 梅花针的作用机理及临床应用进展［J］. 现代中医临床，2019，26（5）：61-65.

[4] 王华，吴绪平，黄伟. 国家标准《针灸技术操作规范 第7部分：皮肤针》解读［J］. 中国针灸，2011，31（7）：657-660.

[5] 王国栋. 承淡安针灸器具革新研究［D］. 南京：南京中医药大学，2020.

[6] 庄育泰. 梅花针联合穴位注射治疗斑秃的临床研究［D］. 广州：广州中医药大学，2015.

[7] 雷龙鸣. 应用皮部理论针灸治疗中风偏瘫的研究进展［J］. 亚太传统医药，

2007（11）: 27-30.

[8] 王锐卿，吕九亨，贾春生. 基于数据挖掘的皮肤针疗法临床应用病种规律和特点 [J]. 河北中医药学报，2020，35（3）: 25-29.

[9] 尚晓莉，王东雁，宋卫东，等. 针刺与电梅花针联用治疗脑卒中后动眼神经麻痹的临床观察 [J]. 中国中医药科技，2021，28（1）: 140-141.

[10] 韩雪燕，刘勇，薛剑. 眼针结合项针治疗中风后眼肌麻痹的临床研究 [J]. 中医药学报，2015，43（4）: 79.

[11] 刘杰. 针刺鱼腰、上睛明穴为主治疗动眼神经麻痹35例 [J]. 中国针灸，2015，35（2）: 184.

皮肤针技术操作流程图

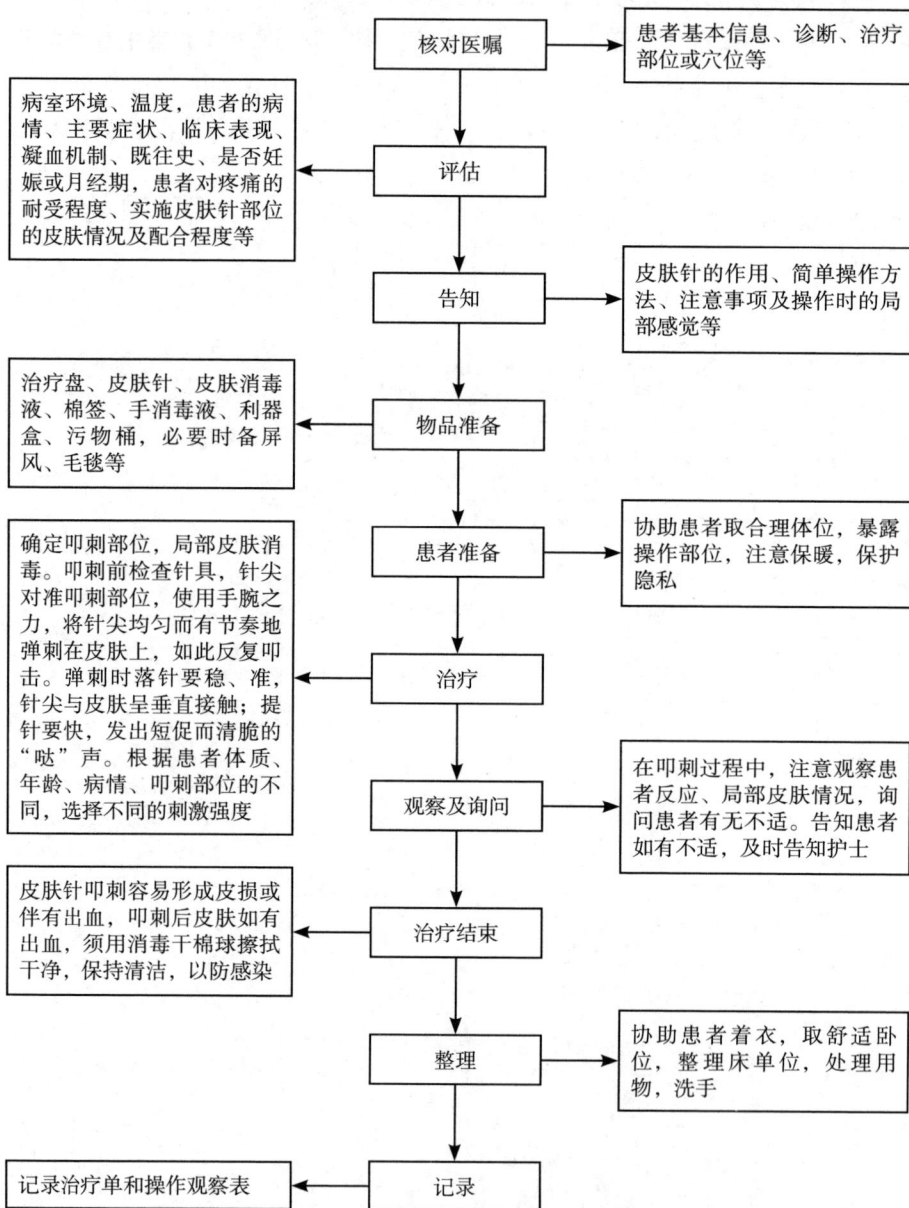

核对医嘱 → 患者基本信息、诊断、治疗部位或穴位等

病室环境、温度，患者的病情、主要症状、临床表现、凝血机制、既往史、是否妊娠或月经期，患者对疼痛的耐受程度、实施皮肤针部位的皮肤情况及配合程度等 ← **评估**

告知 → 皮肤针的作用、简单操作方法、注意事项及操作时的局部感觉等

治疗盘、皮肤针、皮肤消毒液、棉签、手消毒液、利器盒、污物桶，必要时备屏风、毛毯等 ← **物品准备**

患者准备 → 协助患者取合理体位，暴露操作部位，注意保暖，保护隐私

确定叩刺部位，局部皮肤消毒。叩刺前检查针具，针尖对准叩刺部位，使用手腕之力，将针尖均匀而有节奏地弹刺在皮肤上，如此反复叩击。弹刺时落针要稳、准，针尖与皮肤呈垂直接触；提针要快，发出短促而清脆的"哒"声。根据患者体质、年龄、病情、叩刺部位的不同，选择不同的刺激强度 ← **治疗**

观察及询问 → 在叩刺过程中，注意观察患者反应、局部皮肤情况，询问患者有无不适。告知患者如有不适，及时告知护士

皮肤针叩刺容易形成皮损或伴有出血，叩刺后皮肤如有出血，须用消毒干棉球擦拭干净，保持清洁，以防感染 ← **治疗结束**

整理 → 协助患者着衣，取舒适卧位，整理床单位，处理用物，洗手

记录治疗单和操作观察表 ← **记录**

皮肤针技术操作考核评分标准

项目	分值	技术操作要求	评分说明
仪表	2	仪表端庄、戴表	一项未完成扣1分，最高扣2分
核对	2	核对医嘱	未核对扣2分，内容不全面扣1分，最高扣2分
评估	5	病室环境、温度，患者的病情、主要症状、临床表现、凝血机制、既往史、是否妊娠或月经期	一项未完成扣1分，最高扣5分
	3	患者对疼痛的耐受程度、实施皮肤针部位的皮肤情况及配合程度	一项未完成扣1分，最高扣3分
告知	5	皮肤针的作用、简单操作方法、注意事项及操作时的局部感觉等	一项未完成扣1分，最高扣5分
用物准备	2	洗手，戴口罩	未洗手扣1分，未戴口罩扣1分，最高扣2分
	4	备齐并检查用物	未备齐用物扣2分，未检查扣2分，最高扣4分
环境与患者准备	3	病室整洁，光线明亮，温度适宜	未准备环境扣3分，准备不充分扣1分，最高扣3分
	4	协助患者取合理体位，暴露操作部位，注意保暖，保护隐私	未进行体位摆放扣1分，未充分暴露操作部位扣1分，未保暖扣1分，未保护患者隐私扣1分，最高扣4分
操作过程	2	核对医嘱	未核对扣2分，内容不全面扣1分，最高扣2分
	4	遵医嘱确定叩刺部位	叩刺部位选取不正确扣4分，最高扣4分
	4	皮肤消毒剂沿叩刺部位由内向外消毒	未消毒扣4分，消毒方法不正确扣2分，最高扣4分
	4	检查针尖是否平齐无钩，针柄与针尖连结处是否牢固	未检查扣4分，最高扣4分

中医传承 中医特色护理技术

项目	分值	技术操作要求	评分说明
操作过程	14	针尖对准叩刺部位，使用手腕之力，将针尖均匀而有节奏地弹刺在皮肤上，如此反复叩击。弹刺时落针要稳、准，针尖与皮肤呈垂直接触；提针要快，发出短促而清脆的"哒"声	持针手法不准确扣 8 分，动作不规范扣 6 分，最高扣 14 分
	6	在叩刺过程中，注意观察患者反应、局部皮肤情况，询问患者有无不适	未观察扣 2 分 / 项，未询问患者感受扣 2 分，最高扣 6 分
	4	告知相关注意事项	未告知扣 4 分，告知不全扣 2 分，最高扣 4 分
	4	治疗结束：叩刺后皮肤如有出血，须用消毒干棉球擦拭干净，保持清洁，以防感染	如出血，未消毒扣 4 分，最高扣 4 分
	4	协助患者着衣，取舒适卧位，整理床单位	未安置体位扣 2 分，未整理床单位扣 2 分，最高扣 4 分
	2	洗手，再次核对医嘱	未洗手扣 2 分，未核对扣 2 分，最高扣 4 分
操作后处置	2	用物按《医疗机构消毒技术规范》处理	处置方法不正确扣 1 分 / 项，最高扣 2 分
	2	洗手	未洗手扣 2 分
	2	记录	记录不全面扣 1 分，未记录扣 2 分，最高扣 2 分
评价	6	无菌观念、流程合理、技术熟练、询问患者感受	一项不合格扣 2 分，最高扣 6 分
理论提问	5	皮肤针的适应证	回答不全面扣 3 分，未答出扣 5 分
	5	皮肤针的注意事项	回答不全面扣 3 分，未答扣 5 分
得分			

主考老师签名：　　　　　　　　　　考核日期：　　年　　月　　日

第三节　皮内针技术

皮内针技术又称皮下埋针技术，是将特制的细小针具固定于选定的穴位皮肤处或皮肤下，并保留一段时间的治疗手法。皮内针技术是对古代毫针长留针、静候气法的发展，使皮部有微弱而较长时间的刺激，以延长针刺效力，提高临床疗效，累积治疗作用，达到疗效持久的目的，如今已被广泛应用于临床。

一、历史沿革

1. 针具的起源与发展　针具源于石器时代，经历了从砭石到竹针、骨针、陶针、金属针具，从粗糙到精细，从一物多用到形殊功异、分工明确的演变。石器时代人们使用尖锐的石器刺破痈疡，排脓放血，缓解病情。随石器技术发展，出现了专用于刺治的砭石，进一步出现了骨针、竹针和陶针。先秦时期，随冶金技术的发展，又出现了铜针、铁针、银针、金针，至近代制造出不锈钢针具。随着针具的种类增多，《灵枢·九针十二原》将其列为九种，唐宋以后逐渐放弃了部分"九针"，开始以毫针为主。

《黄帝内经》记载的镵针、毫针为治疗邪在皮肤及表浅络脉的针具。从针具上来说，揿针似镵针，"镵针者，头大末锐，去泻阳气"，也属毫针短针之列。镵针其头大末锐亦是为避免深刺，有疏利气机并保护阳气。《灵枢·官针》言："病在皮肤无常处者，取以镵针于病所，肤白勿取"。《灵枢·九针论》曰："一者，天也。天者，阳也，五脏之应天者肺，肺者，五脏六腑之盖也，皮者，肺之合也，人之阳也。故为治针，必以大其头而锐其末，令无得深入而阳气出。"《灵枢·九针十二原》又言："毫针者，尖如蚊虻喙，静以徐往，微以久留之而养，以取痛痹。"毫针治疗痛痹亦主张"微以久留"以扶正除痹。

2. 浅刺针法的由来与作用　在许多古代医典中对于浅刺针法均有所记载和论述，广大医家自古以来就较为重视浅刺针法，浅刺即是将针具刺入肌肤表层的一种针刺方法。浅刺针法由《灵枢·官针》中所载的"十二刺"中的"浮刺"针法发展而来，如"浮刺者，傍入而浮之，以治肌急而寒者也"。《玄珠密语》曰："入皮三分，心肺之部，阳气所行，入皮五分，肾肝之部，阴气所行"，故《毫针浅刺疗法》一书中把不超过 0.3 寸作为浅刺之度。《素问·皮部论》所说："欲知皮部，以经脉为纪者，诸经皆然"且认为"十二经络脉者，皮之部也"。皮部作为交通体表经络与内在脏腑的通路，浅刺皮部即可通过调整经络的气血阴阳以调整其所属脏腑组织的失衡状态，是皮部理论和腧穴理论相结合的具体运用。当针刺激皮肤或刺入皮下，机体即将其视为入侵机体的邪气，此时卫气会迅速趋向、聚集于其处，使针下快速产生出酸、麻、胀、痛的"得气"感以及行气感。《灵枢·九针十二原》中的"气至而有效"以及《标幽赋》里的"气速至而速效，气迟至而不效"等，都详细论述了唯有"气至"方可取得针灸之疗效，而得气主要源于浅刺激发卫气。

现代医家

在我国，当代揿针疗法最早由承淡安先生推广。20 世纪 30 年代，承淡安先生试制皮内针、揿针、梅花针等，经临床试用肯定揿针疗效后，推广应用。揿针又称图钉型皮内针，是针灸针具之一，又分为耳穴揿针和体穴揿针。揿针主要通过刺激浅表组织使患者临床病症得到有限缓解，以期达到较长时期的持续性针刺效应，提高临床疗效。皮内针治疗特点可归纳为3点，一是"浅刺"，二是"无针感"，三是"久留针"。从现代医学的角度主要是微弱持久刺激神经末梢感受器、中枢神经，抑制病理兴奋，改善机体反应性等。揿针已用于治疗多种疾病，尤是痛证、功能性疾病、神经系统疾病。

二、器具种类与特点

1. 揿钉式皮内针　针身长 2～2.5mm，针身直径 0.28～0.30mm（30～32号），针柄呈圆形，其直径 4mm，针身与针柄垂直。临床以针身长度为 2mm 和针身粗细为直径 0.28mm（32 号）者最常用。多用于面部及耳穴等须垂直浅刺的部位，也可用于皮肤屈伸度较大的部位。

2. 颗粒式皮内针　针身长 5mm，针身直径 0.28mm（32 号），针柄呈圆形，其直径 3mm，针身与针柄在同一平面。可应用于身体大部分皮肤平坦、屈伸度不大的部位，头颈背部及四肢均可埋针。

三、技术原理

皮内针法也叫"埋针法"，是一种特制的揿针，通过将它刺入相应的穴位，可直接刺激神经传导通路到中枢神经系统。皮内针针刺留于相应穴位后，可诱导肥大细胞脱颗粒，使其释放缓激肽、蛋白酶、组胺、前列腺素、细胞因子等化学物质，增加血液循环，增强血管通透性；也可进一步兴奋神经末梢；同时，长久的留针持续刺激穴位，可增强治疗效果。

四、适应证与禁忌证

1. 适应证

（1）疼痛类疾病　神经性头痛、牙痛、胃痛、肩痛、腰痛等。

（2）慢性或顽固性疾病　咳嗽、哮喘、不寐、便秘、高血压等。

（3）耳鼻喉科疾病　鼻炎、鼻窦炎、咽炎等。

（4）儿科疾病　儿童假性近视、小儿遗尿、小儿抽动症等。

（5）眼科疾病　霰粒肿、麦粒肿、干眼症等。

（6）妇产科疾病　痛经、经期头痛、产后癃闭、产后及术后功能性腹胀等。

（7）其他疾病　颈椎病、肩周炎、带状疱疹等。

2. 禁忌证　关节处、局部红肿、皮肤化脓感染处、紫癜及瘢痕处，均不宜埋针。皮肤过敏者、出血性疾病者也不宜埋针。

五、操作步骤与要求

1. 施术前准备

（1）用物准备　治疗盘、皮内针、探棒、镊子、75% 乙醇、无菌棉签、手消毒液，必要时备屏风（图6-5）。

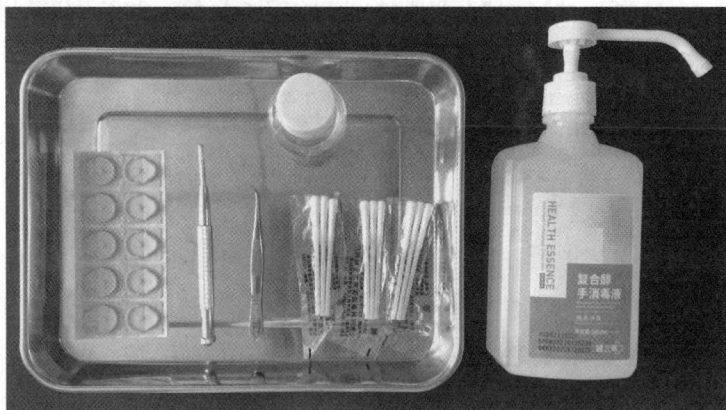

图6-5　皮内针技术的用物准备

（2）操作部位选取及体位　应根据病症选取治疗部位。

（3）受术者体位准备　坐位、俯卧位、仰卧位或根据实际情况，选择受术者舒适，施术者便于操作的治疗体位。

（4）操作环境准备　环境整洁，室内温湿度适宜。

2. 操作步骤

（1）定位　根据不同的疾病部位，选取不同的穴位。对于痛症，一般以局部取穴为主；对于各类慢性疾病，可取相应的背俞穴。

（2）针刺　75%乙醇局部皮肤常规消毒，用平头镊子取皮内针贴敷于所选穴位，用指腹按压垂直揿入皮下，以受术者自觉轻微刺痛为度，切勿用力揉搓（图6-6）。

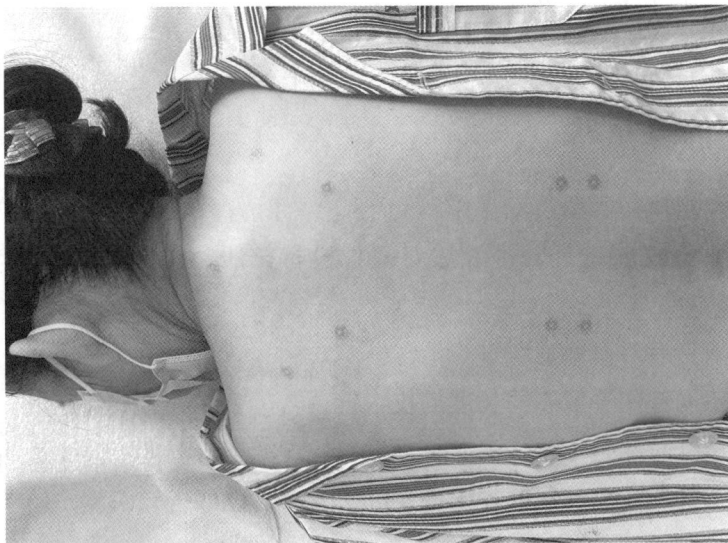

图6-6　针刺

（3）观察　观察留针局部皮肤情况，有无出血、红肿等。询问受术者有无不适情况，若受术者感觉局部刺痛，应将针取出重埋。

（4）取针　取针时揭开两对侧胶布，然后捏住两侧胶布，垂直于皮肤将针取出，用消毒干棉签按压针孔局部。

3. 施术后处理

（1）晕针　协助受术者保持原有体位，同时立即拔除所有针具并嘱受术者平躺静卧休息，予温水或糖水饮用；严重者可强刺激人中恢复受术者神志；若仍不能缓解者则应立即监测受术者生命体征，评估是否需要立即采取其他急救措施。

（2）断针　施术者需保持镇静，嘱受术者切不可随意变换体位。施术者者可一手固定局部，针身外露时需用手指或借由镊子将针身取出；若针身与皮肤在相平或稍低，可一手用拇、示两指直向下挤压针孔两旁皮肤，使针身露出皮肤之外，另一只手持镊子将针身夹出；若针身仍无法拔出，则需借助外科手术操作取出。

（3）防止感染　因受术者按压不当或者揿针部位无法保持干燥洁净感染者，暂时去掉揿针，局部消毒、保持干燥。

4. 皮内针治疗间隔与疗程　每周治疗2次，5次为1个疗程。也可根据受术者病情及皮肤情况，酌情延长治疗时间。

六、注意事项

（1）严格执行无菌技术操作。

（2）垂直皮肤进针，进针后对穴位进行按压，按压力度以患者能耐受为度。

（3）取针后对局部皮肤进行消毒。

（4）不同部位选取不同长度的皮内针。

（5）留针时间为1～3天，可根据气候、温度、湿度不同，适当调整。

（6）留针期间局部皮肤如出现发红、发痒，立即告知医生，给予处理。

举验例案

患者，男，41岁，于2022年2月18日主因突发头痛、右侧肢体活动不利接受治疗。患者诉10天前晨起无明显诱因出现右侧肢体活动不利，突发头痛，情绪改变，10日来血压偏高、失眠加重。

【查体】 舌质红，苔黄，脉弦数。

【既往史】 本次发病诊断高血压，平素未予系统监测及规律服药。

【检查】 头部磁共振结果示左侧脑室旁及基底节区脑出血吸收期。

【中医诊断】 出血性中风（肝阳上亢证）。

【西医诊断】 脑出血。

【治则治法】 补益肝肾、调整气血。

【中医护理技术】皮内针法。

1. 操作部位　背部、头颈、下肢。

2. 操作穴位　肝俞、肾俞、心俞、太阳、神门、三阴交、安眠。

3. 操作步骤

（1）协助患者取舒适体位，探棒选穴，询问患者有无痛感。准确定位后消毒穴位，用镊子夹取皮内针，贴于穴位上。观察患者有无异常疼痛等不适情况，指导患者按压穴位，每日2～3次，每次每穴1～2分钟。

（2）疗程　每周治疗2次，5次为1个疗程，共1个疗程。

【健康宣教】

（1）消除环境中的不良刺激。安排规律生活，督促患者进行康复运动，提供娱乐或活动的机会，鼓励患者进行集体活动和体育锻炼。

（2）建立良好的睡眠习惯，避免昼息夜做、阴阳颠倒。入睡前避免过度兴奋，建议睡前温水泡脚，必要时遵医嘱服用镇静安眠药。

（3）及时缓解患者的不适症状，室内应温湿度适宜，空气流通。

（4）加强心理护理，及时缓解焦虑与恐惧情绪。

【效果评价】经过5次治疗，患者匹兹堡睡眠质量指数（PSQI）评分由17分降至10分、汉密尔顿焦虑量表（HAMA）评分由18分下降至8分，患者睡眠质量提高且焦虑情绪有效缓解（表6-2）。

表6-2　治疗前、后PSQI、HAMA两项评分比较

项目	匹兹堡睡眠质量指数（PSQI）		汉密尔顿焦虑量表（HAMA）	
	评分	等级	评分	等级
治疗前	17	睡眠质量很差	18	肯定有焦虑
治疗后	10	睡眠质量还行	8	可能有焦虑

【体会】

卒中后失眠是患者焦虑、抑郁、社会功能减退等不良预后的危险因素，慢性持续的失眠甚至可增加卒中致残率。卒中后失眠障碍可能是卒中后抑郁的早期核心症状，患者由一个生活自理的健康人变成肢体功能障碍的卒中患者，心理落差较大，加重了患者心理负担，极易出现负面情绪，最终导致失

眠障碍，由此加重抑郁情绪形成恶性循环。

采用皮内针治疗技术对治疗脑卒中并发失眠有较好的疗效，皮内针穴位的选取以调理五脏功能或人体阴阳为出发点，也从脏腑辨证论治，辨证后取背俞穴进行埋针，取心俞、肝俞、肾俞为主穴。根据古籍经验，治疗失眠善用三阴交、神门、安眠穴，对于各种原因导致的失眠均具有良好的治疗作用。三阴交属足太阴脾经，上注于心，故可健脾养心而治心神疾病。另三阴交为肝脾肾三经之交会穴，脾统血，肝藏血，肾主精血，针刺三阴交能使脾健运血有所统，肝调达血有所藏，肾藏精血有所生，发挥平肝健脾益肾助眠的作用。据临床报道，"三阴交对脑有调节作用，能改善患者睡眠及精神状态。《灵枢·九针十二原》指出："五脏有疾。当取十二原。"神门乃心经之原穴，是经气所注、气血渐盛的部位，能输布原气，因此神门能有效调节心经之气血，达到养血宁心安神的目的。神门穴与心脏感觉神经元的节段相关联，感觉脊髓神经元位于脊神经节 C3～T7 内，与神门穴区的节段性分布呈完全性重叠，证明神门穴可通于脑，针刺神门能起到安神定志、行气养心的作用。失眠症的伴随症状多种多样，其常见的伴随症状包括心烦易怒、头晕头痛、记忆力减退、脘闷嗳气、多梦易惊、纳差。该患者症状有头痛、记忆力减退，加一太阳穴来改善症状。经疗效观察后，增强对失眠不同证型的辨证取穴，而更好地用于改善患者失眠症状，提高生活质量。

参考文献

［1］徐艳. 认知行为疗法结合揿针治疗心脾两虚型失眠的康复护理研究［D］. 武汉：武汉轻工大学，2020.

［2］戚思，李宁. 揿针的历史沿革及作用机制［J］. 中医临床研究，2019，11（11）：34-36.

［3］侯玉茹. 皮内针治疗心脾两虚型失眠症的临床疗效观察［D］. 广州：广州中医药大学，2012.

［4］陈梦娇，赵洁，范凯婷，等. 卒中相关睡眠障碍评估工具的研究进展［J］. 中华现代护理杂志，2021，27（22）：3071-3076.

［5］路文婷，周郁秋，张慧，等．睡眠障碍评估工具及其评价指标研究进展［J］．中国实用护理杂志，2016，32（4）：313-316.

［6］焦丽媛，刘云，朱硕，等．背俞穴埋针治疗失眠症30例临床观察［J］．中国民间疗法，2017，25（3）：28-29.

皮内针技术操作流程图

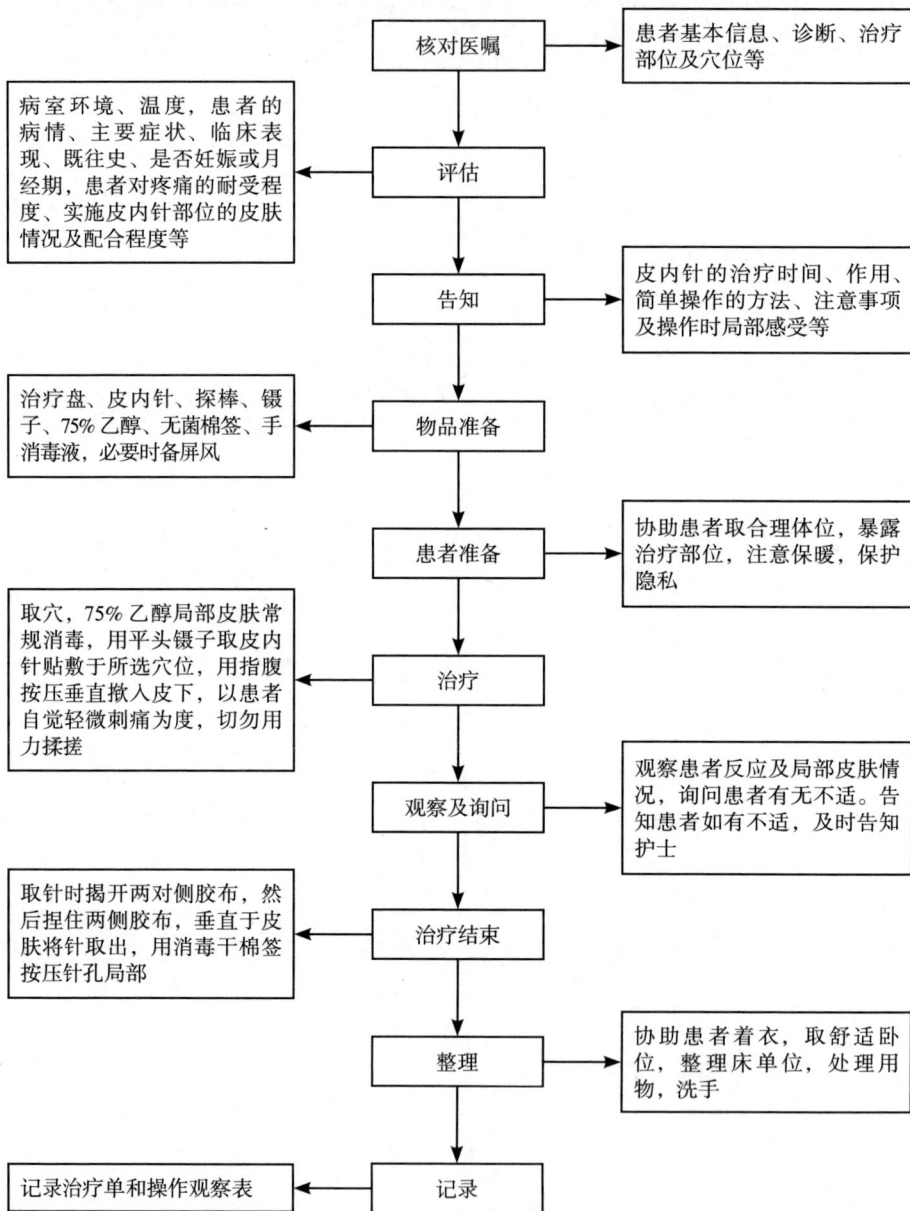

```
                                    核对医嘱  ────────▶  患者基本信息、诊断、治疗
                                                          部位及穴位等
                                       │
病室环境、温度，患者的
病情、主要症状、临床表
现、既往史、是否妊娠或月  ◀────────    评估
经期，患者对疼痛的耐受程
度、实施皮内针部位的皮肤
情况及配合程度等                       │
                                    告知      ────────▶  皮内针的治疗时间、作用、
                                                          简单操作的方法、注意事项
                                                          及操作时局部感受等
                                       │
治疗盘、皮内针、探棒、镊
子、75% 乙醇、无菌棉签、手  ◀────────  物品准备
消毒液，必要时备屏风
                                       │
                                    患者准备  ────────▶  协助患者取合理体位，暴露
                                                          治疗部位，注意保暖，保护
                                                          隐私
                                       │
取穴，75% 乙醇局部皮肤常
规消毒，用平头镊子取皮内
针贴敷于所选穴位，用指腹  ◀────────   治疗
按压垂直揿入皮下，以患者
自觉轻微刺痛为度，切勿用
力揉搓                                 │
                                    观察及询问  ──────▶  观察患者反应及局部皮肤情
                                                          况，询问患者有无不适。告
                                                          知患者如有不适，及时告知
                                                          护士
                                       │
取针时揭开两对侧胶布，然
后捏住两侧胶布，垂直于皮  ◀────────   治疗结束
肤将针取出，用消毒干棉签
按压针孔局部
                                       │
                                    整理      ────────▶  协助患者着衣，取舒适卧
                                                          位，整理床单位，处理用
                                                          物，洗手
                                       │
记录治疗单和操作观察表   ◀────────    记录
```

皮内针技术操作考核评分标准

项目	分值	技术操作要求	评分说明
仪表	2	仪表端庄、戴表	一项未完成扣1分，最高扣2分
核对	2	核对医嘱	未核对扣2分，内容不全面扣1分，最高扣2分
评估	5	病室环境、温度，患者的病情、主要症状、临床表现、既往史、是否妊娠或月经期	一项未完成扣1分，最高扣5分
	3	患者对疼痛的耐受程度、实施皮内针部位的皮肤情况及配合程度	一项未完成扣1分，最高扣3分
告知	5	皮内针的治疗时间、作用、简单操作的方法、注意事项及操作时局部感受等	一项未完成扣1分，最高扣5分
用物准备	2	洗手，戴口罩	未洗手扣1分，未戴口罩扣1分，最高扣2分
	4	备齐并检查用物	未备齐用物扣2分，未检查扣2分，最高扣4分
环境与患者准备	3	病室整洁，光线明亮，温度适宜	未准备环境扣3分，准备不充分扣1分，最高扣3分
	4	协助患者取合理体位，暴露操作部位，注意保暖，保护隐私	未进行体位摆放扣1分，未充分暴露操作部位扣1分，未保暖扣1分，未保护患者隐私扣1分，最高扣4分
操作过程	2	核对医嘱	未核对扣2分，内容不全面扣1分，最高扣2分
	8	取穴，询问患者感受	取穴不正确扣2分/穴，未询问患者感受扣2分，最高扣8分
	4	皮肤消毒剂沿注射部位由内向外消毒，范围＞5cm	消毒方法不正确扣2分，消毒范围不规范扣2分，最高扣4分
	12	用平头镊子取皮内针贴敷于所选穴位，用指腹按压垂直揿入皮下，以患者自觉轻微刺痛为度，切勿用力揉搓	未使用镊子夹取扣4分，操作方法不正确扣8分，最高扣12分

项目	分值	技术操作要求	评分说明
操作过程	6	观察患者反应及局部皮肤情况，询问患者有无不适	未观察扣 2 分 / 项，未询问患者感受扣 2 分，最高扣 6 分
	4	告知相关注意事项	未告知扣 4 分，告知不全扣 2 分，最高扣 4 分
	4	指导患者正确按压方法	未指导扣 4 分，最高扣 4 分
	4	协助患者着衣，取舒适体位，整理床单位	未安置体位扣 2 分，未整理床单位扣 2 分，最高扣 4 分
	4	洗手，再次核对医嘱	未洗手扣 2 分，未核对扣 2 分，最高扣 4 分
操作后处置	2	用物按《医疗机构消毒技术规范》处理	处置方法不正确扣 1 分 / 项，最高扣 2 分
	2	洗手	未洗手扣 2 分
	2	记录	记录不全面扣 1 分，未记录扣 2 分，最高扣 2 分
评价	6	无菌观念、流程合理、技术熟练、询问患者感受	一项不合格扣 2 分，最高扣 6 分
理论提问	5	皮内针的适应证	回答不全面扣 3 分，未答出扣 5 分
	5	皮内针的注意事项	回答不全面扣 3 分，未答出扣 5 分
得分			

主考老师签名：　　　　　　　　　　　　　　考核日期：　　　年　　月　　日

第四节　放血疗法

放血疗法是针刺方法的一种，是指用三棱针、粗豪针或小剪刀等刺破络脉，通过放出少量血液，使里蕴热毒随血外泄，具有清热解毒、消肿止痛、祛风止痒、开窍泄热、通经活络、镇痛止泻等作用，从而达到防病治病的一种操作方法。

一、历史沿革

1. 刺营放血法起源萌芽于远古　刺营的起源很早，可以追溯到石器时代，当时祖先们用打制而成的各种小石器叩击身体的某一处伤痛或在体表的一定部位后浅刺出血或割治排脓，却意外使病痛减轻或消失。这种用于治病所使用的石块，是远古时代中最原始的治病医疗器械，称为"砭石"。由此推本溯源，用砭石治疗疾病是放血疗法的起源。

2. 基础奠基于秦汉　《黄帝内经》的诞生标志着刺营放血疗法理论的形成，全书162篇中只要涉及针灸治疗方面，几乎都有刺营放血的记载，有四十多篇谈及刺营放血。这不仅反映了它在临床应用上的价值，更说明古人在运用这一疗法上已积累了丰富的经验。这时用于治病的针具已从"砭石"发展到"九针"。镜针、锋针、铍针、圆利针与毫针是九针里适用刺营放血的针具。在《灵枢·官针》中有针对某类病证的操作法：如络刺，是指刺小的静脉、赞刺，是对准患部进行浅刺使之出血，以及豹纹刺等，都是简便、行之有效、不掺杂任何虚假内容的方法，是临床常用来针刺取血的具体刺法，和治疗目的是一致的。

3. 发展时期于唐宋 关于中医的放血疗法，最早的文字记载见于《黄帝内经》，如"刺络者，刺小络之血脉也""菀陈则除之者，出恶血也"，并明确地提出刺络放血可以治疗癫狂、头痛、暴喑、热喘、衄血等病证。相传扁鹊在百会穴放血治愈虢太子"尸厥"，华佗用针刺放血治疗曹操的"头风症"。唐宋时期，本疗法已成为中医大法之一。《新唐书》记载：唐代御医用头顶放血法，治愈了唐高宗的"头眩不能视症"。而宋代则将改疗法编入针灸歌诀《玉龙歌》中。

4. 鼎盛时期于金元 金元时期，张子和在《儒门事亲》中的针灸医案，几乎全是针刺放血取效，并认为针刺放血，攻邪最捷。那时候的医家们（特别是金元四大家）融会贯通，师古不泥古，大胆地创新风格，将刺营放血疗法在临床应用拓展到了一个崭新的层次。衍至明清，放血治病已甚为流行，针具发展也很快，三棱针已分为粗、细两种，更适合临床应用，现在的一次性点刺针更适合临床应用和百姓大众的自我治疗方式。杨继洲的《针灸大成》中较详细地记载了针刺放血的病案；叶天士用本疗法治愈喉科疾病；赵学敏和吴尚先收集了许多放血疗法编入《串雅外编》《理瀹骈文》中。

现代医家

1949 年后，刺络放血疗法得到快速的发展，特别是近 20 多年来，关于刺络放血疗法的著作相继问世，如《刺血疗法》《刺血医镜》《民间简易疗法·刺血》及《放血疗法》等，使刺血疗法的临床、试验研究和应用以及文献探讨掀起了新的热潮。在现代临床各科应用范围不断扩大，王氏等搜集了 1962—2003 年 327 篇有关文献，发现刺血疗法治疗疾病涉及内科、外科、妇科、儿科、伤科、眼科、耳鼻喉科，达 120 种病种。刺络放血在皮肤病的治疗上也尤为重要，如带状疱疹、痤疮、黄褐斑、荨麻疹等。刺络放血涉及各个病种，值得我们继续学习。

二、器具种类与特点

刺络放血是中医学中一种独特而古老的针刺治疗方法，所采用的是一种形似针的工具，其材料在不同的历史阶段有砭石、石、骨、竹、铜、金、不锈钢等。

1. 砭石针具 砭石是经过磨制而成的锥形或楔形的小石器，考古发现的砭石呈各种形状，有剑形、刀形、针形等，多数出于新石器时代到春秋战国时期。它作为后世刀针的前身，可谓最早的医疗工具。

2. 金属针具 随着历史的发展、人类社会进程的推移和社会生产力的进步，由石器时代进入青铜再进入铁器时代，创制了金属针具，代替了砭石。先后出现了铜、铁、金、银等金属材料制成的针灸器械。有记载秦汉时期出现了金属制造的针具，如在《黄帝内经》中有"九针"，其中的"锋针"就是专门用来刺脓放血的刺络针具。

3. 三棱针 古称"锋针"。一般用不锈钢制成，全长约 6cm，针柄较粗呈圆柱体，针身呈三棱锥体，尖端三面有刃，针尖锋利，常用规格有大号和小号两种。

随着科技的进步以及医疗实践的日益丰富，刺血针具也在传统的三棱针、梅花针、火针、粗针、放血针，以及藏医和蒙医常用的放血刀、斧型刀等基础上，增加了西医针头、医用采血片等医疗器具，并出现了小针刀、小宽针、圆头针、蜂针等创新针具。随着无菌操作观念的逐步强化，同时为了避免交叉感染，一次性针具过程中的使用率变得越来越高。

三、技术原理

（1）使用无菌针头刺破络脉，通过对其淤血进行释放，能够加快患者的微循环，同时帮助患者从一定程度上疏通经络。

（2）刺络穴位以通络，选取大椎、肺俞以清热泻火；肝俞、胆俞以解毒利湿；阿是穴以通络止痛。

四、适应证与禁忌证

1.适应证

（1）内科疾病　肺炎、感冒、哮喘、高热、中暑、头痛、脑血管意外等。

（2）外科疾病　外伤、脉管炎、疖肿、荨麻疹等。

（3）妇科疾病　痛经、更年期综合征等。

（4）儿科疾病　热惊风、小儿腹泻、营养不良等。

（5）眼科疾病　急性结膜炎、角膜炎等。

2.禁忌证

（1）同毫针法的禁忌证。

（2）静脉曲张、血管瘤、较重的贫血或低血压、伴有出血性疾病的患者。

（3）身体虚弱、气血两亏者，如孕妇、产妇、年老体虚及贫血者应慎用。

五、操作步骤与要求

1.施术前准备

（1）用物准备　治疗盘、一次性无菌针头、皮肤消毒液、无菌棉签、利器盒、手消毒液，必要时备屏风（图6-7）。

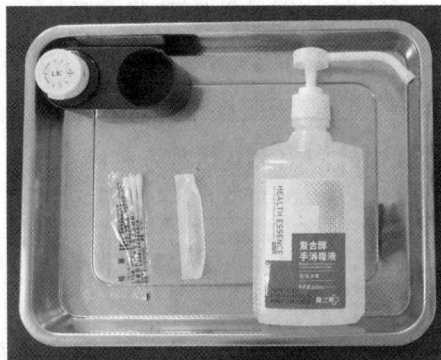

图6-7　放血疗法的用物准备

（2）操作部位选取与准备　应根据病症选取治疗部位。

（3）受术者体位准备　坐位、俯卧位、仰卧位或根据实际情况，选择受术者舒适，施术者便于操作的治疗体位。

（4）操作环境准备　环境整洁，室内温湿度适宜。

2. 放血疗法操作方法

（1）点刺法　无菌针头快速刺入腧穴放出少量血液或挤出少量黏液的方法。点刺前，可在拟刺部位或其周围用推、揉、挤、捻等方法，使局部充血，再常规消毒。点刺时，押手固定点刺部位，刺手持针，对准所刺部位快速刺入退出，然后轻轻挤压针孔周围，使出血少许，再以无菌干棉签按压针孔。

（2）散刺法　又称豹纹刺或围刺，是用无菌针头在病变局部及其周围进行多点点刺的方法。施术时，根据病变部位大小，常规消毒后，由病变外缘环形向中心点刺 10 ～ 20 针。

（3）刺络法　用无菌针头刺入浅表血络（静脉），放出适量血液的方法。操作前先用止血带结扎在拟刺部位上端（近心端），常规消毒后，押手拇指压在被刺部位下端，刺手持无菌针头对准被刺部位的静脉向心斜刺，刺入 2 ～ 3mm，立即出针，放出适量血液后，松开止血带。

3. 操作步骤

（1）体位　根据病情选择放血部位，协助受术者取舒适体位，暴露放血部位，注意保暖和遮挡。

（2）定位　根据病情或遵医嘱明确放血部位，并正确取穴。

（3）放血　放血部位皮肤消毒，再次核对，根据医嘱和受术者病情需要选择不同的刺法（点刺法、散刺法、刺络法），见图 6-8。

（4）观察　操作过程中密切观察受术者表情，并询问其有无不适。

（5）结束　操作完毕，及时用无菌干棉签擦去放出的血液，并消毒局部皮肤，以防感染。

4. 施术后处理

（1）及时用无菌干棉签擦去放出的血液，注意无菌操作防止感染。

（2）观察受术者面色表情，局部皮肤情况，询问有无不适。

（3）施术后及时协助受术者采取舒适体位并保暖。

5. 出血量的确定　出血量多少与治疗效果相关，原则上应考虑以下几方

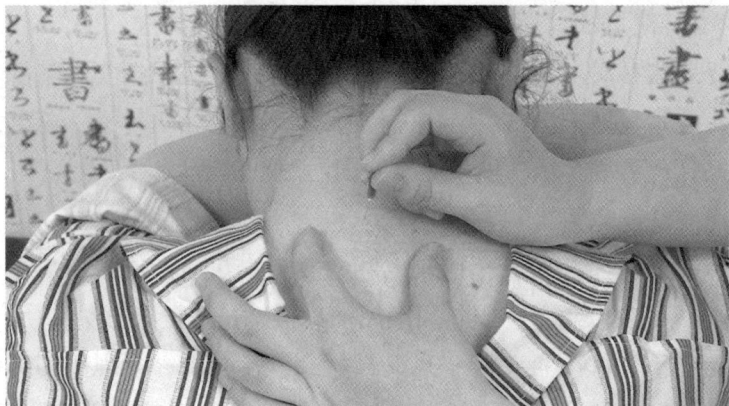

图 6-8　点刺法

面因素。

（1）体质　体格强壮，气血旺盛者出血量可稍多；小儿、妇女及年老体弱者则出血量应偏少。

（2）部位　头面、四肢末端指（趾）部出血量宜少；四肢部出血量可略多。

（3）病情　阳证、实证、热证、新病出血量宜多；阴证、虚证、久病则出血量宜少。

（4）在具体操作时，对出血量的定量一般分为以下 4 种。

1）微量　出血量在 1ml 以下，即 1 滴左右。包括局部充血、渗血以及《内经》中所载"出血如大豆""见血而止"及"微出血"等情况。主要用于较大面积浅表疾病，如神经性皮炎、下肢慢性溃疡、银屑病、白癜风、末梢神经炎、顽癣等。

2）少量　出血量在 1～5ml，即 10 滴左右。主要用于头面以及四肢指（趾）部穴位的一些急性、热性病，如感冒、急性结膜炎、急性咽炎、急性扁桃腺炎、疟疾等。

3）中等量　出血量在 5～10ml。主要用于一些外科感染性疾病以及部分急症，如疔、疖、痈疽、乳腺炎和急性软组织扭伤、中暑及各种痛证等。

4）大量　出血量在 10ml 以上。多用于一些慢性全身性疾病和部分急证、实证，如真性红细胞增多症、癫狂等。放血时可以用三棱针缓刺加罐或注射器抽吸。

6. 放血疗法治疗间隔与疗程 一般放血量为 5 滴左右，每日或隔日 1 次；放血量大者，1 周放血不超过 2 次。4 周为 1 个疗程。

六、注意事项

（1）操作前做好解释工作，消除受术者顾虑。

（2）严格执行无菌操作，放血针具必须严格消毒，防止感染。

（3）放血时应注意进针不宜过深，创口不宜过大，以免损伤其他组织。划割血管时，宜划破即可，切不可割断血管。

（4）如出血不易停止，要采取压迫止血。放血后局部暂不沾水或接触污物。

（5）如本疗法仅为对症急救应用，待病情缓解后，要全面检查，再进行治疗。切不可滥用放血疗法。

举验例案

患者，女，70 岁，主诉：左侧胸背部起皮疹伴疼痛 2 月余，经治疗疼痛未明显改善，为求进一步治疗收入我科。

【查体】 舌暗红，苔厚腻，脉滑数。

【既往史】 体健。

【中医诊断】 蛇串疮（气滞血瘀）。

【西医诊断】 带状疱疹后遗神经痛。

【治则治法】 通经活络止痛。

【中医护理技术】 刺络放血止痛。

1. 操作部位 神经受损部位。

2. 操作穴位 大椎、肺俞、肝俞、胆俞、阿是穴。

3. 操作手法 点刺法。

4. 操作步骤

（1）患者取俯卧位，暴露放血部位，分别取大椎、肺俞、肝俞、胆俞、阿是穴，消毒局部皮肤，一手拇指压在被刺部位下端，一手持无菌针头对准被刺部位的静脉向心斜刺，然后轻轻挤压针孔周围，使出血少许，再以无菌干棉签按压针孔。观察患者面色、表情、皮肤情况，有无不适等。

（2）疗程　隔日1次，4周为1个疗程，共1个疗程。

【健康宣教】

1.**饮食护理**　指导患者饮食宜清淡、高维生素、低脂肪、易消化，如粥、面条、炒青菜等，避免辛辣油腻及鱼腥之物，如肥肉、烟酒、鱼虾等。

2.**情志护理**　鼓励家属多与患者进行沟通，给予患者心理上的支持，保持心情舒畅，使肝气条达，避免精神过度紧张。

3.**生活起居护理**　穿棉质衣物，避免摩擦皮肤，保持室内空气新鲜，环境整洁，光线柔和，避免噪声。保证足够的休息和睡眠，避免劳累。

【效果评价】治疗后患者疼痛感明显减轻，参照 NRS 疼痛评分由治疗前6分到治疗后3分。SAS焦虑自评量表由中度焦虑（65分）转为轻度焦虑（51分）。患者在治疗过程中未发生任何不良反应（表6-3）。

表6-3　治疗前、后NRS疼痛、焦虑自评量表两项评分比较

项目	NRS 疼痛评分		SAS 焦虑自评量表	
	评分	等级	评分	等级
治疗前	6	间断入睡	65	中度焦虑
治疗后	3	安静入睡	51	轻度焦虑

【体会】

带状疱疹是皮肤科常见疾病，患者由于机体免疫力降低，很容易受到病毒侵袭感染，进而诱发神经受损，导致患者在带状疱疹皮损消退后，仍会遗留顽固性疼痛，在中医理论中，带状疱疹后遗神经痛是由余毒未清，阻塞经络、气滞血瘀所致，通过使用针具刺破人体特定穴位或浅表脉络，放出少量血液，以发挥促邪外出、通经活络、调气理血之作用，从而达到快速治疗患者疾病的目的，选取大椎、肺俞以清热泻火；肝俞、胆俞以解毒利湿；阿是穴以通络止痛，通过治疗能够起到较好的清热泻火作用，即具有以毒攻毒的原理。而患者的血行不畅和经络遇阻等存在密切关系，我们在对患者进行刺

络的过程中，通过对其淤血进行释放，能够加快患者的微循环，同时帮助患者从一定程度上疏通经络。综上所述，利用刺络放血对带状疱疹神经痛患者进行治疗的效果显著，值得广泛推广与应用。

参考文献

［1］钟玉龙. 张子和运用刺营放血疗法学术思想研究［D］. 广州：广州中医药大学，2017.

［2］李佩芸. 从《内经》、《儒门事亲》、《针灸大成》探讨刺络放血疗法的应用［D］. 广州：广州中医药大学，2013.

［3］陈红. 近十年来刺血疗法的临床与实验研究发展状况［J］. 中国民间疗法，2010，18（5）：76-78.

［4］吴会英，蒋文涛，黄蜀. 刺络放血法在皮肤科的应用现状与机制探索［J］. 现代医学与健康研究（电子版），2021，5（4）：139-142.

［5］杨松堤. 简述刺络放血工具的发展、应用与改良［J］. 针灸临床杂志，2010，26（3）：62-62.

放血疗法操作流程图

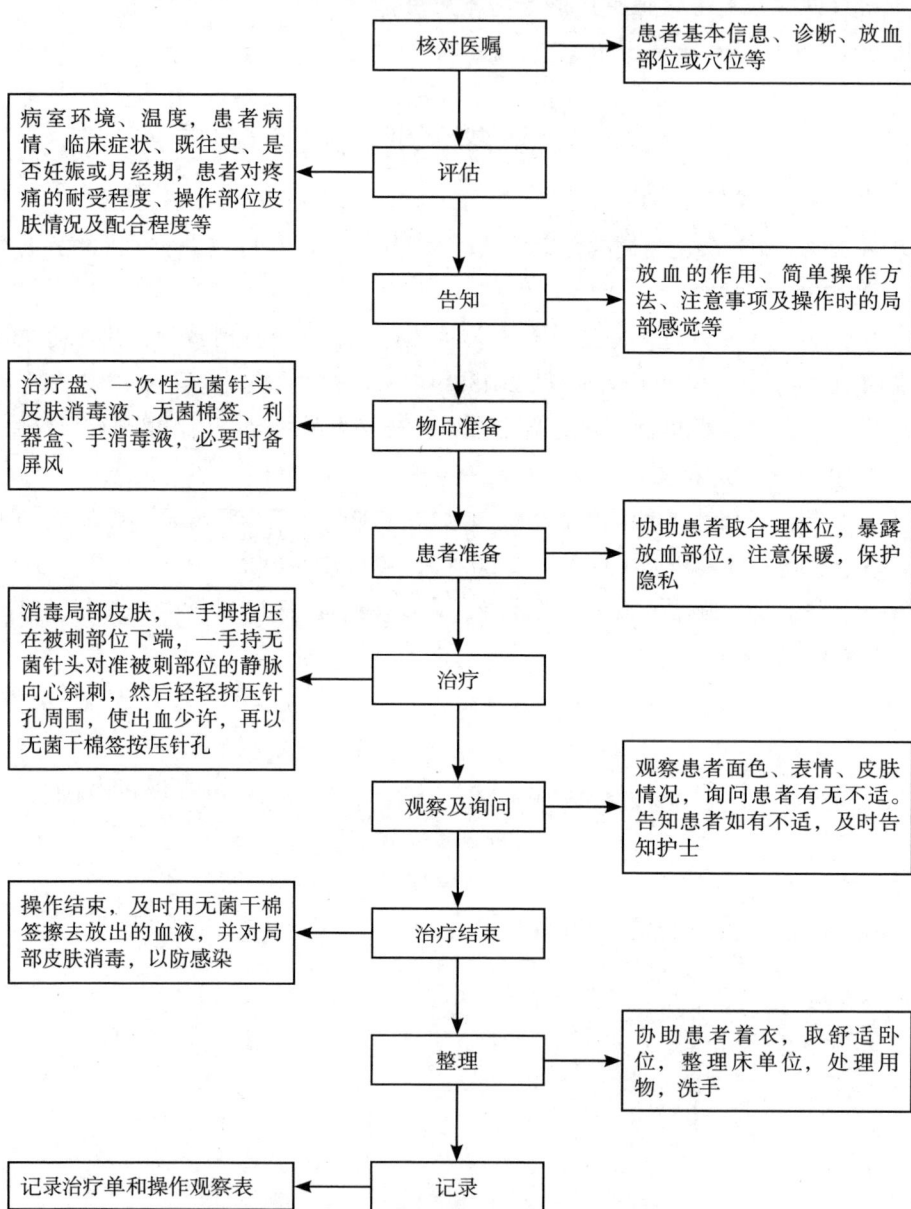

核对医嘱 → 患者基本信息、诊断、放血部位或穴位等

病室环境、温度，患者病情、临床症状、既往史、是否妊娠或月经期，患者对疼痛的耐受程度、操作部位皮肤情况及配合程度等 ← 评估

告知 → 放血的作用、简单操作方法、注意事项及操作时的局部感觉等

治疗盘、一次性无菌针头、皮肤消毒液、无菌棉签、利器盒、手消毒液，必要时备屏风 ← 物品准备

患者准备 → 协助患者取合理体位，暴露放血部位，注意保暖，保护隐私

消毒局部皮肤，一手拇指压在被刺部位下端，一手持无菌针头对准被刺部位的静脉向心斜刺，然后轻轻挤压针孔周围，使出血少许，再以无菌干棉签按压针孔 ← 治疗

观察及询问 → 观察患者面色、表情、皮肤情况，询问患者有无不适。告知患者如有不适，及时告知护士

操作结束，及时用无菌干棉签擦去放出的血液，并对局部皮肤消毒，以防感染 ← 治疗结束

整理 → 协助患者着衣，取舒适卧位，整理床单位，处理用物，洗手

记录治疗单和操作观察表 ← 记录

放血疗法操作考核评分标准

项目	分值	技术操作要求	评分说明
仪表	2	仪表端庄、戴表	一项未完成扣1分，最高扣2分
核对	2	核对医嘱	未核对扣2分，内容不全面扣1分，最高扣2分
评估	5	病室环境、温度，患者病情、临床症状、既往史、是否妊娠或月经期	一项未完成扣1分，最高扣5分
	3	患者对疼痛的耐受程度、操作部位皮肤情况及配合程度	一项未完成扣1分，最高扣3分
告知	5	放血的作用、简单操作方法、注意事项及操作时的局部感	一项未完成扣1分，最高扣5分
用物准备	2	洗手，戴口罩	未洗手扣1分，未戴口罩扣1分，最高扣2分
	4	备齐并检查用物	未备齐用物扣2分，未检查扣2分，最高扣4分
环境与患者准备	3	病室整洁，光线明亮，温度适宜	未准备环境扣3分，准备不充分扣1分，最高扣3分
	4	协助患者取合理体位，暴露放血部位，注意保暖，保护隐私	未进行体位摆放扣1分，未充分暴露操作部位扣1分，未保暖扣1分，未保护患者隐私扣1分，最高扣4分
操作过程	2	核对医嘱	未核对扣2分，内容不全面扣1分，最高扣2分
	4	取穴，询问患者感受	取穴不正确扣2分，未询问患者感受扣2分，最高扣4分
	4	皮肤消毒剂沿注射部位由内向外消毒，范围＞5cm	消毒方法不正确扣2分，消毒范围不规范扣2分，最高扣4分
	14	一手拇指压在被刺部位下端，一手持无菌针头对准被刺部位的静脉向心斜刺，然后轻轻挤压针孔周围，使出血少许，再以无菌干棉签按压针孔	操作手法不正确扣8分，进针过深扣3分，未刺出血扣3分，最高扣14分

中医传承 中医特色护理技术

项目	分值	技术操作要求	评分说明
操作过程	6	观察患者反应及局部皮肤情况,询问患者有无不适	未观察扣2分/项,未询问患者感受扣2分,最高扣6分
	4	告知相关注意事项	未告知扣4分,告知不全扣2分,最高扣4分
	6	治疗结束:用消毒棉签消毒穿刺处,观察局部皮肤情况,询问有无不适	未消毒扣2分,未观察扣2分,未询问患者感受扣2分,最高扣6分
	4	协助患者着衣,取舒适体位,整理床单位	未安置体位扣2分,未整理床单位扣2分,最高扣4分
	4	洗手,再次核对医嘱	未洗手扣2分,未核对扣2分,最高扣4分
操作后	2	用物按《医疗机构消毒技术规范》处理	处置方法不正确扣1分/项,最高扣2分
	2	洗手	未洗手扣2分
评价	2	记录	记录不全面扣1分,未记录扣2分,最高扣2分
	6	无菌观念、流程合理、技术熟练、询问患者感受	一项不合格扣2分,最高扣6分
理论	5	放血疗法的适应证	回答不全面扣3分,未答出扣5分
	5	放血疗法的注意事项	回答不全面扣3分,未答出扣5分
得分			

主考老师签名: 　　　　　　　　考核日期: 　　年　　月　　日

第七章　中药外敷技术

第一节　中药冷敷技术

中药冷敷技术是将按一定处方配伍的中草药洗剂、散剂、酊剂冷敷于患处的治疗方法。该技术可使中药透皮吸收后发挥药效，同时，应用低于皮温的物理因子刺激机体而达到降温、止痛、止血、消肿，减轻炎性渗出的作用。

一、历史沿革

1. 先秦时期　中医外治法是起源最早的治疗疾症的方法之一。中药外敷技术是一种常见的中医外治方法，记载于众多中医古籍中。早在原始社会时期，人们用草茎、树叶之类外敷于伤口处时，逐渐发现，一些植物外敷可止血、减轻疼痛、加快愈合，这就是中药外敷治病的起源，而中药冷敷技术是在中药外敷的基础上逐渐发展起来的。

2. 西周—晋朝　最早有《周礼·天官》，其中记载了用外敷药物治疗疮疡，曰："疡医掌肿疡、溃疡、金疮、折疡之祝，药、劀、杀之齐"。祝药即现代的外敷药，这是利用草药外敷于肿痛的部位，可见外敷法在当时已经开始应用于疾病治疗之中。

中医古籍

而我国现存最早的方书，马王堆汉墓出土的《五十二病方》，其所载的283首方剂中，用于外敷的方剂高达90余首，其中描述的外治法包含有涂敷、熨法、熏蒸法、药浴法、烟熏等，中药冷敷疗法便是其中中药涂敷的演变。

战国时期，《黄帝内经》问世，这是我国第一部医学典籍，其中《素问·至真要大论》之中提出："内者内治，外者外治"，为外治法的形成和发展奠定了理论依据。《黄帝内经》中诸多对中医外治基础理论的描述，说明中医外治法内容逐渐丰富，开始自成体系，为后世外治法的发展，奠定夯实了基础。

晋代刘涓子撰写的《刘涓子鬼遗方》，全书载方154首，其中治疗痈疽方达84首，占总数的54.5%。通过对该书痈疽相关内容的全面整理，剖析其对痈疽的中医特色治疗，尤其是对中药外敷法的推崇。书中卷四有对治疗疮痈的描述："痈疽之甚，未发之兆，饥渴为始，始发之时，或发白疽，似若小疖，或复大痛，皆是微候，宜善察之。欲知是非，重按其处，是便隐复……应即贴即敷令得所即消，内服补暖汤散，不已，服冷药，外即冷敷"。自此，中药冷敷技术从中药外敷中发展演变出来，开启了古书记载中的先例。

3.明清成熟阶段 明清时期，中药冷敷技术广泛应用于治疗外疾之中，多记录于方剂书籍。《普济方》是中国历史上最大的方剂书籍，书中记载到"将附子末纳鱼肚中满，以泥固济，炭火上烧通赤，取出去泥，研细为末，冷敷疮口内，日用三五次，以愈为度"，以用于漏疮外治，"昼开出脓，夜复合"，足以可见中药冷敷技术的成熟和外治治疗的成效之快。

到明朝，王肯堂著书的《证治准绳·疡医》——卷之五，在治疗跌扑伤损中提道了："上各生采，杵捣极烂，冷敷缚。刀斧斫磕等伤，破皮损肉者，先用羊毛饼贴；次贴此膏……效更速"。书中论述多种痈疽、肿疡的外治法，将多种骨科病症归列到其中，较前贤名著而言，将疗法归纳和总结，使得外治法更具有章程。明代张时彻辑《急救良方·卷之二》中杂方第三十七，治疗皮肤烫伤中亦提道："用鸡子煮熟，去白用黄，于锅内熬油出，冷敷之。"由此可见，中药冷敷疗法在明代广泛应用，逐渐有章程可循。

清代鲍相璈在《验方新编》中医治跌打损伤、毛孔出血不止时，提到"又方：草纸烧灰，候冷敷上亦止"。蒋廷锡等编纂的《古今图书集成》，刊于1723年，书中亦提到用地蜈蚣叶溪女树叶，金脑香叶等中药，砍烂冷敷于患处。到清朝的中期，外治理念趋近健全，中医外治之中药冷敷技术的进展也进至繁盛阶段。

由上可见，古代医籍给后人留下了丰富的医学知识，为中药冷敷技术的发展奠定了深厚的历史基础，发展中药外治技术，弘扬时代创新精神。

现代医家

中药冷敷疗法起源于原始社会，早在《周礼·天官》中就有记载，其来源于社会实践，历经千载，逐渐成熟。纵观中药冷敷疗法发展历史，古籍文献中记载有相当多的学术理论和临床实践经验，对中药冷敷疗法的发展做出了巨大的贡献。

我国著名中西医结合外科专家尚德俊教授经过多年的临床实践，对我国历代医学文献进行深入研究，对中国传统医学外科领域的外治疗法进行了系统整理，其学术成就主要反映在所著《外科外治疗法》一书。除对中国传统医学外治疗法的研究和总结外，还对最重要和常用的外治疗法进行归纳和总结，深入研究各种外治疗法的适应证和应用方法，详述各种外科疾病外治疗法的应用，以及各类外用药物的疾病使用范围。

冷敷疗法通过局部冷敷中药，直接发挥药物的解毒疗疮、活血消肿、消肿排脓、冷血凉血等多种作用，除药力可以直达病所外，药性还可通过腠理由表入里，循经络传至脏腑，调节全身气血阴阳，治疗疾病。具有起效迅速、简便易行、适应证广泛等特色和优势，现多应用于外伤、骨折、脱位、软组织损伤的初期、衄血、蛰伤，也适用于感染性皮肤病、过敏性皮肤病以及高热、中暑等情况。中药冷敷疗法，成本相对较低、经济实惠，特别是在人们担心西药的毒副作用和追求自然疗法的当代，中药冷敷疗法对于疼痛、高热、炎症急性发作等症状的运用更具广阔前景，是一种适合推广的外治疗法。

中药冷敷疗法是祖国医学的璀璨瑰宝之一，源远流长，疗效显著，应用经络之学，辨证施治。贯穿古今，中药冷敷技术在先人和后世者中不断发展和传承，我们应在继承古法的基础上，不断完善和创新，形成更加科学和严谨的技术应用和评价方法，让中医护理技术在治未病中发挥出更大的作用！

二、技术原理

冷敷的低温刺激可降低皮肤、皮下和肌肉组织的温度，皮肤冷感受器经局部交感性反应引起血管收缩，减少外周血流量而改变血管通透性，降低血管通透性，减少出血及渗出；还可以使组织代谢中的氧消耗降低，抑制组织液及淋巴液的形成，同时冷敷能减慢神经传导速度，抑制细胞活动，降低末梢神经敏感性，从而具有镇静、镇痛、止痒、减轻炎性水肿和渗出的作用。

中医理论中，人体皮肤腠理与五脏六腑相贯通，药物通过体表、腠理达到脏腑，起到调整机体、抗病祛邪的作用。筋骨并损，气滞血瘀，血溢脉外，经络受阻，不通则痛。将活血化瘀、运气行血、消肿止痛的药物外用于疮疡处，以活血止痛、疏通经络、清热燥湿、泻火解毒、补气健脾、缓急止痛等。

三、适应证与禁忌证

1. 适应证 外伤、骨折、脱位、软组织损伤的初期、衄血、蛰伤，也适用于感染性皮肤病、过敏性皮肤病以及高热、中暑等。

2. 禁忌证 阴寒证及皮肤感觉减退的患者不宜冷敷；禁止在心前区（即左锁骨中线，第五肋间隙处）附近做冷敷，以避免引起冠状动脉痉挛而发生危险。

四、操作步骤与要求

1. 施术前准备

（1）用物准备　治疗盘、中药汤剂（8～15℃）、敷料（或其他合适材料）、水温计、纱布、治疗巾，必要时备冰敷袋、凉性介质贴膏、屏风等（图7-1）。

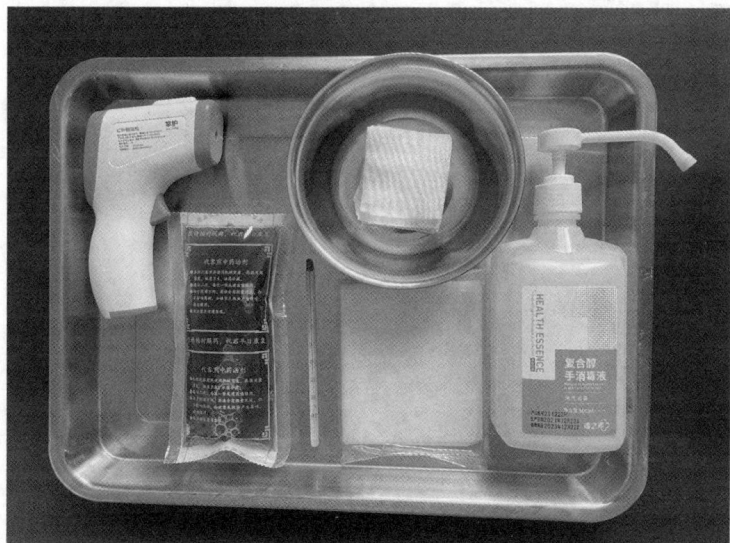

图 7-1　中药冷敷技术的用物准备

（2）操作部位选取与准备　应根据病症选取适当的治疗部位。

（3）受术者体位准备　坐位、俯卧位、仰卧位，或根据实际情况，选择受术者舒适，施术者便于操作的治疗体位。

（4）操作环境准备　环境整洁，室温适宜。

2. 中药冷敷操作方法

（1）中药冰敷　将中药散剂敷于患处，面积大于病变部位 1～2cm。敷料覆盖，将冰敷袋放置于敷料上保持低温。

（2）中药酊剂凉涂法　将中药喷剂喷涂于患处，喷 2～3 遍，面积大于病变部位 1～2cm。敷料覆盖，将冰敷袋放置于敷料上保持低温。

（3）中药散剂冷敷法　将中药粉剂揉于患处或均匀撒在有凉性物理介质的膏贴上，敷于患处，面积大于病变部位 1～2cm，保留膏贴 1 小时。

3. 操作步骤

（1）备齐用物，携至床旁。协助受术者取合理、舒适体位，暴露冷敷部位。

（2）将冷却的中药汤剂取出，测试药液温度（8～15℃），用敷料（或消毒纱布 7～8 层或干净毛巾）浸取药液，微挤压至不滴水时为度，外敷患处，并及时更换（每隔 5 分钟重新操作 1 次，持续 20～30 分钟），以保持患处的纱布层或毛巾处于 8～15℃的低温（图 7-2）。

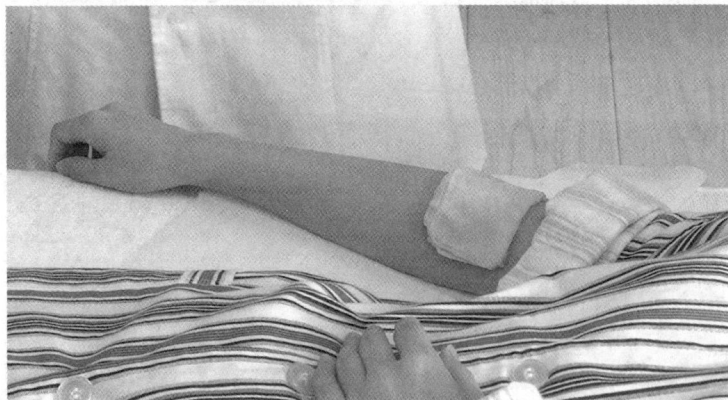

图 7-2　中药冷敷技术

（3）在冷敷过程中一定要注意局部温度变化，观察患肢末梢血运，询问受术者局部感受。

4. 施术后处理

（1）单次冷敷时间为 20 ～ 30 分钟。

（2）局部皮肤出现不适时，及时告知护士。

（3）中药可致皮肤着色，数日后可自行消退。

5. 中药冷敷治疗间隔与疗程　每日 3 ～ 4 次，每次 20 ～ 30 分钟，每隔 5 分钟更换敷料 1 次。3 天为 1 个疗程。

五、注意事项

（1）阴寒证及皮肤感觉减退的受术者不宜冷敷。

（2）操作过程中观察皮肤变化，特别是创伤靠近关节、皮下脂肪少的受术者，注意观察患肢末梢血运，定时询问受术者局部感受。如发现皮肤苍白、青紫，应停止冷敷。

（3）中药冷敷完毕后，注意保持局部干燥，注意保温。

（4）注意保暖，必要时遮挡保护受术者隐私。

举验
例案

患者，女，86 岁，主诉"间断咳嗽咳痰伴喘憋 18 年，近日加重伴随高热症状"。于我院发热门诊筛查后转入急诊科接受治疗。患者诉因受风寒出现咳嗽咳痰伴喘憋加重症状，高热伴喉中痰鸣，发热无汗出。

【查体】舌质暗红，少苔，脉弦浮滑有力。

【既往史】体健。

【中医诊断】风温肺热（痰热壅肺）。

【西医诊断】肺部感染。

【治则治法】清热解表。

【中医护理技术】中药冷敷疗法。

1. 操作部位　额头、后颈部、肘窝。

2. 操作穴位　大椎、风池、曲池。

3. 操作步骤

（1）协助患者取俯卧位，使患者尽量放松。将冷却的中药汤剂取出，用消毒纱布 7～8 层或干净毛巾，浸取药液，微挤压至不滴水时为度，外敷于额头、后颈部、肘窝，并及时更换，以保持患处的纱布层或毛巾 8～15℃的低温。在冷敷过程中观察局部温度变化，了解患者局部感受。

（2）疗程　每日 3 次，每次 20～30 分钟，3 天为 1 个疗程，共 1 个疗程。

【健康宣教】

1. 饮食护理　指导患者病情允许时进食高热量、高蛋白、高维生素、易消化的流质或半流质饮食，多饮水或饮料。饮食宜清淡、清补，忌食甜腻、油炸、生冷、刺激性食物。

2. 生活起居护理　高热时卧床休息，寒战时注意保暖，应及时调节室温。保持室内空气清新，维持适宜的温湿度，环境整洁，保证足够的休息和睡眠，避免劳累。

3. 运动方面　加强锻炼，多进行户外活动，增加机体抵抗力。

【效果评价】对比记录患者治疗前后的体温变化，操作前体温波动在 38.8～39.3℃，操作后体温波动在 37.3～37.9℃。绘制体温单，根据体温变化情况进行疗效评价。治疗后患者高热情况好转，治疗效果显著（图 7-3，图 7-4）。

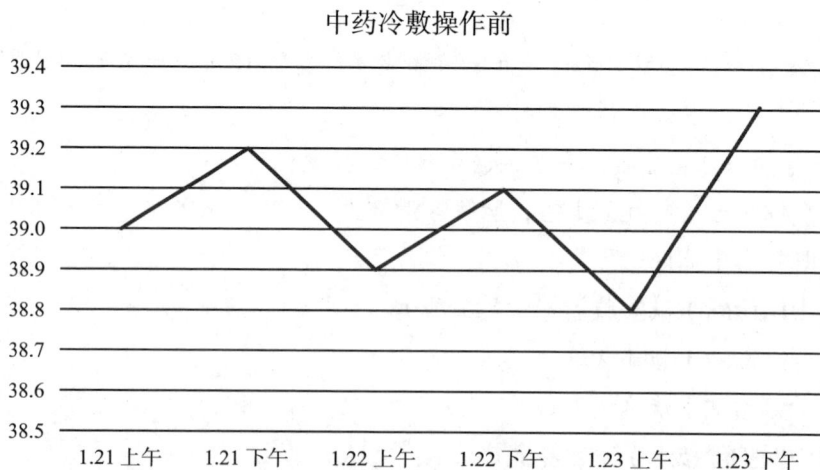

中药冷敷操作前

图 7-3　治疗前体温变化

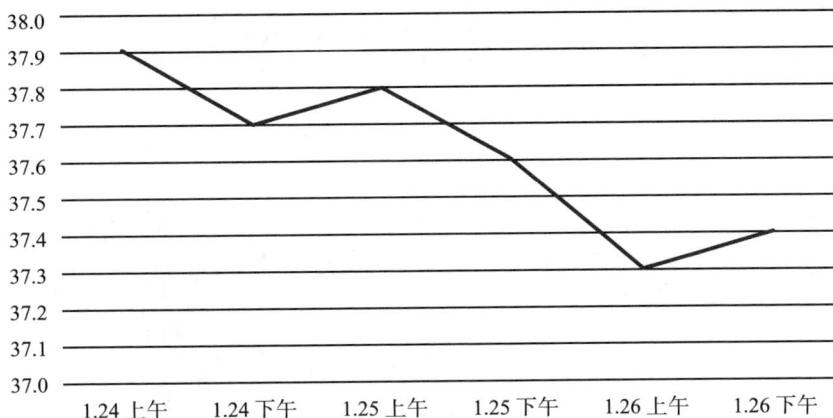

图 7-4 治疗后体温变化

【体会】

中医认为发热分为实热与虚热两种，中医冷敷技术主要适用于实热证。实热病因有外感、内伤之分。外感温热阳邪，"邪并于阳"而使"阳"亢盛；或虽感受阴寒之邪，但入里化热；内伤或因过食辛辣温热之品，或因情志内伤，五志过极而化火，或因气滞、血瘀、食积等郁而化热，或脏腑气机过旺等，使体内阳热之气过盛，阴液未能御制阳热之邪，临床表现出热象及燥动之象。中药冷敷疗法通过局部冷敷中药，直接发挥药物的疗效，清热解表、冷血凉血的作用，通过皮毛腠理由表入里，治疗患者高热不退的症状。且操作简便、取效迅速、成本较低、经济实惠，为患者缓解疾病的同时，减轻经济负担。

参考文献

［1］孙占学，李曰庆，张丰川，等. 中医外治法源流［J］. 中华中医药杂志，2016，31（11）：4416-4419.

［2］范德奎. 敷法在《五十二病方》中的运用［J］. 成都中医学院学报，1994，（1）：5.

［3］陆玲，任威铭，吴承艳，等.《刘涓子鬼遗方》痈疽治疗特色探析［J］. 中国中医基础医学杂志，2018，24（8）：1062-1064.

［4］余瀛鳌. 明代临床各科名著《证治准绳》［J］. 北京中医药，2010，29（3）：182-185.

［5］江玉. 古代中医外科外治方法发明创造价值的研究［D］. 成都：成都中医药大学，2011：1-12.

中医传承 中医特色护理技术

中药冷敷技术操作流程图

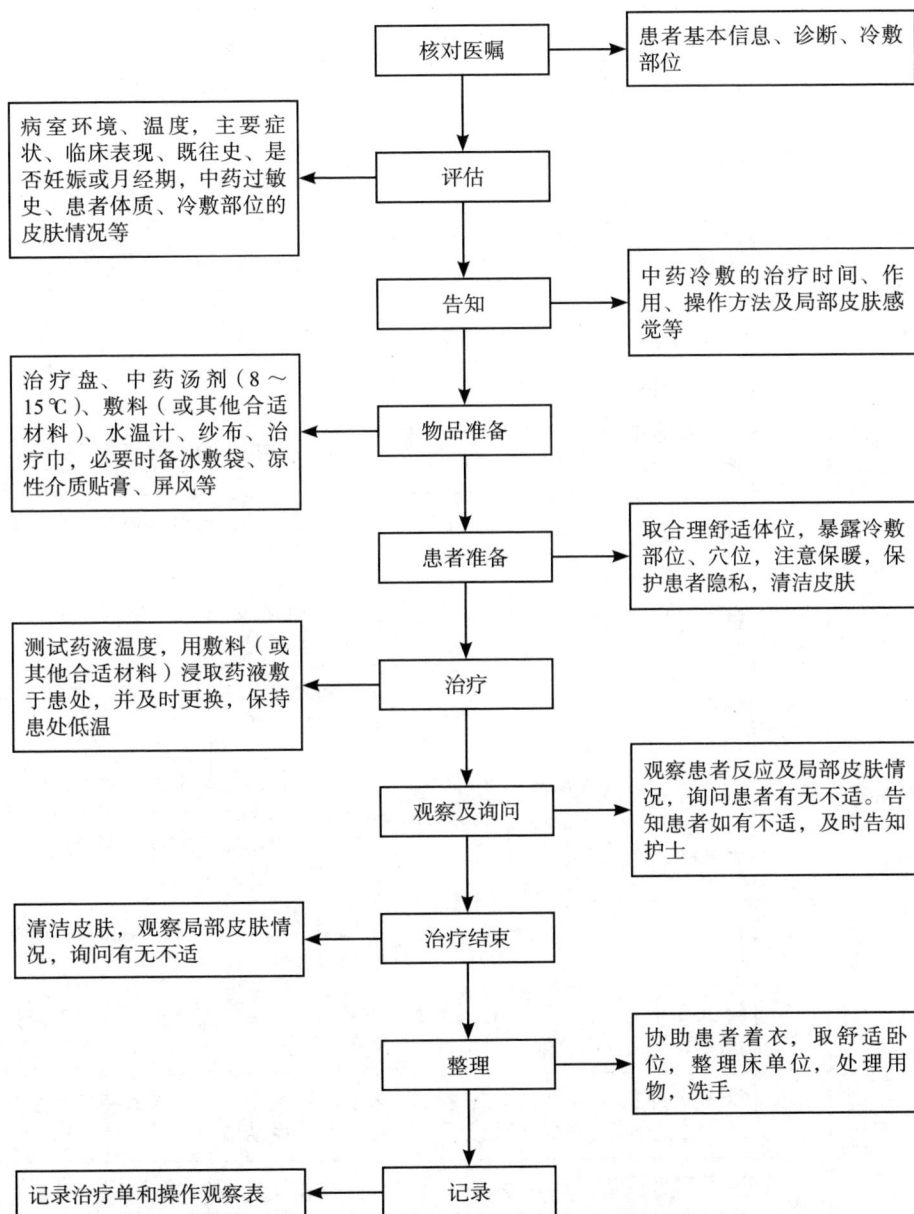

核对医嘱 → 患者基本信息、诊断、冷敷部位

病室环境、温度，主要症状、临床表现、既往史、是否妊娠或月经期、中药过敏史、患者体质、冷敷部位的皮肤情况等 ← 评估

告知 → 中药冷敷的治疗时间、作用、操作方法及局部皮肤感觉等

治疗盘、中药汤剂（8～15℃）、敷料（或其他合适材料）、水温计、纱布、治疗巾，必要时备冰敷袋、凉性介质贴膏、屏风等 ← 物品准备

患者准备 → 取合理舒适体位，暴露冷敷部位、穴位，注意保暖，保护患者隐私，清洁皮肤

测试药液温度，用敷料（或其他合适材料）浸取药液敷于患处，并及时更换，保持患处低温 ← 治疗

观察及询问 → 观察患者反应及局部皮肤情况，询问患者有无不适。告知患者如有不适，及时告知护士

清洁皮肤，观察局部皮肤情况，询问有无不适 ← 治疗结束

整理 → 协助患者着衣，取舒适卧位，整理床单位，处理用物，洗手

记录治疗单和操作观察表 ← 记录

中药冷敷技术操作考核评分标准

项目	分值	技术操作要求	评分说明
仪表	2	仪表端庄、戴表	一项未完成扣1分，最高扣2分
核对	2	核对医嘱	未核对扣2分，内容不全面扣1分，最高扣2分
评估	5	病室环境、温度，主要症状、临床表现、既往史、是否妊娠或月经期	一项未完成扣1分，最高扣5分
	3	中药过敏史、患者体质、冷敷部位的皮肤情况	一项未完成扣1分，最高扣3分
告知	5	中药冷敷的治疗时间、作用、操作方法及局部皮肤感觉等	一项未完成扣1分，最高扣5分
用物准备	2	洗手，戴口罩	未洗手扣1分，未戴口罩扣1分，最高扣2分
	4	备齐并检查用物	未备齐用物扣2分，未检查扣2分，最高扣4分
环境与患者准备	3	病室整洁，光线明亮，温度适宜	未准备环境扣3分，准备不充分扣1分，最高扣3分
	5	协助患者取合理体位，暴露冷敷部位、穴位，注意保暖，保护患者隐私，清洁皮肤	未进行体位摆放扣1分，未充分暴露冷敷部位扣1分，未保暖扣1分，未保护患者隐私扣1分，未清洁皮肤扣1分，最高扣5分
操作过程	2	核对医嘱	未核对扣2分，内容不全面扣1分，最高扣2分
	6	测试药液温度8～15℃，用敷料浸取药液敷于患处	药液温度过高或过低扣6分，最高扣6分
	15	每5分钟重复操作1次，持续20～30分钟，保持患处低温	未及时更换扣9分，未保持药液温度扣6分，最高扣15分
	6	观察患者反应及局部皮肤情况，询问患者有无不适	未观察扣2分/项，未询问患者感受扣2分，最高扣6分
	4	告知相关注意事项	未告知扣4分，告知不全扣2分，最高扣4分

项目	分值	技术操作要求	评分说明
操作过程	6	治疗结束：清洁皮肤，观察局部皮肤情况，询问有无不适	未清洁皮肤扣2分，未观察扣2分，未询问患者感受扣2分，最高扣6分
	4	协助患者着衣，取舒适体位，整理床单位	未安置体位扣2分，未整理床单位扣2分，最高扣4分
	4	洗手，再次核对医嘱	未洗手扣2分，未核对扣2分，最高扣4分
操作后处置	2	用物按《医疗机构消毒技术规范》处理	处置方法不正确扣1分/项，最高扣2分
	2	洗手	未洗手扣2分
	2	记录	记录不全面扣1分，未记录扣2分，最高扣2分
评价	6	流程合理、技术熟练，局部皮肤无损伤，询问患者感受	一项不合格扣2分，出现皮肤损伤扣6分，最高扣6分
理论提问	5	中药冷敷的适应证	回答不全面扣3分，未答出扣5分
	5	中药冷敷的注意事项	回答不全面扣3分，未答出扣5分
得分			

主考老师签名： 考核日期： 年 月 日

第二节　中药热熨敷技术

中药热熨敷技术是将中药加热后装入布袋，在人体局部或一定穴位上移动，利用温热之力使药性通过体表透入经络、血脉，从而达到温经通络、行气活血、散寒止痛、祛瘀消肿等作用的一种操作方法。

一、历史沿革

中医古籍

中药热熨敷技术历史悠久，源远流长，我国现存最早的医学古籍《五十二病方》中就已有熨疗法的记载。《史记·扁鹊仓公列传》载有扁鹊"疾之居腠理也，汤熨之所及也"的论述，并记载了用"五分之熨，以八减之齐（剂）和煮之，以更熨两胁下"的方法，治愈了虢太子"尸厥"的经过。这反映了春秋战国时期医家对本疗法的治疗作用、适应范围有了一定的认识。《黄帝内经》中，也论述了风寒湿痹、肿痛不仁之类的病证，可以用"汤熨及大灸刺"等方法治疗，并具体介绍用川椒、干姜、桂心渍酒，以棉布等纳酒中以尽其汁的"药熨"方，以及用"生桑炭炙巾，以熨寒痹所刺之处，令热入至于病所。寒，复炙巾以熨之，三十遍而止；汗出以巾拭身，亦三十遍而止。起步内中，无见风，每刺必熨，如此病已矣"的具体操作方法。历代医家在此基础上不断创新，拓展其治疗范围。如晋代的《肘后备急方》、唐代的《备急千金要方》《外台秘要》、宋代的《圣济总录》等医籍均收载了治疗卒死、卒心痛、腰腹痛、霍乱吐泻、癥瘕积聚、跌打损伤、诸毒痈肿等疾病的药熨方药。其中既有直接熨引病痛的方法，也有熨脐、熨目、腧穴、熨癥等不同的方法；除了以药物熨引之外，尚有盐熨、膏熨、水熨等各种熨法，使得本疗法成为中医外治疗法中应用广泛、简便易行的实用疗法。

1977年版《中华人民共和国药典》（以下简称《中国药典》）曾记载其为驱风止痛砂，1985年版《中国药典》又恢复其名为坎离砂，是《中国药典》中唯一登载的熨剂。坎、离在八卦中代表水和火，表明本药可以生火热以祛水湿风寒，其外形似砂，故名坎离砂。据文献记载，凡是属于虚证、寒证、阴证都可应用熨剂，如内科急性病的卒中、尸厥、中风等和慢性病的心腹痛、腰痛、四肢痹痛、癥瘕、半身不遂、风毒、风肿，以及外科的痈疽、恶疮、阴肿等都能用熨剂治疗。熨剂的配伍根据患者的病情辨证论治，大多选取气味辛香雄烈之品，从中药药性来讲，此类药物多具有走窜、通络、开窍、透肌的特性，能够通调经脉以至深入脏腑，同时更利于药物的吸收和药性的发挥。现代医学研究发现，药熨法通过温热刺激并结合药物的作用，可以促进毛细血管扩张，改善局部血液循环及淋巴循环，促进新陈代谢，增加局部软组织营养供应，加速水肿和病变产物的吸收，消除肿胀，解除痉挛，使损伤的组织得以修复。中药热熨敷技术临床应用较广，特别是与现代科技相结合采用微波制备中药药熨袋，使该法具有操作简便、节时省力、安全实用、易于接受等优点，便于临床实施，值得临床推广。

二、介质种类与特点

根据所用药品的不同，又分为盐熨法、麸熨法、生姜熨法、吴茱萸熨法等。

1.盐熨法　取大青盐 500 ～ 1000g 放锅中，急火炒至极热，将其分装在两个熨袋中，闭紧袋口，将其中一个置患者病变部位热敷 30 ～ 60 分钟，温度降低后，换置另一包。或用 50 ～ 100ml 陈醋加盐中同炒后装入熨袋中热敷；也可加葱末 500g 与盐同炒后热熨。盐熨法适用于寒湿痹证、瘀血阻络之各种痛症，脾胃虚寒之泄泻、呕吐、呃逆、便秘、癃闭，风寒感冒之头身疼痛等。

2.麸熨法　取麦麸 500 ～ 1000g，炒热装入熨袋中敷于胃脘部，熨烫 30 ～ 60 分钟，温度降低后，换置另一包。也可在装包前 2 ～ 3 分钟，加入苍术、木香各 50g，乳香、没药各 25g 共炒，同时加一些水，使其产生热气以充分发挥药力，装包后热敷，疗效会更好。麸熨法适用于寒邪、食滞所致的脘腹痞满疼痛及呕吐、腹泻、呃逆等。

3.生姜熨法　取生姜 500g，捣烂装熨袋中敷于患处，上置热水袋熨烫 1 ～ 2 小时。适用于心胸痞满、胃气虚寒、痰饮积滞、消化不良、癃闭、呕吐腹泻、寒湿痹痛等。

4.吴茱萸熨法　取吴茱萸 60g 研末，与大青盐 60g 同炒，装袋后热熨脐部，温度降低后可上置热水袋续熨，熨 1 ～ 2 小时。适用于吐泻腹痛、疝气癥瘕等。

三、技术原理

1.局部刺激作用　热熨法通过药物和温热对局部组织的刺激，使局部血管扩张、血流加快而改善周围组织的营养和代谢，从而使症状缓解。

2.免疫调节作用　药性和温热作用刺激腧穴，通过神经反射激发机体的调节作用，使机体产生某些抗体，从而提高机体的免疫力。

3.调节经络作用　药物和温度作用于机体，可将刺激和药性透入经络，通过对机体经络的调节，达到补虚泻实，促进阴阳平衡，最终起到温经通络、行气活血、祛湿散寒、清热止血、消肿止痛的功效。

4. 药物治疗作用　药性借温热之力，从表达里，透过皮毛腠理，充分渗透、吸收并循环运行，内达脏腑，从而发挥较强的药理作用，起到疏通经络、活血化瘀、温中散寒、通利气机、解痉止痛、排毒生肌、促进血液循环等功效。

四、适应证与禁忌证

1. 适应证　适用于各种风寒湿痹证引起的关节冷痛、麻木、沉重、酸胀、痉挛和僵硬等病变，风寒感冒之头痛、身痛、咳喘，跌打损伤等引起的局部瘀血、肿痛，小便不利引起的癃闭，外伤所致的腰背扭伤，脾胃虚寒所致的胃脘疼痛、腹冷泄泻、呕吐，也可用于痞气、食滞、痰核等证的治疗，各种厥证的急救以及下焦虚冷、元阳衰惫之证。

2. 禁忌证

（1）皮肤有破损及炎症，局部感觉障碍处忌用。

（2）颜面五官部位慎用。

（3）孕妇腹部、腰骶部以及某些可促进子宫收缩的穴位，如合谷、三阴交等，应禁止中药熨敷，有些药物如麝香等孕妇禁用，以免引起流产。

（4）糖尿病、血液病、发热、严重心肝肾功能障碍者慎用。

（5）艾滋病、结核病或其他传染病者慎用。

（6）肢体感觉障碍（例如部分糖尿病患者）者慎用。

五、操作步骤与要求

1. 施术前准备

（1）用物准备　治疗盘、中药热熨包、凡士林、无纺布袋、小毛巾、毛毯、体温枪、手消毒液，必要时备屏风（图7-5）。

（2）操作部位选取与准备　应根据病症选取适当的治疗部位。以肌肉丰厚处为宜，常用肩、背、腰以及腹部等。

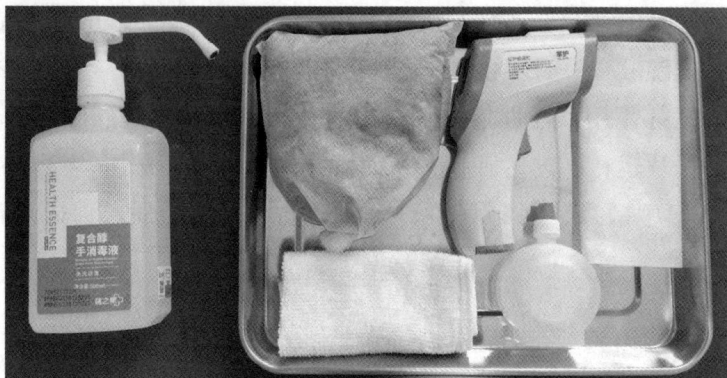

图 7-5　中药热熨敷技术的用物准备

（3）受术者体位准备　坐位、俯卧位、仰卧位或根据实际情况，选择受术者舒适，施术者便于操作的治疗体位。

（4）操作环境准备　环境整洁，室内温湿度适宜。

2. 中药热熨敷操作方法

（1）直接熨　是将已加热的物体或药物直接放置穴位或患处进行熨烫。如盐熨、生姜熨等。

（2）间接熨　是先将药物置于穴位或患处，再用加热体放置在药物上面进行熨烫的一种方法。如部分药熨法。

3. 操作步骤

（1）取适宜体位，暴露药熨部位，必要时用屏风遮挡受术者。

（2）用毛巾清洁受术者药熨部位皮肤。

（3）先用润肤油涂抹腹部皮肤，按摩腹部、中脘穴、天枢穴。

（4）根据医嘱，将药物装入无纺布袋中，扎好袋口。药袋置于微波炉内加热至 50 ～ 60℃，加热后的药袋包裹一层无纺布袋，备用。

（5）将药袋放于腹部以肚脐为中心来回推熨，以受术者能耐受为宜。力量要均匀，开始时用力要轻，速度可稍快，随着药袋温度的降低，力量可增大，同时速度减慢。药袋温度过低时，及时更换药袋或加温（图 7-6）。

（6）将热熨包放于受术者腹部，保留 5 ～ 10 分钟。

（7）药熨操作过程中注意观察局部皮肤的颜色情况，及时询问受术者对温度的感受。

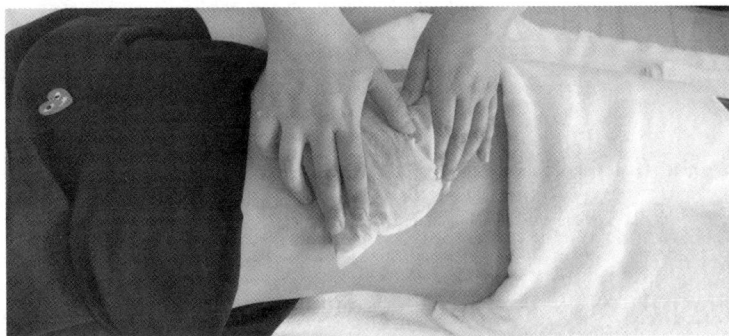

图 7-6　中药热熨敷技术

（8）治疗时间为每次 15～30 分钟，每日 1～2 次。

（9）治疗结束，取下热熨包，用毛巾擦拭受术者腹部皮肤。

4. 施术后处理

（1）观察受术者局部皮肤情况，如有皮肤发红，及时处理，避免烫伤。

（2）协助受术者饮温开水，注意保暖，避免着凉。

（3）注意休息，避免过度劳累，饮食宜清淡易消化。

5. 中药热熨敷治疗间隔与疗程　每日 1～2 次，连续治疗 5 天为 1 疗程。

六、注意事项

（1）孕妇腹部及腰骶部、大血管处、皮肤破损及炎症、局部感觉障碍处忌用。

（2）操作过程中应保持药袋温度，温度过低则需及时更换或加热。

（3）药熨温度适宜，一般保持 50～60℃，不宜超过 70℃，年老、婴幼儿及感觉障碍者，药熨温度不宜超过 50℃。操作中注意保暖。

（4）药熨过程中应随时听取受术者对温度的感受，观察皮肤颜色变化，一旦出现水疱或烫伤时应立即停止，并给予适当处理。

举验例案

患儿，男，6岁，主因腹痛1天来我院儿科门诊接受治疗。患者诉1天前因食生冷食物后出现腹痛症状，得温痛减，遇寒加重。

【查体】舌淡，苔薄白，脉弦紧。

【既往史】体健。

【中医诊断】胃脘痛（寒邪客胃型）。

【西医诊断】胃炎。

【治则治法】温胃散寒，理气止痛。

【中医护理技术】中药热熨敷。

1. **操作部位** 腹部。

2. **操作穴位** 中脘穴、天枢穴。

3. **操作手法** 点揉法、推熨法。

4. **操作步骤**

（1）患者取仰卧位，暴露腹部，用毛巾清洁患者药熨部位皮肤。

（2）先将润肤油涂抹于患者腹部皮肤，按摩腹部穴位。①摩腹：术者用掌面或四指以脐为中心顺时针摩腹100～200次。②按揉中脘穴：术者用中指末节指腹垂直按压于中脘穴，同时带动皮下组织做环旋揉动，按揉50次。③点揉天枢穴：术者用双手拇指指面着力，吸定于天枢穴上，带动皮下组织做轻柔和缓、小幅度的环旋揉动法，点揉50次。

（3）将加热后的药包包裹一层无纺布袋，放在患者腹部，以肚脐为中心来回推熨，药袋温度过低时，更换药袋续熨。药熨时间为15分钟。推熨后将热熨包放于患者腹部，保留10分钟。

（4）疗程 每日1次，5天为1疗程，共1个疗程。

5. **中药热熨敷药物处方** 粗盐30g，吴茱萸50g。

【健康宣教】

1. **注意饮食调养**

（1）少食油炸食物 因这类食物不易消化，会加重胃肠道负担。

（2）少食腌制食物 因含有较多的盐分及某些可致癌物，不宜多吃。

（3）少食刺激性食物　刺激性强的食物对胃肠道有较强的刺激作用，容易引起胃脘疼痛、不适。避免进食过甜、过酸、过冷、过热及辛辣食物。忌用粗纤维多、硬而不消化的食物。

（4）饮食要有规律　定时定量，保护胃肠道，避免过饥或过饱，更利于消化。

（5）食物细嚼慢咽　这有利于保护胃黏膜，减轻胃肠负担。忌暴饮暴食、饥饱不匀。

（6）少食生冷食物　饮食的温度应以不烫不凉为度。

2.注意防寒保暖　胃部受凉后会使胃的功能受损，故要注意胃部保暖，不要受寒。

3.保持平常心情　保持精神愉快和情绪稳定，避免紧张、焦虑、恼怒等不良情绪的刺激。同时，注意劳逸结合，防止过度疲劳而殃及胃病的康复。

【效果评价】治疗前根据小儿腹痛中医证候积分表进行评分，总积分24分，治疗前积分22分，治疗后积分4分。根据治疗前后症状评分计算疗效指数，进行疗效评价。疗效指数＝（22-4）/22×100%。疗效指数为81%，其中，疗效指数＞75%为临床治愈。治疗后患者腹痛症状基本消失，治疗前后效果显著（表7-1）。

表7-1　效果评价

量化评估项目	治疗第1天	治疗第3天	治疗第5天
证候总积分	22分	10分	4分

【体会】

中药热熨敷利用热力、药物、推熨的共同作用，可达到行气活血、温经通络、散寒止痛的目的。适用于风湿痹病引起的关节冷痛、酸胀、沉重、麻木；脾胃虚寒所致的胃脘疼痛、腹冷泄泻、呕吐等症状。广泛应用于内、外、妇、儿各科的多种病症，可起到辅助治疗，加速治愈的作用。任娄涯等以中国知网、万方数据库2000—2017年所收录有关中药热熨敷在临床护理应用的文献为研究对象，进行文献计量学分析，结果显示近年来中药热熨敷技术已被广泛使用在临床常见疾病的治疗和护理中，且其应用研究主要涉及运动系统、消化系统、神经系统和泌尿系统等，发展迅速且效果显著。关露娟等通过运动康复结合中药热熨敷疗法治疗腰椎退行性病变中取得显著效果。傅根莲等研究显示，中药热熨敷疗法能改善患者药物所致的胃肠道反应，如恶心、呕吐、食欲下降、腹胀等症状。同时，对病情轻浅或单纯的疾病以及在疾病初起阶段，尤其对不肯服药的儿童，久病体虚或脾胃运化功能障碍，都能起到内治所不能起到的作用。中药热熨敷采用患病局部或病位相邻部位施药，直接作用于机体，在局部形成较高的药物浓度，而血中药物浓度则甚微，避免了药物对肝脏及其他脏器的损伤。同时此项操作简便易行，利于普及推广。

参考文献

［1］ 任娄涯，马小琴，程思诗. 中药热熨敷在我国临床护理应用的文献计量学研究［J］. 护理管理杂志，2018，18（7）：494-497.

［2］ 傅根莲，蒋燕红，刘晓霞. 穴位贴敷联合中药热熨对改善抗结核药物所致胃肠道反应的临床疗效研究［J］. 护理与康复，2019，18（8）：69-71.

中药热熨敷技术操作流程图

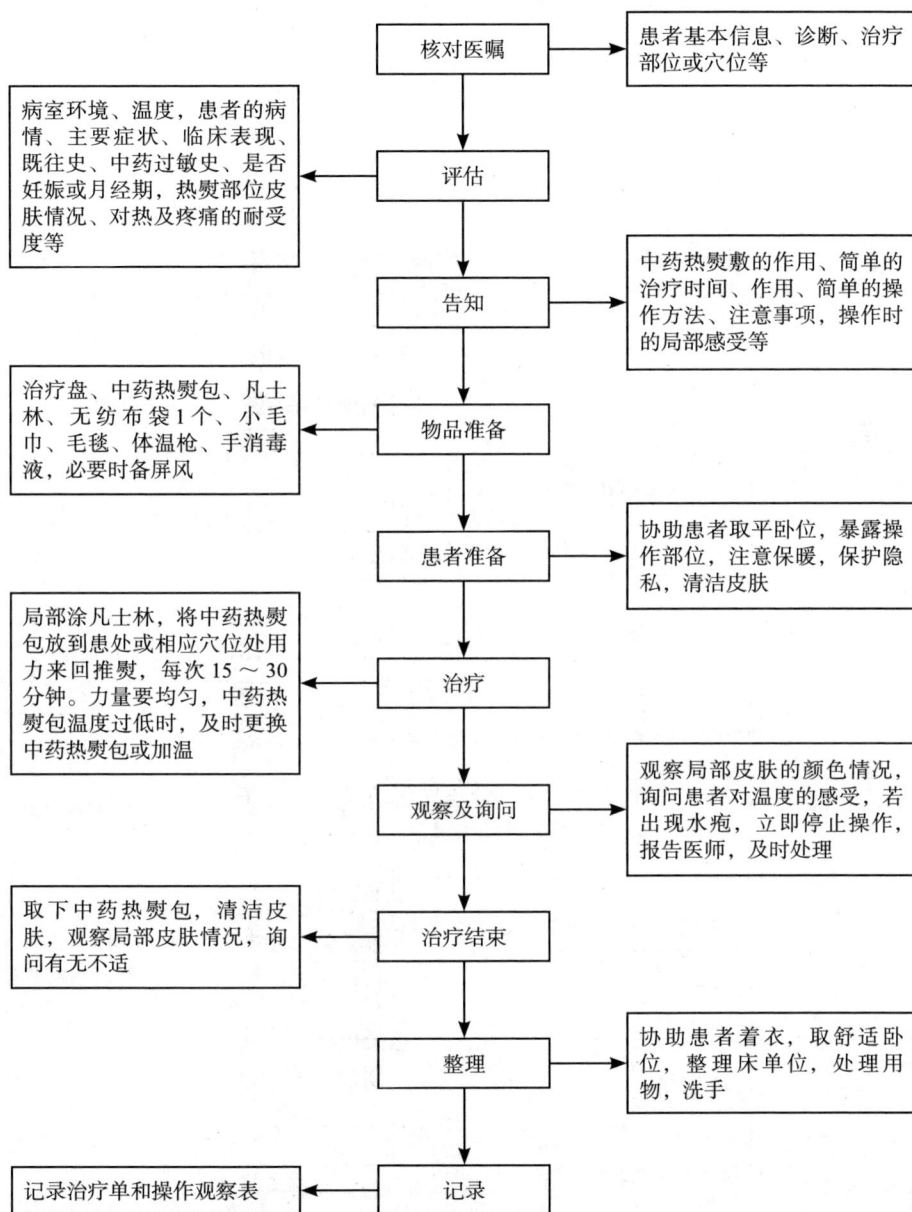

```
                          核对医嘱 ────────▶ 患者基本信息、诊断、治疗
                             │              部位或穴位等
                             ▼
病室环境、温度、患者的病
情、主要症状、临床表现、
既往史、中药过敏史、是否 ◀──── 评估
妊娠或月经期，热熨部位皮
肤情况、对热及疼痛的耐受
度等                         │
                             ▼
                          告知 ────────▶ 中药热熨敷的作用、简单的
                             │            治疗时间、作用、简单的操
                             │            作方法、注意事项，操作时
                             │            的局部感受等
治疗盘、中药热熨包、凡士
林、无纺布袋1个、小毛 ◀──── 物品准备
巾、毛毯、体温枪、手消毒
液，必要时备屏风            │
                             ▼
                          患者准备 ────────▶ 协助患者取平卧位，暴露操
                             │              作部位，注意保暖，保护隐
                             │              私，清洁皮肤
局部涂凡士林，将中药热熨
包放到患处或相应穴位处用
力来回推熨，每次15～30 ◀──── 治疗
分钟。力量要均匀，中药热
熨包温度过低时，及时更换
中药热熨包或加温            │
                             ▼
                          观察及询问 ────────▶ 观察局部皮肤的颜色情况，
                             │               询问患者对温度的感受，若
                             │               出现水疱，立即停止操作，
                             │               报告医师，及时处理
取下中药热熨包，清洁皮
肤，观察局部皮肤情况，询 ◀──── 治疗结束
问有无不适                   │
                             ▼
                          整理 ────────▶ 协助患者着衣，取舒适卧
                             │            位，整理床单位，处理用
                             │            物，洗手
                             ▼
记录治疗单和操作观察表 ◀──── 记录
```

中药热熨敷技术操作考核评分标准

项目	分值	技术操作要求	评分说明
仪表	2	仪表端庄、戴表	一项未完成扣1分，最高扣2分
核对	2	核对医嘱	未核对扣2分，内容不全面扣1分，最高扣2分
评估	5	病室环境、温度，患者的病情、主要症状、临床表现、既往史、中药过敏史、是否妊娠或月经期	一项未完成扣1分，最高扣5分
	3	热熨部位皮肤情况、对热及疼痛的耐受度	一项未完成扣1分，最高扣3分
告知	5	中药热熨敷的治疗时间、作用、简单的操作方法、注意事项，操作时的局部感受等	一项未完成扣1分，最高扣5分
用物准备	2	洗手，戴口罩	未洗手扣1分，未戴口罩扣1分，最高扣2分
	4	备齐并检查用物	未备齐用物扣2分，未检查扣2分，最高扣4分
环境与患者准备	3	病室整洁，光线明亮，温度适宜	未准备环境扣3分，准备不充分扣1分，最高扣3分
	5	协助患者取平卧位，暴露操作部位，注意保暖，保护隐私，清洁皮肤	未进行体位摆放扣1分，未充分暴露操作部位扣1分，未保暖扣1分，未保护患者隐私扣1分，未清洁皮肤扣1分，最高扣5分
操作过程	2	核对医嘱	未核对扣2分，内容不全面扣1分，最高扣2分
	3	将中药热熨包加热至60～70℃，备用	温度不符合要求扣3分，最高扣3分
	2	药熨部位局部涂凡士林	未涂凡士林扣2分，涂抹不均匀扣1分，最高扣2分

项目	分值	技术操作要求	评分说明
操作过程	14	推熨：将中药热熨包放到患处或相应穴位处用力来回推熨，以患者能耐受为宜。力量要均匀，开始时用力要轻，速度可稍快，随着中药热熨包温度的降低，力量可增大，同时速度减慢。中药热熨包温度过低时，及时更换中药热熨包或加温	推熨手法不正确扣6分，力量不均匀扣4分，未及时加温扣4分，最高扣14分
	2	推熨时间：15～30分钟	推熨时间过短或过长扣2分，最高扣2分
	4	中药热熨操作过程中注意观察局部皮肤的颜色情况，及时询问患者对温度的感受	未观察皮肤颜色扣2分，未询问患者感受扣2分，最高扣4分
	4	告知相关注意事项	未告知扣4分，告知不全扣2分，最高扣4分
	4	推熨结束，将中药热熨包放于患者腹部，保留5～10分钟	未放于患者腹部扣2分，时间过短或过长扣2分，最高扣4分
	4	治疗结束：取下中药热熨包，清洁皮肤，观察局部皮肤情况，询问有无不适	未清洁皮肤扣2分，未观察扣1分，未询问患者感受扣2分，最高扣4分
	4	协助患者着衣，取舒适体位，整理床单位	未安置体位扣2分，未整理床单位扣2分，最高扣4分
	4	洗手，再次核对医嘱	未洗手扣2分，未核对扣2分，最高扣4分
操作后处置	2	用物按《医疗机构消毒技术规范》处理	处置方法不正确扣1分/项，最高扣2分
	2	洗手	未洗手扣2分
	2	记录	记录不全面扣1分，未记录扣2分，最高扣2分
评价	6	流程合理、技术熟练、局部皮肤无损伤、询问患者感受	一项不合格扣2分，出现皮肤损伤扣6分，最高扣6分
理论提问	5	中药热熨敷的禁忌证	回答不全面扣3分，未答出扣5分
	5	中药热熨敷的注意事项	回答不全面扣3分，未答出扣5分
得分			

主考老师签名：　　　　　　　　　　　　考核日期：　　　年　　月　　日

第八章

其他类技术

第一节　八段锦

　　八段锦是中国古代著名的气功导引功法，体势动作古朴高雅，有坐八段与立八段两种功法。中医学认为，八段锦柔筋健骨、养气壮力，具有行气活血、协调五脏六腑之功能。现代研究也已证实，八段锦能改善神经体液调节功能，有利于加强血液循环，对腹腔脏器有较好的按摩作用，对神经系统、心血管系统、消化系统、呼吸系统及运动器官都有良好的调节作用。

一、技术原理

　　清代梁世昌《易筋经外经图说》中图文并茂记录了八段锦的锻炼方法，文字部分简洁凝练，以七字歌诀的形式挑明功法要诀，该歌诀读起来朗朗上口，广于传诵，逐渐定型为我们如今八段锦教学最常用的七言诀：两手托天理三焦，左右开弓似射雕；调理脾胃须单举，五劳七伤往后瞧；摇头摆尾去心火，两手攀足固肾腰；攒拳怒目增气力，背后七颠百病消。

二、适应证与禁忌证

　　1. 适应证　八段锦用于疾病的康复，该功法柔筋健骨、养气壮力、行气活血、调理脏腑，能改善神经调节功能，加强血液循环，对腹腔内脏有柔和的按摩作用，激发各系统的功能，纠正机体的异常反应，对疾病有医疗康复作用。

2. 禁忌证　不明病因的急性脊柱损伤者，患有脊髓症状者，严重心、脑、肺疾病患者，过于体虚者禁忌。

三、操作步骤与要求

八段锦共 8 节正功，其中每一个动作均重复做 6～8 次。完整练习一遍八段锦的时间应该不少于 15 分钟。

第一节　两手托天理三焦

1. 调身

（1）两足分开与肩同宽，舌抵上颚，气沉丹田，两手由小腹向前伸臂，手心向下向外划弧，顺势转手向上，双手十指交叉于小腹前。

（2）缓缓曲肘沿任脉上托，当两臂抬至肩、肘、腕相平时，翻掌上托于头顶，双臂伸直，仰头目视手背，稍停片刻。

（3）松开交叉的双手，自体侧向下划弧慢慢落于小腹前，仍十指交叉，掌心向上，恢复如起势。稍停片刻，再如前反复 6～8 次。

2. 调息　两手上托时采用逆腹式呼吸法。

（1）动作 1～2 吸气。

（2）动作 2～3 间屏息。

（3）动作 3 呼气。

3. 调心　动作 2 想象清气从丹田沿任脉上贯通上、中、下三焦，脑清目明。

4. 操作要求　当两臂沿任脉上托至与肩相平时不要耸肩，手臂至头顶上方时稍用力上托，使三焦得以牵拉。

第二节　左右开弓似射雕

1. 调身

（1）两足分开与肩同宽，左足向左横跨一步，双腿屈膝下蹲成马步站桩，两膝做内扣劲，两足做下蹬劲，臀髋呈下坐劲，如骑马背上，两手空握拳，屈肘放于两侧髋部，距髋约一拳许。

（2）两手向前抬起平胸，左臂弯曲为弓手，向左拉至极点，开弓如满月，同时，右手向右伸出为"箭手"，手指作剑诀，顺势转头向右，通过剑指凝视远方，意如弓箭伺机待发，稍停片刻。

（3）将两腿伸直，顺势将两手向下划弧，收回于胸前，再向上向两侧划弧缓缓下落两髋外侧，同时收回左腿，还原为站式；再换右足向右横跨，重复如上动作，如此左右交替6～8次。

2. 调息

（1）动作1～2吸气。

（2）动作2～3间屏息。

（3）动作3呼气。

3. 调心　动作2想象气机沿督脉上行至颠顶，转从前向下，向头转同侧的手臂运行，颈椎、胸椎和腰椎牵拉转动；头转向方的肩臂、颈部和胸肋部的肌肉、骨骼、韧带牵拉，同时对心肺进行有节律的按摩。

4. 操作要求　两臂自体侧抬起平胸时身体易出现前后晃动和耸肩，纠正方法是两足抓地，气沉丹田，沉肩坠肘。

第三节　调理脾胃须单举

1. 调身

（1）两臂下垂，掌心下按，手指向前，成下按式站桩，两手同时向前向内划弧，顺势翻掌向上，指尖相对，在小腹前如提抱式站桩。

（2）翻掌，掌心向下，左手自左前方缓缓上举，手心上托，指尖同右，至头上左方将臂伸直，同时右手下按，手心向下，指尖向前，上下两手作争力劲。

（3）还原如起势。

（4）左手自左上方缓缓下落，右手顺势向上，双手翻掌，手心向上，相接于小腹前。

（5）还原如起势，如此左右交换，反复6～8次。

2. 调息

（1）动作 1 屏息。

（2）动作 2 吸气。

（3）动作 3 呼气。

（4）动作 4 吸气。

（5）动作 5 呼气。

3. 调心　动作 2、4 想象气机以中焦为中心两臂上下对拔争力，贯通两侧的肝经、胆经、脾经、胃经，并使其受到牵引。

4. 操作要求　两臂上下争力时易出现上下用力不均、躯干倾斜等现象，所以操作时尽量用力均匀，保持立身中正。

第四节　五劳七伤往后瞧

1. 调身

（1）松静站立，两足分开与肩同宽，先将左手劳宫穴贴在小腹下丹田处，右手贴左手背上。

（2）转头向左肩背后望去。

（3）稍停片刻，同时将头转向正面。

（4）再转头向右肩背后望去。

（5）还原如起势，此交替 6～8 次。

2. 调息

（1）动作 1 配合顺腹式呼吸，吸气使小腹充满。

（2）动作 2 吸气。

（3）动作 3 呼气。

（4）动作 4 吸气。

（5）动作 5 呼气。

3. 调心

（1）动作 2 想像内视左足心涌泉穴，以意领气至左足心。

（2）动作 3 以意领气，从足心经大腿后面上升到尾闾，再到命门穴。

4. 操作要求　头向左右转动时幅度要一致，与肩齐平，避免脊柱跟着转动。

第五节　摇头摆尾去心火

1. 调身

（1）松静站立同前，左足向左横开一步成马步，两手反按膝上部，手指向内，臂肘作外撑劲。

（2）意领气由下丹田至足心。

（3）同时腰为轴，将躯干摇转至左前方，头与左膝呈一垂线，臀部向右下方作撑劲，目视右足尖，右臂绷直，左臂弯曲，以助腰摆。

（4）稍停片刻，如此左右腰摆 6 ～ 8 次。

2. 调息

（1）动作 1 吸气使小腹充满。

（2）动作 2 屏息。

（3）动作 3 呼气。

（4）动作 4 屏息。

3. 调心　动作 2 以意领气由下丹田至足心。

4. 操作要求　此势操作时易出现躬腰低头太过，转身角度太过或不及。纠正方法为转动角度头与左右足尖垂直为度，屈膝左右转动幅度一致，大约90°，腰部要伸展。

第六节　两手攀足固肾腰

1. 调身

（1）松静站立同前，两腿绷直，两手叉腰，四指向后托肾俞穴。

（2）上身后仰。

（3）上体前俯，两手顺势沿膀胱经下至足跟，再向前攀足尖。

（4）稍停后，缓缓直腰，手提至腰两侧叉腰，如此反复 6 ～ 8 次。

2. 调息

（1）动作 1 ～ 2 吸气。

（2）动作 3 呼气。

（3）动作 4 屏息后吸气。

3. 调心

（1）动作3意守涌泉穴。

（2）动作4以意引气至腰，意守命门穴。

4. 操作要求　操作此势时易出现身体后仰太过，弯腰屈膝现象。纠正方法身体后仰以保持平衡稳固为度，上体前俯时两膝要伸直，向下弯腰的力度可量力而行。

第七节　攒拳怒目增气力

1. 调身

（1）松静站立如前，左足横出变马步，两手提至腰间半握拳，拳心向上，两拳相距三拳左右，两手环抱如半月状。

（2）将左拳向左前击出，顺势头稍向左转，过左拳瞪虎是目视远方，右拳同时向后拉，使左右臂争力。

（3）稍停片刻，两拳同时收回原位，松开虚拳，向上划弧经两侧缓缓下落，收回左足还原为站式。如此左右交替6～8次。

2. 调息

（1）动作1吸气。

（2）动作2呼气后屏息。

（3）动作2～3间屏息后吸气。

（4）动作3呼气。

3. 调心　动作1意守丹田或命门穴。

4. 操作要求　操作此势时易出现耸肩、塌腰、闭目等现象。纠正方法松腰沉胯，沉肩坠肘，气沉丹田，脊柱正直，怒目圆睁。

第八节　背后七颠百病消

1. 调身

（1）松静站立如前，膝直足开，两臂自然下垂，肘臂稍外作撑。

（2）平掌下按，足跟上提。

（3）足跟下落著地，手掌下垂，全身放松如此反复6～8次。

2. 调息

（1）动作 1 屏息。

（2）动作 2 吸气。

（3）动作 3 呼气。

3. 调心

（1）动作 1 意守丹田。

（2）动作 2 意念头向上虚顶，气贴于背。

4. 操作要求　足跟提起时注意保持身体平衡，十个脚趾稍分开着地。百会上顶，两手下按，使脊柱尽量得以拔伸。患有脊柱病变者足跟下落要轻，不可用力过重。

四、注意事项

（1）练习八段锦时，要注意动作到位，姿势需正确，保持脚后跟、尾椎骨、脊椎和百会穴在一条直线上。

（2）练习时对呼吸要灵活运用，不要生搬硬套，气息不畅时应随时进行调节，在练功初期掌握鼻吸和鼻呼，舌顶上腭基本原则。

（3）练习前期需随时注意姿势的细节调整，注意双脚开合距离、脚尖方向和手势的变化。

（4）在熟练提高阶段，使动作与呼吸相协调，随着功法的熟练、技术水平的提高，动作自然放松，呼吸接近自然，将意念集中到每个动作要点和重点部位上，最后达到动作、呼吸、心理协调一致，意动形随，神形兼备。

验案举例

患者，男，44 岁，发作性胸闷气喘 5 年，近日出现胸闷喘憋，夜间时有咳嗽。于我院呼吸热病科门诊就诊后收治住院。患者主诉近日进食油腻辛辣刺激性食物后出现胸闷喘憋，夜间时有咳嗽，痰白质黏量少。纳可，二便调，眠差。

【查体】听诊未见异常。舌体胖大，舌质淡，苔白腻，脉弱。

【既往史】体健。

【中医诊断】哮病（痰气交阻证）。

【西医诊断】支气管哮喘。

【治则治法】降气化痰。

操作步骤

（1）疏通肺经，练八段锦第二节左右开弓似射雕200遍，至微汗出为宜。

（2）强筋健骨，练八段锦第七节攒拳怒目增气力100遍。

（3）每日1次，每次15～20分钟，连续1个月。

【健康宣教】

（1）选择空气新鲜的场地，练习需要吐纳新鲜空气。

（2）选择安静的场地。受到外界干扰中断练习，容易扰乱气血循环运转，伤害极大。

（3）呼吸要配合动作，所有的动作均需要呼吸的配合，收势，吸气，接受大自然的精华之气，舒势，呼气，换出体内淤浊烦恼之气，提升精神骨气。

（4）可以加强血液循环，改善人体神经系统，八段锦在日常生活中最好是每天坚持练习，不用力度过大，但是，通过这样的活动对人体的肌肉、骨骼、脏器都是非常好的调整和锻炼。

【效果评价】八段锦通过对人体脏腑，经络、肌肉的调节和锻炼，调顺人体系统功能状态，改善血液循环，进而有效地改善习练者血脂、血糖代谢水平。患者治疗前胸闷喘憋、咳嗽症状明显，治疗后症状明显缓解。

【体会】

八段锦以中医整体观念及脏腑经络理论为依据，通过刺激经络系统，疏通经络，调节脏腑阴阳气血功能。八段锦练习能使心泵力代偿性增高，心肌收缩力增强，搏血量增多，缓解心脏的压力；能有效地改善血管的弹性状况，提高肺循环功能，增加血容量，改善血液的浓度和流动速度，从而有效地改善和提高老年人心肺功能。由于八段锦练习方便，无经济负担，且能有效直观地改善患者的通气状态，广受患者青睐。

参考文献

［1］李家晗. 八段锦的历史源流与养生原理研究［D］. 北京：中国中医科学院，2019.

［2］白彦荣，李金龙. 八段锦历史源流的研究［J］. 当代体育科技，2014，4（36）：208-209+211.

［3］杨红光. "八段锦"源流及其文化内涵探析［D］. 郑州：郑州大学，2011.

八段锦操作流程图

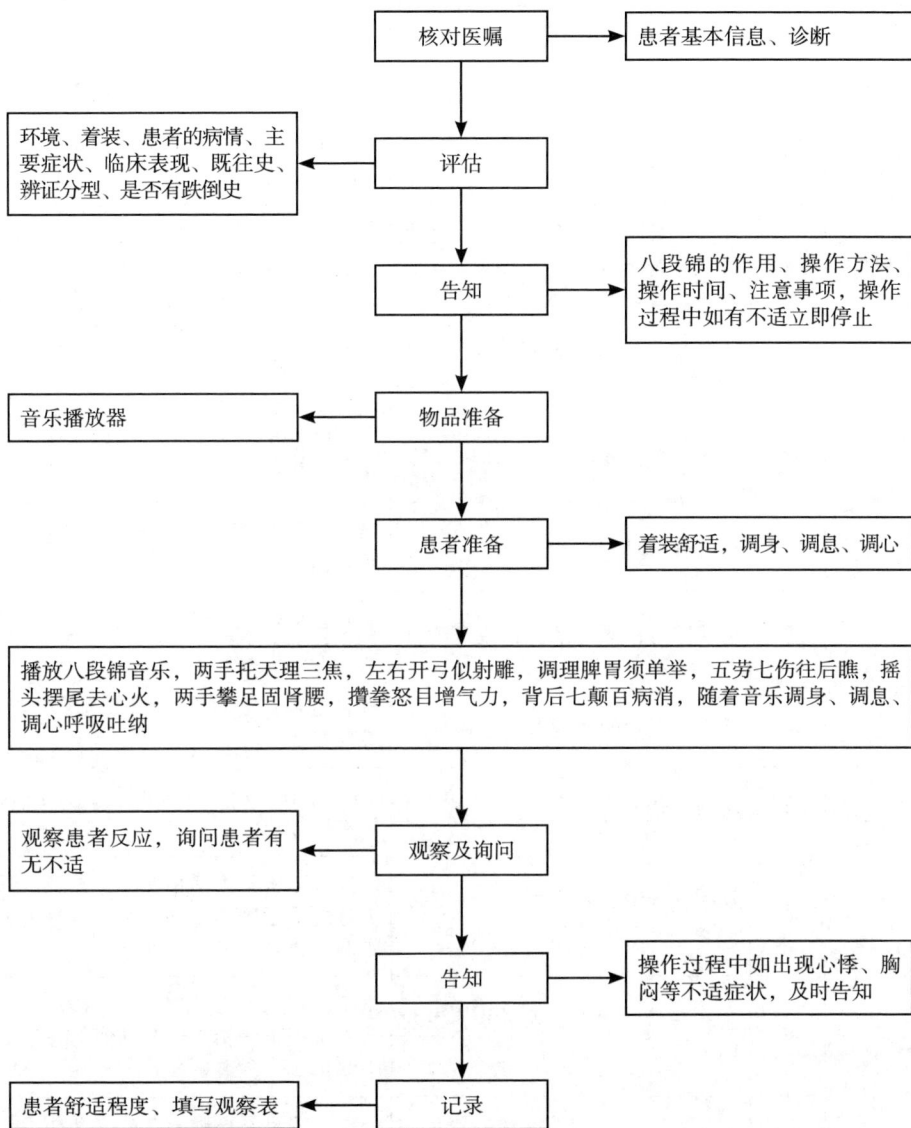

```
            ┌──────────────┐        ┌────────────────────┐
            │   核对医嘱    │───────▶│  患者基本信息、诊断  │
            └──────────────┘        └────────────────────┘
                    │
                    ▼
┌────────────────────────┐  ┌──────────────┐
│ 环境、着装、患者的病情、主 │◀─│     评估      │
│ 要症状、临床表现、既往史、 │  └──────────────┘
│ 辨证分型、是否有跌倒史     │
└────────────────────────┘      │
                                ▼
            ┌──────────────┐        ┌────────────────────┐
            │     告知      │───────▶│ 八段锦的作用、操作方法、│
            └──────────────┘        │ 操作时间、注意事项,操作 │
                    │                │ 过程中如有不适立即停止  │
                    ▼                └────────────────────┘
┌──────────────┐  ┌──────────────┐
│  音乐播放器    │◀─│   物品准备    │
└──────────────┘  └──────────────┘
                          │
                          ▼
            ┌──────────────┐        ┌────────────────────┐
            │   患者准备    │───────▶│ 着装舒适,调身、调息、调心 │
            └──────────────┘        └────────────────────┘
                    │
                    ▼
┌──────────────────────────────────────────────────────────────┐
│ 播放八段锦音乐,两手托天理三焦,左右开弓似射雕,调理脾胃须单举,五劳七伤往后瞧,摇 │
│ 头摆尾去心火,两手攀足固肾腰,攒拳怒目增气力,背后七颠百病消,随着音乐调身、调息、 │
│ 调心呼吸吐纳                                                      │
└──────────────────────────────────────────────────────────────┘
                    │
                    ▼
┌──────────────────────┐  ┌──────────────┐
│ 观察患者反应,询问患者有 │◀─│   观察及询问   │
│ 无不适                 │  └──────────────┘
└──────────────────────┘      │
                              ▼
            ┌──────────────┐        ┌────────────────────┐
            │     告知      │───────▶│ 操作过程中如出现心悸、胸 │
            └──────────────┘        │ 闷等不适症状,及时告知   │
                    │                └────────────────────┘
                    ▼
┌────────────────────────┐  ┌──────────────┐
│ 患者舒适程度、填写观察表  │◀─│     记录      │
└────────────────────────┘  └──────────────┘
```

八段锦操作考核评分标准

项目	分值	技术操作要求	评分说明
仪表	2	仪表端庄、戴表	一项未完成扣1分，最高扣2分
核对	2	核对医嘱	未核对扣2分，内容不全面扣1分，最高扣2分
评估	4	环境、着装、患者的病情、主要症状、临床表现、既往史、辨证分型、是否有跌倒史	一项未完成扣1分，最高扣4分
告知	4	八段锦的作用、操作方法、操作时间、注意事项等	一项未完成扣1分，最高扣4分
用物准备	4	洗手，戴口罩	未洗手扣2分，未戴口罩扣2分，最高扣4分
	2	备齐并检查用物	未备齐用物扣1分，未检查扣1分，最高扣2分
环境与患者准备	2	环境整洁，光线明亮，温度适宜	未准备环境扣2分，准备不充分扣1分，最高扣2分
	2	患者站立，衣着宽松，尽量放松	患者姿势、穿着不规范扣1分/项，最高扣2分
操作过程	2	核对医嘱	未核对扣2分，内容不全面扣1分，最高扣2分
	6	双手托天理三焦，共6次，每次1分	调身：姿势不正确扣2分，调息：呼吸方法不正确扣2分，动作与呼吸不协调扣2分，最高扣6分
	6	左右开弓似射雕，共6次，每次1分	调身：姿势不正确扣2分，调息：呼吸方法不正确扣2分，动作与呼吸不协调扣2分，最高扣6分
	6	调理脾胃须单举，共6次，每次1分	调身：姿势不正确扣2分，调息：呼吸方法不正确扣2分，动作与呼吸不协调扣2分，最高扣6分
	6	五劳七伤往后瞧，共6次，每次1分	调身：姿势不正确扣2分，调息：呼吸方法不正确扣2分，动作与呼吸不协调扣2分，最高扣6分

项目	分值	技术操作要求	评分说明
操作过程	6	摇头摆尾去心火，共6次，每次1分	调身：姿势不正确扣2分，调息：呼吸方法不正确扣2分，动作与呼吸不协调扣2分，最高扣6分
	6	两手攀足固肾腰，共6次，每次1分	调身：姿势不正确扣2分，调息：呼吸方法不正确扣2分，动作与呼吸不协调扣2分，最高扣6分
	6	攒拳怒目增气力，共6次，每次1分	调身：姿势不正确扣2分，调息：呼吸方法不正确扣2分，动作与呼吸不协调扣2分，最高扣6分
	6	背后七颠百病消，共6次，每次1分	调身：姿势不正确扣2分，调息：呼吸方法不正确扣2分，动作与呼吸不协调扣2分，最高扣6分
	2	锻炼时间：15～20分钟	时间不合理扣2分，最高扣2分
	2	询问患者感受、有无不适	未询问患者感受扣2分，最高扣2分
	2	洗手，再次核对医嘱	未洗手扣1分，未核对扣1分，最高扣2分
操作后处置	2	用物按《医疗机构消毒技术规范》处理	处置方法不正确扣2分，最高扣2分
	2	洗手	未洗手扣2分
	2	记录	记录不全面扣1分，未记录扣2分，最高扣2分
评价	6	流程合理、操作熟练、询问患者感受	一项不合格扣2分，最高扣6分
理论提问	5	八段锦的适应证	回答不全面扣3分，未答出扣5分
	5	八段锦的注意事项	回答不全面扣3分，未答出扣5分
得分			

主考老师签名：　　　　　　　　　考核日期：　　年　　月　　日

第二节　六字诀呼吸吐纳操

六字诀呼吸吐纳操即六字诀养生法，是我国古代流传下来的一种养生方法，为吐纳法。它是以呼吸吐纳为主要手段的功法训练，"嘘、呵、呼、呬、吹、嘻"六种特定的吐气发声方法分别与人体肝、心、脾、肺、肾、三焦相对应，通过调整和控制气息的升降出入，调节气血阴阳，排除体内污浊，促进人体新陈代谢，达到调整脏腑气机平衡的作用，尤其对于肺功能的康复有较好的临床疗效。

一、技术原理

六字诀呼吸吐纳操是一种吐纳法，主要通过嘘、呵、呼、呬、吹、嘻六个字的不同发音口型，唇齿喉舌的用力不同，以牵动不同的脏腑经络气血的运行，强化人体内部的组织机能，通过呼吸导引，充分诱发和调动脏腑的潜在能力来抵抗疾病的侵袭。

二、适应证与禁忌证

1. 适应证　嘘字功平肝气，主要疏肝醒目；功治眼疾，肝火旺、肝虚、肝肿大、肝硬化、肝病引起的食欲不振，消化不良以及两眼干涩，头晕目眩等。呵字功补心气，主要疏通心脉；功治心悸、心绞痛、失眠、健忘、出汗过多、舌体糜烂、舌强语塞等症状。呼字功培脾气，主要是疏通脾经；功治脾虚、腹胀、腹泻、皮肤水肿、肌肉萎缩、脾胃不和、消化不良、食欲不振、便血、女子月经病、四肢疲乏等。呬字功补肺气，用以消减肺里郁热；功治外感伤风、发热咳嗽、痰涎上涌、背痛怕冷、呼吸急促而气短、尿频而量少等。吹字功补肾气，疏通肺经；功治腰腿无力或冷痛、目涩健忘、潮热盗汗、头晕耳鸣、男子遗精或阳痿早泄、女子梦交或子宫虚寒、牙动摇、发脱落等。嘻字功理三焦；功治耳鸣、眩晕、喉痛、咽肿、胸腹胀闷、小便不利等。

2. 禁忌证 体质过度虚弱者、心身重疾者、存在跌倒风险者。

三、操作步骤与要求

六字诀呼吸吐纳操的练习方法应注意发音、口型、动作、经络走向 4 个方面。它们与三调操作关系是：发音与口型属调息，动作是调身，关注经络走向属调心。每个字读 6 次后需调息 1 次。

第一节　预备式

1. 调身 面向东方或南方。

（1）两脚平等站立，约与肩同宽，两膝微曲，头正颈直，下颌微收，竖脊含胸，两臂自然下垂，周身中正，唇齿合拢，舌尖放平，轻贴上腭，目视前下方。

（2）接上式，吸气，两臂从体侧徐徐抬起，手心向下，待手腕与肩平时，以肘为轴转动前臂，手心翻向上，旋臂屈肘使指尖向上，掌心相对，高不过眉。

（3）向中合拢至两掌将要相合时，再向内画弧，两手心转向下，指尖相对，目视前方。

（4）呼气，两手似按球状，由胸前徐徐下落至腹前，两臂自然下垂，恢复预备式。

2. 调息

（1）动作 1 自然呼吸。

（2）动作 2 吸气。

（3）动作 3 屏息。

（4）动作 4 呼气。

3. 调心 头脑要清空，意念平静，想象全身由上而下放松。

4. 操作要求 全身放松，头脑清空，呼吸自然平稳，切忌用力；应体现出头空、心静、身正、肉松之境界。后面每变换一个字都从预备式起，因此，后面每次练功时预备式可多站一会儿，待体会到松静自然血和顺之时再开始练功。

第二节　嘘字诀

1. 调身　面向东方或南方。

（1）同第一节预备式。

（2）自然吸气，两手由带脉穴处起，两手相对向上提，经章门、期门上升入肺经之中府、云门。

（3）两臂如鸟张翼，手心向上，向左右展开，呼气并念"嘘"字，足大趾轻轻点地，两臂上升两眼随呼气之势尽力瞪圆。

（4）呼气后，则放松恢复自然吸气，屈臂两手经面前、胸腹前徐徐向下，垂于体侧。

（5）可做 1 个短暂的自然呼吸，稍事休息（下同），再做第 2 次吐字。如此动作做 6 次为 1 遍，然后做 1 次调息，恢复预备式。

2. 调息

（1）动作 1 自然呼吸。

（2）动作 2 吸气—屏息。

（3）动作 3 呼气并念"嘘"字—屏息。

（4）动作 4 吸气—屏息—呼气。

（5）自然呼吸。

3. 调心　意念领肝经之气由足大趾外侧之大敦穴起沿足背上行，过太冲、中都至膝内侧，再沿大腿内侧上绕阴器达小腹，夹胃脉两旁，属肝，络胆，上行穿过横膈，散布于胸胁间，沿喉咙后面经过上颅骨的上窍，联系于眼球与脑相联络的络脉，复向上行，出额部与督脉会于泥丸宫之内；另一支脉从肝脏穿过横膈膜而上注于肺，经中府、云门，沿手臂内侧之前缘，达手大拇指内侧的少商穴。故做嘘字功时，工夫稍长，可能眼有气感，开始发胀，有的人感到刺痛、流泪，大拇指少商穴处感到麻胀，慢慢眼睛明亮，视力逐渐提高。

4. 操作要求

（1）发音口型，"嘘"字吐气法："嘘"字属牙音，发音吐气时，口唇为两唇微合，有横绷之力，舌尖向前并向内微缩，上下齿有微缝，气从槽牙间、舌两边的空隙中呼出体外。

（2）两臂如鸟张翼，手心向上，向左右展开时口吐"嘘"字音，收掌时鼻吸气，动作与呼吸应协调一致。

第三节　呵字诀

1. 调身　面向东方或南方。

（1）同第一节预备式。

（2）自然吸气，自冲门穴处起，循脾经上提，至胸部膻中穴处。

（3）两掌向外翻掌，呼气念"呵"字，足大趾点地，掌心向上，上托至眼部。两手掌心向里，翻转手心向面，经面前、胸腹前，徐徐下落，垂于体侧。

（4）稍事休息，再重复做，本式共吐"呵"字音6次。调息，恢复预备式。

2. 调息

（1）动作1 自然呼吸。

（2）动作2 吸气—屏息。

（3）动作3 呼气并念"呵"字—屏息。

（4）动作4 吸气—自然呼吸后，重复1～3。

3. 调心　以意领气，由脾经之井穴隐白上升。脾经循大腿内侧前缘进入腹里，通过脾脏、胃腑，穿过横膈膜流注心中，上夹咽，连舌本入目，上通于脑。其直行之脉从心系上行至肺部，横出腋下，入心经之首极泉，沿着手臂的内侧后缘上行，经少海、神门、少府等穴直达小指尖端之少冲穴。故做呵字功时，小指尖、中指尖可能有麻胀之同时与心经有关之脏器也可能会有相应的感受。

4. 操作要求

（1）发音口型，"呵"（字音 he），为舌音。口型为半张，舌顶下齿，舌面下压抵下腭，腮稍用力后拉，舌边靠下牙齿。发声吐气时，舌体上拱，舌边轻贴上槽牙，气从舌与上颚之间缓缓呼出字为舌音，发气吐声时，舌体上拱，舌边轻贴上槽牙，气从舌与上颚之间缓缓呼出体外。

（2）吸气自然，呼气念"呵"字，足大趾轻轻点地；两掌捧起时鼻吸气，外拨下按时呼气，口吐"呵"字音。

第四节 呼字诀

1. 调身 面向东方或南方。

（1）同第一节预备式。

（2）两手由冲门穴处起，向上提，至章门穴上翻转手心向上。

（3）左手外旋上托至头顶（注意沉肩），同时右手内旋下按至冲门穴处，呼气念"呼"字，至呼气尽。

（4）吸气，左臂内旋变为掌心向里，从面前下落，同时右臂回旋变掌心向里上穿，两手在胸前相叠。

（5）左手在外右手在内，两手内旋下按至腹前自然下垂于体侧。目视前下方。

（6）稍事休息，再以同样要领右手上托、左手下按做第2次呼字功。如此左右手交替，共做6次为1遍，调息，恢复预备式。

2. 调息

（1）动作1自然呼吸。

（2）动作2吸气—屏息。

（3）动作3呼气并念"呼"字—屏息。

（4）动作4吸气—屏息。

（5）呼气—屏息。

（6）自然呼吸后，重复1～5。

3. 调心 当念呼字时，大趾稍用力，并以意念引经气由足趾内侧之隐白穴起，沿大趾赤白肉际上行。脾经过大都、太白、公孙，于内踝上3寸胫骨内侧后缘三阴交，再上行过膝，由腿内侧经血海、箕门，上至冲门、府舍入腹内，属脾脏，络胃，夹行咽部连于舌根，散于舌下；经气尚可于舌注入心经之脉，随手势高举之形而直达小指尖端之少冲。

4. 操作要求

（1）发音口型，呼（字音 hu），为喉音，口型为撮口如管状，舌向上微卷，用力前伸。这个口型动作，能牵引冲脉上行之气喷出口外。

（2）吸气自然，呼气念"呼"字，足大趾轻轻点地；两掌向肚脐方向收拢时吸气，两掌向外展开时口吐"呼"字音。

第五节 呬字诀

1. 调身 面向东方或南方。

（1）同第一节预备式。

（2）吸气自然，两手由腹前向上提，过腹渐转掌心向上，抬至膻中穴时，内旋翻转手心向外成立掌，指尖与喉平。

（3）然后左右展臂宽胸推掌如鸟张翼，开始呼气念"呬"，足大趾轻轻点地，目视前方。

（4）呼气尽，随吸气之势两臂自然下落。

（5）共做6次为1遍，调息，恢复预备式。

2. 调息

（1）动作1自然呼吸。

（2）动作2吸气—屏息。

（3）动作3呼气并念"呬"字—屏息。

（4）动作4吸气—屏息。

（5）自然呼吸后，重复1～4。

3. 调心 当念呬字时，意念引肝经之气由足大趾外侧之大敦穴上升。肝经沿腿的内侧上行入肝，经气由肝的支脉分出流注于肺，从肺系（肺与喉咙相连系的部）横行出来，经中府、云门，循臂内侧的前缘人尺泽，下寸口经太渊走入鱼际，出拇指尖端之少商穴。故做此功两臂左右展开时，可能会有气感，以拇指、示指气感较强。

4. 操作要求

（1）发音口型，"呬"（字音 si）为齿音，口型为开唇叩齿后，舌微顶下齿后，气从齿间呼出体外。

（2）吸气自然，呼气念"呬"字；两掌向上时吸气，两掌向外展开时口吐"呬"字音。

第六节 吹字诀

1. 调身 面向东方或南方。

（1）同第一节预备式。

（2）吸气自然，两臂从体侧提起，两手经长强、肾俞向前画弧，沿肾经至俞府穴处，如抱球两臂撑圆，两手指尖相对，两掌前推，随后松腕伸掌，指尖向前，掌心向下。

（3）身体下蹲，两臂随之下落，呼气念"吹"字，呼气尽时两手落于膝盖上部，在呼气念字的同时，足五趾抓地，足心空如行泥地，引肾经之气从足心上升。

（4）下蹲时身体要保持正直，下蹲高度直至不能提肛为止。

（5）呼气尽，随吸气之势慢慢站起，两臂自然垂于身体两侧。

（6）稍事休息再做，本式共吐"吹"字音 6 次。调息，恢复预备式。

2. 调息

（1）动作 1 自然呼吸。

（2）动作 2 吸气—屏息。

（3）动作 3 呼气并念"吹"字—屏息。

（4）动作 4 吸气—屏息。

（5）自然呼吸后，重复 1～5。

3. 调心　当念吹字时足跟着力，并以意念引肾经之经气从足心涌泉穴上升。肾经经足掌内侧沿内踝骨向后延伸，过三阴交穴经小腿内侧出腘窝，再沿大腿内侧股部内后缘通向长强、脊柱，入肾脏，下络膀胱；上行之支脉入肝脏，穿横膈膜进入肺中，沿喉咙入舌根部，另一支脉从肺出来入心，流注胸中，与心包经相接，经天池穴、曲泽穴、大陵穴、劳宫穴到中指尖之中冲穴。故做吹字功时可能手心和中指气感较强。

4. 操作要求

（1）发音口型，吹（字音 chui），为唇音，口型为撮口，唇出音。口微张两嘴角稍向后咧，舌微向上翘并微向后收。发声吐气时，舌体、嘴角向后引，槽牙相对，两唇向两侧拉开收紧，气从喉出后，从舌两边绕舌下，经唇间缓缓呼出体外。

（2）手提起、撑圆到前推时吸气，手下落并且身体下蹲时呼气。

第七节　嘻字诀

1. 调身　面向东方或南方。

（1）同第一节预备式。

（2）两手如捧物状由体侧耻骨处抬起，过腹至膻中穴处，翻转手心向外。

（3）呼气念"嘻"字，足四、五趾点地；两手向头部托举，两手心转向上，指尖相对，目视前方。

（4）呼气尽时，吸气，两臂内旋，两手五指分开由头部循胆经路线而下，拇指经过风池，其余四指过侧面部，再历渊腋，以意送至足四趾端之窍阴穴。

（5）本式共吐"嘻"字音6次，调息，恢复预备式。

2. 调息

（1）动作1自然呼吸。

（2）动作2吸气—屏息。

（3）动作3呼气并念"嘻"字—屏息。

（4）动作4吸气—屏息。

（5）自然呼吸后，重复1～4。

3. 调心　读嘻字时，以意领气，出足窍阴、至阴上踝入膀胱经，由小腹处上升，历络下、中、上三焦至胸中，转注心包经，由天池、天泉而过曲泽、大陵至劳宫穴，别入三焦经。吸气时即由手第四指端关冲穴起，沿手臂上升贯肘至肩，走肩井之后，前入缺盆注胸中联络三焦。上行之支穿耳部至耳前，出额角下行至面颊，流注胆经，由风池、渊腋、日月、环跳下至足窍阴穴。简而言之，意领时，由下而上，再由上而下复归胆腑。练嘻字功，呼气时无名指气感强，下落时足四趾气感强，这是少阳之气随呼气上升与冲脉并而贯通上下，三焦理气之功能发挥，促进脏腑气血通畅之缘故。

4. 操作要求

（1）发音口型，嘻（字音xi），为牙音。两唇微启，舌稍后缩，舌尖向下。"嘻"为牙音，发声吐气时，舌尖轻抵下齿，嘴角略后引并上翘，槽牙上下轻轻咬合，呼气时使气从槽牙边的空隙中经过时呼出体外。

（2）手提起时吸气，双手托起时呼气念"嘻"字，足四、五趾点地。

四、注意事项

（1）六字诀呼吸吐纳操功法可整套练习，也可根据自己的具体情况单练某节或几节。练习时动作要始终保持缓慢，呼吸均匀细长而不憋气。练六字诀呼吸吐纳操意念不要太强，自然呼吸，禁止憋气，稍加用意即可。

（2）正确的发音和口型是练习六字诀呼吸吐纳操的关键，通过正确的发音及口型产生的气流及其振动可以激发相应脏器产生共振，疏导、激发相应经络，扶正祛邪，排除病气。意念和动作起辅助作用，练功时不必过于追求动作的标准规范，但要求发音及口型的正确。在正式练功前可练习发音，体会每一个字发音的着力点（口腔内不同的部位会发出不同的声音，这个部位就是着力点）有助于准确发音。

（3）在医生指导下根据患者身体情况循序渐进，调整整个六字诀呼吸吐纳操肺康复阶段训练的运动量，训练时如有不适立即停止。

举验例案

患者，女，57岁。反复咳嗽咳痰、喘息20余年，2年前开始出现活动后气短。2天前出现咳嗽咳痰，活动后喘息气短，考虑"慢性阻塞性肺疾病Ⅱ级急性加重期"，为求进一步系统治疗于2020年6月4日收入我科。入院症见：咳嗽咳痰，痰白质黏量少，不易咳出，喘息憋气，偶有喉间哮鸣，活动后加重。纳可，二便调，眠差。

【查体】神志清，精神可，桶状胸，肋间隙增宽，叩诊：双肺过清音，听诊：双肺哮鸣音。舌质红，苔黄腻，脉滑。体温36.8℃，心率90次/分，呼吸22次/分，血压130/86mmHg。

【既往史】高血压病史10余年，最高血压160/80mmHg，规律服用苯磺酸氨氯地平片5mg，每天2次，血压控制尚可。

【中医诊断】肺胀（痰热壅肺）。

【西医诊断】慢性阻塞性肺疾病Ⅱ级急性加重期。

【治则治法】调息健肺。

【中医护理技术】六字诀呼吸吐纳操。

操作步骤

（1）六字诀呼吸吐纳操训练，训练过程中监测患者的心率，以小于患者最大预计心率（220－年龄）的60%为限。六字诀呼吸吐纳操训练方法如下。①逆腹式呼吸：用鼻子缓慢吸气，使胸腔扩大，横膈肌收缩下降，接着收缩腹部肌肉，使下腹壁在回缩的时候稍向内凹；用嘴巴呼气，腹肌自然放松，使下腹壁向前稍稍隆起，此时横膈肌向上收缩。②六字呼吸吐纳操诀训练：采用鼻子吸气，嘴巴呼气，呼气时分别念嘘、呵、呼、呬、吹、嘻6个字诀，并配合相应的上下肢屈伸开合动作进行训练，每遍每个字诀重复6次，连续练习2遍，共30分钟。六字诀呼吸吐纳操训练全程采用深、慢、匀、长的腹式呼吸方式，训练过程注重肢体动作、腹式呼吸、精神内守三者的有机结合。

（2）疗程　每日1次，每次30分钟，3个月为1个疗程，共3个疗程。

【健康宣教】

（1）保持良好的生活习惯，注意劳逸结合，保证充足的休息。

（2）避免造成疾病诱发的因素从而影响阶段性的功能锻炼。

（3）需按照六字诀呼吸吐纳操相应的发音顺序进行练习。

【效果评价】见表8-2。

表8-2　效果评价

	Borg 评分	CAT 评分	ISI 评分	中医临床症候评分表
治疗前	5分	20分	21分	16分
治疗后	1分	8分	5分	3分

【体会】

六字诀呼吸吐纳操可以强化人体内部的组织机能，通过呼吸引导，充分诱发和调动脏腑的潜在能力来抵抗疾病的侵袭并且有效改善患者的亚健康状态。肺胀日久肺肾两虚，肺气虚弱，肾不纳气，可见喘憋、气短、活动后加重，乏力。肺气郁闭，津液输布失司，聚而生痰，郁而化热，痰热互结，痰多难咯。按中医理论，人体是一个五脏构成的整体。六字诀呼吸吐纳操的呼吸吐纳与人体五脏相对应，在六字诀呼吸吐纳操练习的过程中，人体五脏六腑得以调动，也就锻炼了整个人体，在六字诀呼吸吐纳的过程中，人的身心进行了全面的调整进而改变了患者的病态。六字诀呼吸吐纳操练习方便，无经济负担，且能有效直观地改善患者的通气状态，广受患者青睐。

参考文献

［1］代金刚，曹洪欣，张明亮.《诸病源候论》呼吸吐纳法浅探［J］. 中医杂志，2016，57（3）：267-270.

［2］高亮，赵玉坤，王宇新."六字诀"养生文化的起源、流变及其要义［J］. 体育与科学，2019，40（3）：80-85.

［3］邓丽金，张文霞，陈锦秀. 六字诀与全身呼吸操对老年慢性阻塞性肺疾病患者呼吸功能影响的对比研究［J］. 康复学报，2018，28（3）：57-61.

六字诀呼吸吐纳操操作流程图

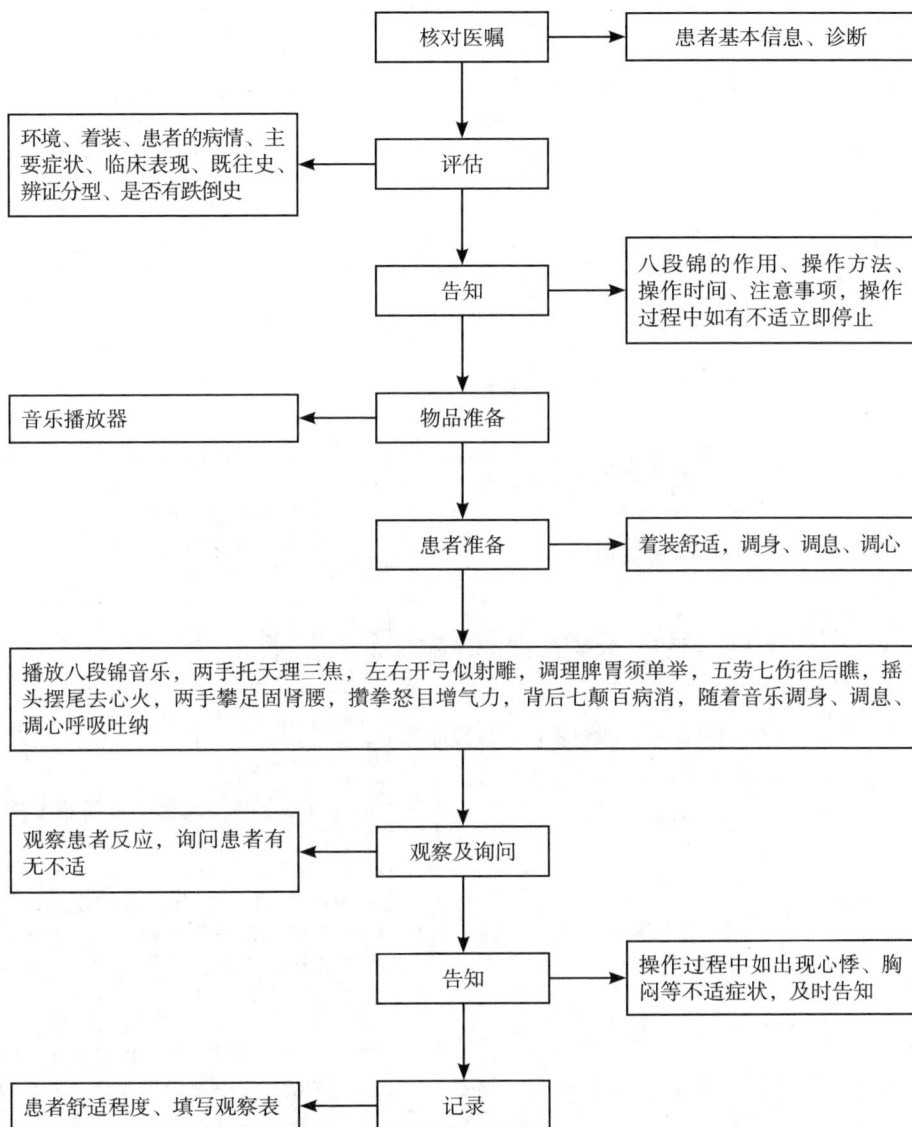

核对医嘱 → 患者基本信息、诊断

↓

评估 → 环境、着装、患者的病情、主要症状、临床表现、既往史、辨证分型、是否有跌倒史

↓

告知 → 八段锦的作用、操作方法、操作时间、注意事项，操作过程中如有不适立即停止

↓

物品准备 → 音乐播放器

↓

患者准备 → 着装舒适，调身、调息、调心

↓

播放八段锦音乐，两手托天理三焦，左右开弓似射雕，调理脾胃须单举，五劳七伤往后瞧，摇头摆尾去心火，两手攀足固肾腰，攒拳怒目增气力，背后七颠百病消，随着音乐调身、调息、调心呼吸吐纳

↓

观察及询问 → 观察患者反应，询问患者有无不适

↓

告知 → 操作过程中如出现心悸、胸闷等不适症状，及时告知

↓

记录 → 患者舒适程度、填写观察表

六字诀呼吸吐纳操操作考核评分标准

项目	分值	技术操作要求	评分说明
仪表	2	仪表端庄、戴表	一项未完成扣 1 分，最高扣 2 分
核对	2	核对医嘱	未核对扣 2 分，内容不全面扣 1 分，最高扣 2 分
评估	4	环境、着装、患者的病情、主要症状、临床表现、既往史、辨证分型、是否有跌倒史	一项未完成扣 1 分，最高扣 4 分
告知	4	六字诀呼吸吐纳操的作用、操作方法、操作时间、注意事项等	一项未完成扣 1 分，最高扣 4 分
用物准备	4	洗手，戴口罩	未洗手扣 2 分，未戴口罩扣 2 分，最高扣 4 分
	2	备齐并检查用物	未备齐用物扣 1 分，未检查扣 1 分，最高扣 2 分
环境与患者准备	2	环境整洁，光线明亮，温度适宜	未准备环境扣 2 分，准备不充分扣 1 分，最高扣 2 分
	2	患者站立，衣着宽松，尽量放松	患者姿势、穿着不规范扣 1 分/项，最高扣 2 分
操作过程	2	核对医嘱	未核对扣 2 分，内容不全面扣 1 分，最高扣 2 分
	8	嘘字诀调身、调息、调心呼吸吐纳	调身：手部姿势不正确扣 2 分；调息：呼吸方法不正确扣 2 分，发音口型不正确扣 2 分，动作与呼吸不协调扣 2 分，最高扣 8 分
	8	呵字诀调身、调息、调心呼吸吐纳	调身：手部姿势不正确扣 2 分；调息：呼吸方法不正确扣 2 分，发音口型不正确扣 2 分，动作与呼吸不协调扣 2 分，最高扣 8 分
	8	呼字诀调身、调息、调心呼吸吐纳	调身：手部姿势不正确扣 2 分；调息：呼吸方法不正确扣 2 分，发音口型不正确扣 2 分，动作与呼吸不协调扣 2 分，最高扣 8 分

项目	分值	技术操作要求	评分说明
操作过程	8	呬字诀调身、调息、调心呼吸吐纳	调身：手部姿势不正确扣2分；调息：呼吸方法不正确扣2分，发音口型不正确扣2分，动作与呼吸不协调扣2分，最高扣8分
	8	吹字诀调身、调息、调心呼吸吐纳	调身：手部姿势不正确扣2分；调息：呼吸方法不正确扣2分，发音口型不正确扣2分，动作与呼吸不协调扣2分，最高扣8分
	8	嘻字诀调身、调息、调心呼吸吐纳	调身：手部姿势不正确扣2分；调息：呼吸方法不正确扣2分，发音口型不正确扣2分，动作与呼吸不协调扣2分，最高扣8分
	2	锻炼时间：30分钟	时间不合理扣2分，最高扣2分
	2	操作过程中询问患者感受、有无不适	未询问患者感受扣2分，最高扣2分
	2	洗手，再次核对医嘱	未洗手扣1分，未核对扣1分，最高扣2分
操作后处置	2	用物按《医疗机构消毒技术规范》处理	处置方法不正确扣2分，最高扣2分
	2	洗手	未洗手扣2分
	2	记录	记录不全面扣1分，未记录扣2分，最高扣2分
评价	6	流程合理、操作熟练、询问患者感受	一项不合格扣2分，最高扣6分
理论提问	5	六字诀呼吸吐纳操的适应证	回答不全面扣3分，未答出扣5分
	5	六字诀呼吸吐纳操的注意事项	回答不全面扣3分，未答出扣5分
得分			

主考老师签名：　　　　　　　考核日期：　　年　月　日

第三节　通痹操

通痹操是通过完成一系列特定动作而达到疏经活血、通络止痛、改善关节功能的一种中医运动疗法。

一、技术原理

以中医学基础理论为指导，注重意守、调息和动形的谐调统一。意守指意念专注；调息指呼吸调节；动形指形体运动，三者之间协调配合，以意领气，以气动形。内炼精、气、神、脏腑、气血；外炼经脉、筋骨、四肢，使内外和谐、气血内外周流，使整个机体可得到内外兼修。

二、适应证与禁忌证

1.适应证　适用于类风湿关节炎的关节疼痛、挛缩、晨僵、肿胀、屈伸不利的患者。

2.禁忌证　各种疾病急性期、有严重并发症、严重心肺功能障碍者、严重骨质疏松者，严重缺血性心脏病或高血压等。

三、操作步骤与要求

第一步　手抓持物把墙爬

（1）掌心向上、双臂向前伸展，快速握拳并屈曲肘部，循环。

（2）掌心向上（下），动作同前。

（3）掌心向上，双手持哑铃，双臂向前伸展，并屈曲肘部。

（4）掌心向上，双手持哑铃，双臂向身体两侧伸展，并屈曲肘部。

（5）面向墙，双臂位于身体两侧，四指并拢交替屈曲沿墙向上，呈爬墙状，向上伸屈双臂至最大幅度，掌心向下，双臂从身体两侧落下。

第二步　肩提肘旋腕扣背

（1）身体直立，双上肢位于身体两侧，轻抬一侧肩膀至最大程度，两侧交替进行，以肩部为中心分别向前、向后做旋转动作。

（2）身体直立，左右手伸直，掌心向前，双上肢内旋同时屈肘，手指向后触摸脊柱至最大程度，两臂交替进行。

第三步　东西南北颈旋转

身体直立，以颈部为中心，向前、后、左、右交替旋转。

第四步　髋部仰卧来蹬车

仰卧位，抬高双下肢，屈膝、伸直交替进行，一腿伸直，一腿屈曲，两腿交替进行，呈空蹬自行车状。

第五步　屈膝揉穴来摇摆

（1）站立位，上半身前屈，屈膝（站立屈膝，保持上半身前倾90°），双手置于双膝，分别沿顺时针、逆时针方向旋转膝部。

（2）双手掌捂住膝部，分别沿顺时针、逆时针方向按揉膝部。

第六步　双踝带动足伸屈

（1）坐位，抬高一侧脚，足尖向上、向下活动，以脚踝为中心，最大程度沿顺时针、逆时针旋转足踝，双足交替进行。

（2）坐位，双足并拢，抬高，足尖向上、向下活动，以脚踝为中心，最大程度沿顺时针、逆时针旋转足踝，足踝内侧相对旋转运动。

（3）坐位，双足分开同肩宽，抬高，画圈式向内、向外旋转。

第七步　仰头伸腰臂飞燕

站立位，双手位于身体两侧，左脚向前、屈膝呈蹲马步式，抬头伸腰，双手从身体两侧缓慢抬高至头部，掌心向下，抬起至最大程度，缓慢进行，两膝交替进行。

第八步　扩胸调息气机畅

站立位，双手位于身体两侧，左脚向前一大步，双手握拳、抬起同肩高，向两侧伸展。左右交替进行。

四、注意事项

（1）患者心肺功能尚可，关节活动无障碍者，餐后半小时后适当活动。

（2）根据自身情况调整活动度范围。

（3）锻炼时应穿着宽松舒适的衣裤、合适防滑的运动鞋。

（4）环境温度适宜，避免高温及过冷天气运动，30分钟内为宜。

举验例案

患者，女，64岁。因四肢多关节肿痛间断发作20年余，5天前无明显诱因关节疼痛加重，双肩关节、肘关节、掌指关节、近端指间关节疼痛，双肩疼痛尤甚，活动受限明显，纳眠可，二便调。

【查体】双手掌指关节、近端指间肿胀压痛，双肩压痛，无明显肿胀。舌淡暗，苔白腻，脉细缓。

【既往史】2型糖尿病20余年，否认其他病史。

【中医诊断】尪痹（肝肾亏虚、痰瘀痹阻证）。

【西医诊断】类风湿关节炎。

【治则治法】补益肝肾、活血化瘀、化痰通络。

操作步骤　通痹操第二步　肩提肘旋腕扣背。

（1）身体直立，双上肢位于身体两侧，轻抬一侧肩膀至最大程度，两侧交替进行，以肩部为中心分别向前向后做旋转动作。

（2）身体直立，左右手伸直、掌心向前，双上肢内旋同时屈肘、手指向后触摸脊柱至最大程度，两臂交替进行。

（3）疗程　每日1次，7天为1个疗程，共2个疗程。

【健康宣教】

1.**居室环境** 宜温暖向阳、通风、干燥，避免寒冷刺激。每日适当晒太阳，用温水洗漱，坚持热水泡足。

2.**饮食指导** 宜食补益肝肾的食品，如甲鱼、山药、枸杞子、鸭肉、芝麻、核桃、黑豆等；宜食活血化瘀、化痰除湿的食品，如山楂、陈皮、薏苡仁、莲子、芡实等。食疗方为薏苡仁莲子汤、山药薏仁粥等。

3.**情志调理** 多交流沟通，多听音乐，家属多陪伴，给予情感支持。

4.**康复指导** 保持关节的功能位，并在医护人员指导下做康复运动。

【效果评价】见表 8-3。

表 8-3　效果评价

	VAS 评分	肩部外展	肩部后伸
治疗前	6 分	60°	30°
治疗后第 7 天	5 分	70°	35°
治疗后第 14 天	3 分	85°	40°

【体会】

通痹操以阴阳、脏腑、气血、经络等理论为基础，以养精、练气、调神为运动的基本要点，以动形为基本锻炼形式，用阴阳理论指导运动的虚、实、动、静；用开阖升降指导运动的屈伸、俯仰；用整体观念说明运动健身中形、神、气、血、表、里的协调统一起到养生、健身、治疗的作用。通痹操动作简单易懂，易于推广，适合于年龄不同的人群，不受场地、器材的限制，可因人、因时、因量、因地制宜地选择适合自己的动作进行练习。

参考文献

[1] 秦建，冯楠. 浅析《黄帝内经》中的医学模式与临床应用 [J]. 中国民间疗法, 2017, 25 (2): 1.

[2] 邬波，柳椰，焦递进，等. 中医药疗法对膝骨关节炎相关因子影响研究进展

[J]. 辽宁中医药大学学报, 2021, 3（1）: 1-4.

[3] 沈晓东, 王兴伊, 许峰. 考探中医学导引术的历史内容与现代进展 [J]. 中医文献杂志, 2010（5）: 55-56.

[4] 吴莉萍, 张子云, 李晓倩, 等. 活动期类风湿关节炎患者关节功能锻炼的延续护理 [J]. 护理学杂志, 2017, 32（7）: 83-85.

通痹操操作流程图

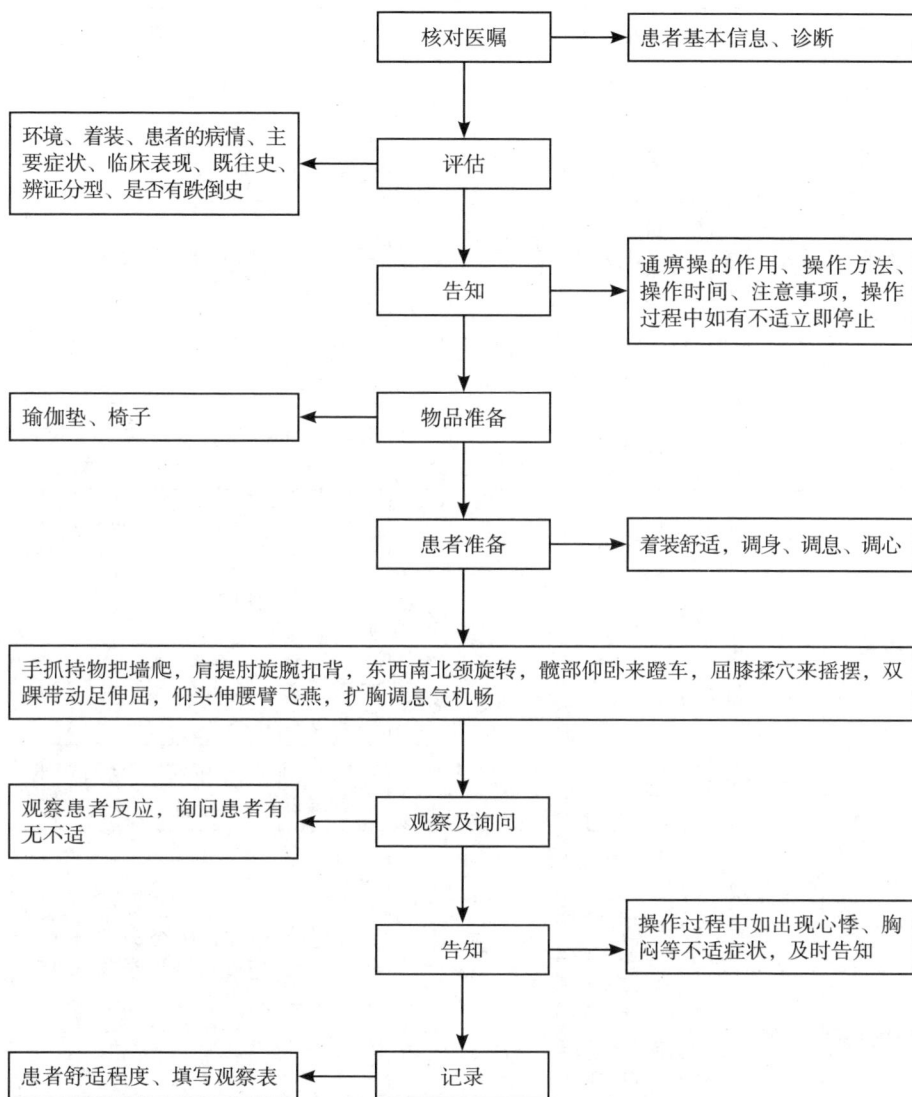

核对医嘱 → 患者基本信息、诊断

环境、着装、患者的病情、主要症状、临床表现、既往史、辨证分型、是否有跌倒史 ← 评估

告知 → 通痹操的作用、操作方法、操作时间、注意事项，操作过程中如有不适立即停止

瑜伽垫、椅子 ← 物品准备

患者准备 → 着装舒适，调身、调息、调心

手抓持物把墙爬，肩提肘旋腕扣背，东西南北颈旋转，髋部仰卧来蹬车，屈膝揉穴来摇摆，双踝带动足伸屈，仰头伸腰臂飞燕，扩胸调息气机畅

观察患者反应，询问患者有无不适 ← 观察及询问

告知 → 操作过程中如出现心悸、胸闷等不适症状，及时告知

患者舒适程度、填写观察表 ← 记录

通痹操操作考核评分标准

项目	分值	技术操作要求	评分说明
仪表	2	仪表端庄、戴表	一项未完成扣1分，最高扣2分
核对	2	核对医嘱	未核对扣2分，内容不全面扣1分，最高扣2分
评估	4	环境、着装、患者的病情、主要症状、临床表现、既往史、辨证分型、是否有跌倒史	一项未完成扣1分，最高扣4分
告知	4	通痹操的作用、操作方法、操作时间、注意事项等	一项未完成扣1分，最高扣4分
用物准备	4	洗手，戴口罩	未洗手扣2分，未戴口罩扣2分，最高扣4分
	2	备齐并检查用物	未备齐用物扣1分，未检查扣1分，最高扣2分
环境与患者准备	2	环境整洁，光线明亮，温度适宜	未准备环境扣2分，准备不充分扣1分，最高扣2分
	2	患者站立，衣着宽松，尽量放松	患者姿势、穿着不规范扣1分/项，最高扣2分
操作过程	2	核对医嘱	未核对扣2分，内容不全面扣1分，最高扣2分
	46	1. 手抓持物把墙爬 2. 肩提肘旋腕扣背 3. 东西南北颈旋转 4. 髋部仰卧来蹬车 5. 屈膝揉穴来摇摆 6. 双踝带动足伸屈 7. 仰头伸腰臂飞燕 8. 扩胸调息气机畅	动作顺序错误扣16分，动作不到位扣15分，速度过快或过慢扣15分，最高扣46分
	2	锻炼时间：30分钟	时间不合理扣2分，最高扣2分
	2	操作过程中询问患者感受、有无不适	未询问患者感受扣2分，最高扣2分
	4	洗手，再次核对医嘱	未洗手扣2分，未核对扣2分，最高扣4分

项目	分值	技术操作要求	评分说明
操作后处置	2	用物按《医疗机构消毒技术规范》处理	处置方法不正确扣 2 分，最高扣 2 分
	2	洗手	未洗手扣 2 分
	2	记录	记录不全面扣 1 分，未记录扣 2 分，最高扣 2 分
评价	6	流程合理、操作熟练，询问患者感受	一项不合格扣 2 分，最高扣 6 分
理论提问	5	通痹操的适应证	回答不全面扣 3 分，未答出扣 5 分
	5	通痹操的注意事项	回答不全面扣 3 分，未答出扣 5 分
得分			

主考老师签名： 考核日期： 年 月 日

第四节 骨痹操

骨痹操具有疏经活血、通络止痛、改善关节功能的作用，对于疾病的预防和治疗具有重要的意义。骨痹操锻炼时应该循序渐进，量力而行，避免突然剧烈运动，动作幅度由小到大，如果感觉疲乏无力或者其他不适，应立即停止锻炼。

一、技术原理

骨痹是一类以慢性疼痛、肿胀、功能障碍，甚至畸形为主要特征的疾病。临床上以反复发作、渐进性等为特点。临床中重视康复锻炼，可减轻关节僵硬、肌肉萎缩、骨质疏松等症状，以动防残，运动疗法对于骨痹的治疗非常重要，临床上采用八段锦、太极拳等治疗，结合骨痹疾病特点创立了骨痹操，骨痹操具有舒经活血、通络止痛、改善关节功能的作用，对于疾病的预防和治疗具有重要的意义。

二、适应证与禁忌证

1. 适应证 心肺功能尚可，关节活动无明显障碍的骨痹人群。

2. 禁忌证 各种疾病急性期、有严重并发症、严重心肺功能障碍者、严重骨质疏松者、严重缺血性心脏病或高血压等患者。

三、操作步骤与要求

第一节 温补肝肾

第1步：梳百会 百会穴在头部，当前发际正中直上 5 寸，或两耳尖连线的中点。双手五指分开呈刷子状，用指肚从前发际线向后梳至百会穴，重复操作。

第 2 步：捏双耳　用双手示指与拇指分别提拉耳尖、耳轮中部及耳垂，用示指按揉耳甲腔；用双手示指与拇指分别提拉耳尖、耳轮中部及耳垂，示指位于耳垂前、拇指位于耳垂后，按揉耳垂。

第 3 步：按肾俞　肾俞穴位于人体的腰部，第二腰椎棘突旁开 1.5 寸处。双手插腰，双手大拇指位于肾俞穴顺时针点揉，双手放于脊柱两侧呈扇形，自上向下按揉至臀部。

第 4 步：搓丹田　丹田穴位于腹部脐下三寸。右手叠于左手上，壶口交叉，将双手放于腹前，顺时针按揉腹部；双手交叉，按以上动作逆时针按揉。

第 5 步：揉足三里　足三里穴位于在小腿前外侧，犊鼻穴下 3 寸，距胫骨前缘一横指。坐位，用双手大拇指逆时针按揉足三里穴。

第二节　舒筋通络

第 1 步：拍肩井　肩井穴位于大椎穴与肩峰连线中点，肩部最高处。双手叉放于双肩，拍打肩井穴；双手分别放于双肩，拍打肩井穴，两动作交替进行。

第 2 步：梳宽胸　站位，手指并拢、双手交叉至于肩峰，从对侧肩峰沿锁骨至一侧锁骨、向外伸展，双手从两侧向胸前方运动（循环此动作）。

第 3 步：理三焦　双手重叠位于胸前，由上焦向下缓慢按压至下焦。

第 4 步：弹拨泉　阳陵泉穴位于人体的膝盖斜下方，小腿外侧之腓骨小头稍前凹陷中。用双手拇指从前向后、从后向前弹、拨阳陵泉穴。

第 5 步：调气息　站立位，双手掌心向上，双臂由身体两侧缓慢抬起至最大程度后，双手掌心向下，由身体前侧恢复至原位。

四、注意事项

（1）患者心肺功能尚可，关节活动无明显障碍者可进行锻炼。

（2）餐后半小时后适当活动，并根据自身情况调整活动度范围。

（3）锻炼时应穿着宽松舒适的衣裤，合适防滑的运动鞋。

（4）环境温度适宜，避免高温及过冷天气运动，时间以 30 分钟内为宜。

举验
例案

患者，女，60岁。因双膝关节疼痛间断发作6年余，2周前行走远路后双膝关节疼痛加重，屈伸受限，上下楼梯困难，腰痛，怕冷，纳眠可，二便调。

【查体】双膝肿胀压痛，活动受限。舌淡暗，苔白腻，脉弦。

【既往史】高脂血症6年，否认其他病史。

【中医诊断】骨痹（肝肾不足，寒湿痹阻）。

【西医诊断】骨关节炎。

【治则治法】补益肝肾、散寒祛湿。

操作步骤 骨痹操第一节 温补肝肾第3步、第5步。

（1）第3步 双手插腰，双手大拇指位于肾俞穴顺时针点揉，双手放于脊柱两侧呈扇形，自上向下按揉至臀部。

（2）第5步 坐位，用双手大拇指逆时针按揉足三里穴。

（3）疗程 每日1次，7天为1个疗程，共2个疗程。

【健康宣教】

1.**生活起居** 宜温暖向阳、通风、干燥，避免寒冷刺激；每日适当晒太阳，用温水洗漱，坚持热水泡足；保证充足睡眠，养成合理生活习惯。忌熬夜，有利于肝脏修复；适当控制体重，减轻关节负重。

2.**饮食指导** 宜食补益肝肾、温经散寒的食品，如甲鱼、山药、枸杞子、鸭肉、芝麻、核桃、黑豆、韭菜、羊肉、生姜等，忌生冷的食品。食疗方有生姜羊肉汤、山药枸杞粥。

3.**情志调理** 指导患者采用五音疗法、深呼吸、锻炼身体等方式转移注意力，缓解不良情绪。

4.**康复指导** 缓解期可适当下床活动；恢复期可循序渐进增加活动量，并注意减少关节负重；根据患者关节病变部位、程度及症状，在医护人员的指导下选择适当的功能锻炼方法，纠正不良姿势。

【效果评价】见表8-4。

表 8-4　治疗前后的 VAS 评分

治疗时间	VAS 评分
治疗前	6 分
治疗后第 7 天	4 分
治疗后第 14 天	3 分

【体会】

骨痹操作为功能锻炼的一种运动方法能够起到通经活络、改善关节功能、提高生活质量的作用。在进行骨痹操锻炼的过程中要循序渐进,量力而行,其作为康复锻炼可减轻关节的疼痛、僵硬、肌肉萎缩、骨质疏松等症状,经常进行锻炼对于疾病的预防和治疗具有重要的意义。

参考文献

[1] 魏刚. 传统体育养生思想史研究 [D]. 苏州:苏州大学,2013.

[2] 蔡继云,尹辉. 我国传统运动疗法的演进及对当代运动处方的启示 [J]. 新西部,2010(9):244-245.

[3] 颜芬. 中国传统体育养生与西方现代体育健身的比较研究 [D]. 武汉:武汉体育学院,2020.

[4] 陈怀民. 腰痛病证古代文献研究 [D]. 北京:北京中医药大学,2013.

[5] 王艳红,石爱桥. 中国传统体育养生文化的历史变迁 [J]. 体育文化导刊,2018(1):12.

骨痹操操作流程图

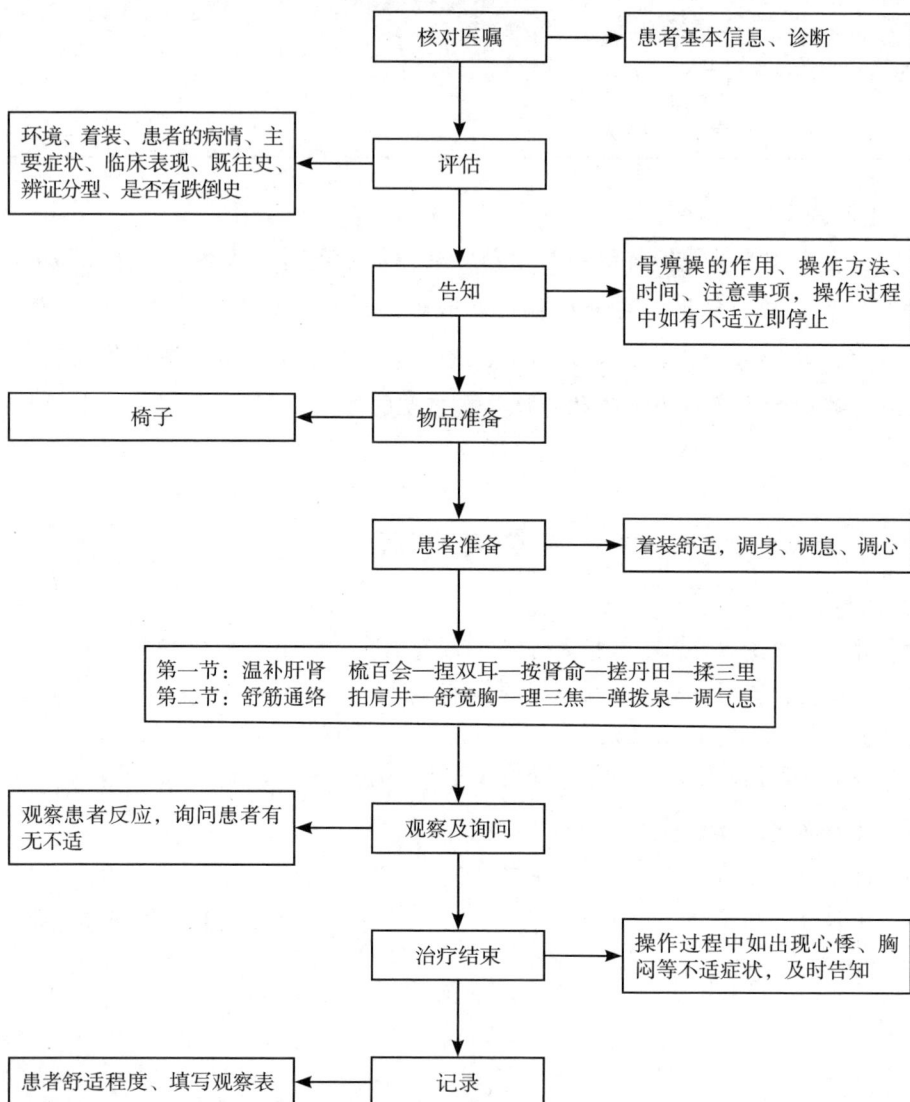

核对医嘱 → 患者基本信息、诊断

环境、着装、患者的病情、主要症状、临床表现、既往史、辨证分型、是否有跌倒史 ← 评估

告知 → 骨痹操的作用、操作方法、时间、注意事项，操作过程中如有不适立即停止

椅子 ← 物品准备

患者准备 → 着装舒适，调身、调息、调心

第一节：温补肝肾　梳百会—捏双耳—按肾俞—搓丹田—揉三里
第二节：舒筋通络　拍肩井—舒宽胸—理三焦—弹拨泉—调气息

观察患者反应，询问患者有无不适 ← 观察及询问

治疗结束 → 操作过程中如出现心悸、胸闷等不适症状，及时告知

患者舒适程度、填写观察表 ← 记录

骨痹操操作考核评分标准

项目	分值	技术操作要求	评分说明
仪表	2	仪表端庄、戴表	一项未完成扣1分，最高扣2分
核对	2	核对医嘱	未核对扣2分，内容不全面扣1分，最高扣2分
评估	4	环境、着装、患者的病情、主要症状、临床表现、既往史、辨证分型、是否有跌倒史	一项未完成扣1分，最高扣4分
告知	4	骨痹操的作用、操作方法、操作时间、注意事项等	一项未完成扣1分，最高扣4分
用物准备	4	洗手，戴口罩	未洗手扣2分，未戴口罩扣2分，最高扣4分
	2	备齐并检查用物	未备齐用物扣1分，未检查扣1分，最高扣2分
环境与患者准备	2	环境整洁，光线明亮，温度适宜	未准备环境扣2分，准备不充分扣1分，最高扣2分
	2	患者站立，衣着宽松，尽量放松	患者姿势、穿着不规范扣1分/项，最高扣2分
操作过程	2	核对医嘱	未核对扣2分，内容不全面扣1分，最高扣2分
	46	第一节　温补肝肾：梳百会—捏双耳—按肾俞—搓丹田—揉三里　第二节　舒筋通络：拍肩井—舒宽胸—理三焦—弹拨泉—调气息	动作顺序错误扣10分，动作不到位扣10分，速度过快过慢扣10分，穴位选取不正确扣2分/穴，最高扣46分
	2	锻炼时间：30分钟	时间不合理扣2分，最高扣2分
	2	操作过程中询问患者感受、有无不适	未询问患者感受扣2分，最高扣2分
	4	洗手，再次核对医嘱	未洗手扣2分，未核对扣2分，最高扣4分

项目	分值	技术操作要求	评分说明
操作后处置	2	用物按《医疗机构消毒技术规范》处理	处置方法不正确扣 2 分，最高扣 2 分
	2	洗手	未洗手扣 2 分
	2	记录	记录不全面扣 1 分，未记录扣 2 分，最高扣 2 分
评价	6	流程合理、操作熟练，询问患者感受	一项不合格扣 2 分，最高扣 6 分
理论提问	5	骨痹操的适应证	回答不全面扣 3 分，未答出扣 5 分
	5	骨痹操的注意事项	回答不全面扣 3 分，未答出扣 5 分
得分			

主考老师签名：　　　　　　　　　　　考核日期：　　年　　月　　日

中医传承　中医特色护理技术

附 中医护理实践案例

五行能量罐治疗 1 例髂胫束综合征患者的护理病例报告

魏永春[1], 鄂海燕[1], 王亚丽[1], 姜婧[1], 董玉霞[1], 唐玲[2]

（北京中医药大学东方医院 1.肛肠科, 2.护理部）

摘要: 本文回顾 1 例髂胫束综合征患者行五行能量罐治疗的效果及护理措施。在中医辨证理论指导下, 取督脉、足太阳膀胱经、足少阳胆经、阳维脉、阳跷脉之经络, 运用五行能量罐循经治疗。治疗后患者疼痛明显减轻, 行走距离增加。

关键词: 五行能量罐; 髂胫束综合征; 循经治疗; 拔罐手法; 中医护理

髂胫束综合征（ITBS）是膝关节最常见易发的运动损伤[1]。髂胫束起自髂嵴前方的外侧缘, 其上分为两层, 包裹阔筋膜张肌, 并与之紧密结合。下部的纵行纤维明显增厚呈扁带状, 后缘与臀大肌肌腱相结合, 下端附着于胫骨外侧髁、腓骨头和关节囊。髂胫束的功能是稳定外侧髋关节和膝关节, 以及限制髋关节内收和膝关节内旋[2]。过度的髋内收可能会增加髂胫束在跑步阶段的拉伸应变[3], 膝盖过度膝内旋可能会增加髂胫束带的扭转应变[4]。这种增加的应变可能会损害髂胫束和股骨上髁, 造成 ITBS。据临床研究发现, ITBS 的主要症状为膝关节外侧有钝痛感, 压痛点在股骨外侧髁, 膝关节在弯曲伸直时发出声响[5], 久坐、蹲跪、行走楼梯或陡坡后, 疼痛感会逐渐增强[6]。髂胫束综合征严重影响患者的日常生活, 降低生活质量。五行能量罐是在传统火罐的基础上, 利用火的生物效应及五行学说原理达到防病治病的一种疗法[7]。通过临床实践, 五行能量罐可有效改善 ITBS。本文回顾 1 例髂胫束综合征患者行五行能量罐治疗的效果及护理措施, 现报告如下。

1 临床资料

患者，男，42岁。2019年2月因运动后引起左侧膝关节疼痛，伴交锁感，给予康复治疗后未缓解。同年4月膝关节疼痛加重伴髋关节紧张，腰部疼痛，行走不适感，患者左膝盖内旋障碍。于2019年6月行CT检查，诊断为髂胫束综合征，给予针刀、按摩等康复治疗。症状稍有缓解，2个月后患者左侧髋部至膝关节紧张，行走时需按摩松懈肌肉方可缓解。2021年1月前来本院治疗。刻下症：膝关节疼痛，行走约20m后髋至膝外侧肌肉紧张，伴疼痛，需站立按摩敲打髋至膝外侧肌肉后方可继续行走。纳可，夜寐安宁，二便调，舌质淡红，舌体湿滑，边有齿痕，苔薄白，脉弦。患者有高尿酸血症十余年。西医诊断：髂胫束综合征，高尿酸血症。中医诊断：痹症（肝肾亏虚、气滞血瘀）。

在中医辨证理论指导下，取督脉、足太阳膀胱经、足少阳胆经、阳维脉、阳跷脉之经络，运用五行能量罐循经治疗。五行能量罐治疗共4个疗程，每个疗程包括1次治疗，每7～10天进行1次治疗，每次治疗时间为40～45分钟。观察患者舌苔、脉象、痧象变化情况，治疗后患者舌质上的水湿，舌旁的齿痕有明显减轻。观察患者治疗后第1周至12周的疼痛情况，对患者进行VAS评估[8]，并记录。患者第4次治疗结束后的VAS疼痛模拟量表为2分，从中度疼痛降低至轻度疼痛。行走距离从治疗前的行走20m增长到治疗后的100m。

2 护理

2.1 护理评估

护理评估包括3个方面：①视觉模拟疼痛评分（VAS）为7分，属中度疼痛；②ADL日常生活能力评分（ADL）为95，基本生活可自理；③Morse跌倒评分为15分，属于跌倒低风险人群。

2.2 护理诊断

①慢性疼痛：与患者病情反复迁延不愈有关。②躯体移动障碍——行走障碍：与患者膝关节外侧钝痛感，神经不敏感有关。③有跌倒的风险：与患者髋关节及膝关节肌肉紧张，行走障碍有关。

2.3 护理计划

①缓解疼痛；②个体行走距离增加；③个体报告肢体力量和耐力增加。

2.4 护理措施

2.4.1 针对预期目标实施护理措施 ①患者因病情周期较长，经多种治疗方案结果不是很理想，引起过度焦虑，对患者进行相应的疾病知识科普，并进行心理疏导，增强治疗信心。②指导患者疼痛难以控制时可通过暂缓运动或借助用具（手杖、轮椅）等来缓解。③鼓励患者经常短程行走，循序渐进地增加行走的距离。

2.4.2 五行能量罐治疗 五行能量罐是根据阴阳五行、五色、五脏为依据，采用绿、红、黄、白、黑五种颜色的罐，分别表示五行里的木火土金水[9]，从而对应五脏里的肝心脾肺肾，阴阳互补以达到治疗脏腑疾病。不同颜色代表罐口直径不同，黑色罐直径为 4.5cm、红色罐直径为 5.5cm、白色罐直径为 6cm、绿色罐直径为 6.5cm、黄色罐直径为 7cm。根据治疗方案及五色入五脏原理进行操作。

患者取俯卧位，用镊子夹酒精棉球并点燃，火罐过火后吸附于患者治疗部位，取督脉、足太阳膀胱经，后改为侧卧位，同样手法取足少阳胆经循经、阳维脉、阳跷脉治疗，治疗过程中运用不同操作手法如下。①闪罐法：将罐吸拔在应拔部位后随即取下，反复操作至皮肤潮红为止。②走罐法：是在罐被吸住后，用手握住罐体在皮肤上反复推拉移位。③抖罐法：在留罐基础上，在膀胱经上下、左右抖动，每分钟约 120 下，抖罐有清热泻火、活血祛瘀的效果。④定罐法：将罐吸拔在应拔部位后留置并在罐底部放置 95% 酒精棉球点燃至自然熄灭。⑤留罐法：棉球自然熄灭后留置 5 分钟并注意保暖。⑥在操作过程中加以提—按（即留罐过程中将罐体提拉起来在放下的手法），走—停（即利用穴位对罐体的吸附感，进行短暂停留）的手法。

使用过程中应注意：①在所吸拔部位的皮肤或罐口上应先涂凡士林或刮痧油；②根据部位和拔罐方法选择合适颜色大小的罐具，检察罐体、罐口边缘，以免损伤皮肤；③操作过程中密切观察患者并询问患者有无不适。

五行能量罐治疗共 4 个疗程，每个疗程包括 1 次治疗，每 7～10 天进行 1 次治疗，每次治疗时间为 40～45 分钟。①第一疗程：取督脉、足太阳膀胱经（闪罐、走罐、定罐、留罐）。②第二疗程：取督脉、足太阳膀胱经、足少阳胆经（闪罐、走罐、定罐、抖罐、留罐）。③第三次治疗：取督脉、足太阳膀胱经、足少阳胆经、阳维脉、阳跷脉（闪罐、走罐、抖罐、定罐、留罐）。④第四次治疗：取督脉、足太阳膀胱经、足少阳胆经、阳维脉、阳跷脉（闪罐、走罐、抖罐、定罐、留罐）。

2.5 护理评价

在治疗过程中，通过准确评估患者的疼痛程度、行走能力及跌倒风险，调整治疗方案和护理措施，向患者科普疾病知识，增强治疗的信心，治疗后鼓励患者循序渐进地增加行走距离，进一步促进了患者的康复。

3 结果和随访

经过 4 个疗程的治疗，患者症状得以缓解。治疗前，患者 VAS 疼痛评分为 7 分，治疗后 VAS 疼痛评分降至 2 分。行走距离从治疗前的行走 20m 增长至治疗后的 100m。治疗效果效果显著。

4 讨论

对于髂胫束综合征的治疗，目前国内外公认以手法、肌肉锻炼、药物及理疗等保守方法为主均能达到预期疗效，对于保守治疗失败、顽固性 ITBS 患者，可采用关节镜、髂胫束松解等手术方式[10]。本例患者营卫失调、腠理不密，风寒湿三气夹至合而则为痹，深入筋骨关节，留而不去，致经络不通，气血阻滞，不通则痛。根据患者症状，予经络辨证属足太阳膀胱经和阳维脉及阳跷脉，故五行能量罐治疗选取上述阳经穴位，以疏通经脉、活血通络，促使气血运行，通则不痛。

人体背部腧穴是控制脏腑血气灌注的关键，是中医治疗的敏感区。因督脉为阳脉之海，有督领全身阳气、统率诸阳经的作用，同时各阴经又通过经别与阳经汇合，故督脉可以沟通阴阳，总摄诸经。足太阳膀胱经行身之后，从项、背、腰、尻至下肢，所经部位筋肉分布最广，同时太阳经多血少气，少气则易卫外不固，气病及血，血病及气，气滞血瘀，血瘀碍气，故膀胱经病变多以经脉循行所过之处的疼痛表现为主，腰腿痛就是其中之一[11]。《素问·热论》记载："巨阳者，诸阳之属也。其脉连于风府，故为诸阳主气也。"根据论述可知，足太阳膀胱经为六经之首，统摄诸阳，得督脉阳气资助，在十二经脉中阳气最为隆盛。《血证论·脏腑病机论》记载："膀胱称为太阳经，谓水中之阳，达于外以为卫气，乃阳之最大者也"，足太阳膀胱经主表，可宣发卫气而抗邪。阳维起于诸阳会，其联络各阳经通向督脉，所以阳维可主三阳经的寒热病症。对不同病症中的"寒热"症又各有其偏重，其中以少阳为主。故调理足三阳经和督脉可治以阳维脉[12]。阳维脉通，腰痛自除。《难经·二十九难》记载："阴跷为病，阳缓而阴急；阳跷为病，阴缓而阳急。"说明阴阳跷脉为病可分别在其循行所过部位反映出肢体内外两侧的肌肉拘挛、疼痛及功能活动受限[13]。

根据"经脉所过、主治所及"原则，治疗髂胫束综合征以选取上述阳经穴为主。文中五行能量罐通过中医的辨证论治，对应五脏的肝心脾肺肾，调理气机，其经气可以联系肝、心、肺、肾等脏腑，起到调达全身的作用，"大凡络虚，通补最宜"，本病例选取五行能量罐进行治疗，是利用火的生物效应，强大的吸附力使毛孔充分张开，汗腺和皮脂腺功能受到刺激而加强，通过生物化学作用增加细胞免疫和体液免疫功能，动员各个系统对全身进行综合调控，起到激发经气、强壮内脏、解痉止痛等作用[7]。从技术特点总结，本操作与传统拔罐手法有所不同：①在走罐过程中，根据穴位对罐体的吸附作用，加以停顿，以更好地刺激穴位，激发经气，达到疏通经络的作用；②在拔罐过程中，利用提—按的手法，以刺激深层穴位，达到解痉止痛的作用；③在抖罐的操作过程中，利用边抖罐边牵拉的手法，更好地达到清热泻火、活血祛瘀的作用；④留罐中，在罐底用95%的酒精棉球贴棉点火，让其自然熄灭，利用火的温热效应，达到祛湿散寒的作用。

通过临床实践证明，五行能量拔罐可以有效缓解疼痛、肌肉紧张。并且五行能量拔罐是一种操作手法简单、使用安全、影响因素少和易于患者接受的方法，可有效改善髂胫束综合征，减轻患者疼痛，值得临床推广。五行能量拔罐的应用符合"坚持中西医结合并重，传承发展中医药事业，为人民群众提供全方位全周期健康服务"的理念，为中医护理向着精准化、扩大化、深入化发展，提升中医护理服务能力与品质[14]，提供较好的参考价值。

患者知情同意：病例报告公开得到患者或家属的知情同意。
利益冲突声明：作者声明本文无利益冲突。

参考文献

［1］郝琦，李建设，顾耀东. 裸足与着鞋下跑步生物力学及损伤特征的研究现状［J］. 体育科学，2012，32（7）：91-97.

［2］HRELJAC A. Etiology, prevention, and early inter-vention of overuse injuries in runners：a biomechani- cal perspective［J］. Phys Med Rehabilitation Clin N Am，2005，16（3）：651-667.

［3］FREDERICSON M，COOKINGHAM C L，CHAUDHARI A M，et al. Hip abductor weakness in distance runners with iliotibial band syndrome［J］. Clin J Sport Med，2000，10（3）：169-175.

［4］NOEHREN B，DAVIS I，HAMILL J. ASB Clinical Biomechanics Award Winner 2006：Prospective study of the biomechanical factors associated with il- iotibial band syndrome［J］. Clin Biomech（Bristol Avon），2007，22（9）：951-956.

［5］GENT R NVAN，SIEM D，MIDDELKOOP MVAN，et al. Incidence and determinants of lower extremity running injuries in long distance runners：asystematic review［J］. Br J Sports Med，2007，41（8）：469-480.

［6］陈海怡. 髂胫束综合症与步态的相互影响［D］. 济南：山东体育学院，2018.

［7］鄂海燕，王亚丽，魏永春，等. 五行能量罐在亚健康阳虚体质患者的应用［OL］. NursRxiv，2020. DOI:10.12209/issn2708-3845.20201216003.

［8］孙志涛，赖居易，何升华，等. 补肾活血通络胶囊干预 SD 大鼠骨性关节炎滑膜及软骨细胞 miR-27a 的变化［J］. 中国组织工程研究，2017，21（16）：2484-2488.

［9］王妮，付婷，张勇. 五行能量罐疗法治疗单纯性肥胖的临床观察［J］. 光明中医，2020，35（8）：1198-1200.

［10］丁谷渊，史申宇，凌晓宇，等. 髂胫束综合征的临床诊治研究进展［J］. 中国骨伤，2018，31（10）：965-970.

［11］张斌. 从足太阳膀胱经论治颈型颈椎病的探讨［J］. 中国中医药现代远程教育，2020，18（10）：43-45.

［12］施琛琛，周文强. 针刺阳维脉治疗顽固性腰痛验案举隅［J］. 中国民族民间

医药, 2020, 29（6）: 56–57.

［13］王磊, 谷世哲, 马惠芳. 跷脉的循行特点及主治规律［J］. 中国针灸, 2001,
　　　21（4）: 221–223.

［14］唐玲. 传承创新发展, 全面提升中医护理能力［J］. 中西医结合护理［J］.
　　　中西医结合护理, 2021, 7（3）: 1–3.

蜜芽罐咽部走罐治疗 1 例小儿急性扁桃体炎咽痛的护理病例报告

王翠婷，尹海兰

（北京中医药大学东方医院 儿科）

摘要：本文总结 1 例蜜芽罐咽部走罐治疗小儿急性扁桃体炎咽痛的护理经验，包括护理评估方案、咽部走罐操作方法以及常规健康宣教等。基于中医辨证施护护理理论，采取咽部走罐疗法，能有效缓解小儿咽痛症状，对促进患儿康复有积极作用。

关键词：小儿急性扁桃体炎；走罐；咽痛；健康宣教；中医护理

小儿急性扁桃体炎是指腭扁桃体的急性非特异性炎症，以急性、非特异性炎症侵及腭扁桃体实质，引起扁桃体的充血、肿胀、化脓，甚至有细菌、脓细胞等组成的渗出物自隐窝口排出为病理特点的疾病，是儿科常见病。小儿急性扁桃体炎属于中医学"急乳娥"的范畴，以咽喉两侧的喉核红肿疼痛，形似乳头，状如蚕蛾为主要特点[1]。具有发病率高、复发率高等特点，严重的威胁儿童健康。本病多由于外感风热侵袭，肺胃热盛，引起喉核红肿疼痛，治疗以解毒利咽、消肿止痛为主。中医护理在小儿疾病的治疗方面有着独特的优势，患儿的接受度较高，且疗效显著，在临床的应用越加广泛。本研究总结了 1 例采用蜜芽罐咽部走罐疗法治疗肺胃热盛型急乳娥的护理体会，现报告如下。

1 临床资料

患儿，男，6 岁 10 个月，2022 年 3 月 10 日来院，以"咽痛 3 天"为主诉就诊，最高体温 37℃。现患儿精神可，面赤身热，口干口臭，喜冷饮，咳嗽有痰，痰黄质黏，咽部充血，双侧扁桃体Ⅱ°肿大，可见少量脓性分泌物，纳差，大便干，2 日未行，小便黄，舌红，苔黄腻，脉数。心肺听诊无异常。余查体无异常。中医诊断：急乳娥（肺胃热盛型）。西医诊断：急性扁桃体炎。中医以清热利咽、消肿止痛为治疗原则，给予蜜芽罐咽部走罐治疗。

2 护理

2.1 护理评估

2.1.1 症状体征分级量化标准评估 按照中医诊断标准所列症状及体征，制定积分量表（附表 1），进行积分统计。患儿总得分为 20 分。

附表 1 中医症候积分量表

主症	正常（0分）	轻度（2分）	中度（4分）	重度（6分）
扁桃体肿大充血	无此症状	充血，Ⅰ°肿大	充血，Ⅱ°肿大	充血，Ⅲ°肿大
扁桃体化脓	无此症状	一侧扁桃体化脓	两侧扁桃体化脓，散在脓点	两侧扁桃体化脓，脓点融合
咽痛	无此症状	咽痛较轻，不影响吞咽	吞咽咽痛明显，不影响吞咽	持续咽痛，影响吞咽
次症	正常	轻度	中度	重度
口渴	无此症状	渴欲饮水	口渴多饮	—
咳嗽	无此症状	偶有咳嗽	咳嗽频作	—
精神情绪	未见烦躁	稍有烦躁	烦躁哭闹	—
大便	未见干结	大便干结，1日1行	大便干结，2日未行	—

注：根据积分情况把病情分为 3 个等级：轻度、中度、重度。轻度 6～13 分，中度 14～21 分，重度 22～29 分。

2.2 护理诊断

护理诊断如下。①疼痛：与急性扁桃体发炎感染有关。②便秘：与胃肠功能减弱有关。③知识缺乏：缺乏疾病的相关知识。

2.3 护理计划

针对患儿存在的相关因素，制定如下护理计划：①给予蜜芽罐眼部走罐治疗，咽部疼痛症状消失；②指导家长为患儿多饮温开水，多吃蔬菜，顺时针揉腹，促进排便；③做好健康宣教，向患儿及家长讲解小儿急性扁桃体炎的相关知识，增强患儿疾病预防意识。

2.4 护理措施

2.4.1 中医特色护理 患儿为肺胃热盛型的乳娥患者，辨证取穴，患儿病位在咽部，与肺、胃密切相关，咽喉为肺胃之门户，当有外邪侵袭时，则会首当其冲，伤及咽喉，表现为咽痛不适等，故为其进行咽部走罐治疗，具体操作如下。查患儿皮肤完好无破损，采取坐位，充分暴露颈部皮肤，以便进行操作。将刮痧油涂抹在蜜芽罐口凹槽处，倒扣在皮肤上，先轻轻涂抹皮肤，使皮肤滋润，嘱患儿放松，颈部伸直。用定罐法把蜜芽罐放在天突穴的位置，再用抖罐法向左右方向抖动数下，以松解穴位，接下来用走罐法自天突行至廉泉穴，自下而上提拉走动（将蜜芽罐吸附到表皮，然后向相反的方向拉至皮肤绷紧，再将蜜芽罐延经络走行提拉罐体，进行重复自下而上的提拉动作），以皮肤潮红为度，一般情况下，颈部中间走 10 遍，颈部左右两侧自气舍穴至人迎穴各走 10 遍。颈部两侧足阳明胃经循行穴位有人迎穴、水突穴、气舍穴。操作时间适度控制，过久易使患儿疼痛难忍，产生抵触而不配合，过短则达不到治疗效果。结束后，用纱布轻轻擦拭颈部皮肤。

2.4.2 健康宣教

（1）生活护理 嘱患儿多饮温开水，补充充足的水分；注意颈部保暖，避免着凉；2 小时内禁止着凉水；做好手、口卫生，每天坚持早晚刷牙，保持口腔健康；注意休息，劳逸结合，保证充足的睡眠；每天开窗通风，保持室内适宜的温、湿度；注意季节变换，根据天气变化，加减衣物；少去公共场所，戴好口罩。

（2）饮食护理 合理膳食，饮食清淡、易消化，禁食辛辣、刺激、生冷寒凉、油腻、甜的食物，多吃当季新鲜水果蔬菜。

（3）皮肤护理 嘱患儿穿棉质柔软宽松的衣服，避免摩擦皮肤；剪短指甲，避免其不自主搔抓皮肤，引起感染；痧痕大概 3～5 天消退，请家长放心。

（4）情志护理 保持患儿心情愉悦；多做亲子互动类游戏运动，增强患儿体质，提升免疫力；为患儿家长讲解小儿急性扁桃体炎的相关知识，促进患儿健康成长；积极与患儿沟通，增强患儿战胜疾病的信心，促使其积极配合医护人员的治疗和护理，加快疾病的康复。将健康教育应用于小儿急性化脓性扁桃体炎护理中，能促进患儿家属对疾病相关健康知识掌握程度，更好地进行家庭护理，进而能显著减少患儿预后周期和疾病复发概率[2]。良好的健康教育还能有效预防并发症，提升患儿家属认知水平，护理效果显著[3]。

2.5 护理评价

根据症状体征分级量化标准，治疗前患儿临床症状评分为 20 分，经过蜜芽罐咽部走罐治疗，通过电话回访的方式，根据患儿感受进行评分，3 天后临床症状及评分由原来的 20 分降到了 2 分，效果显著（附表 2）。

附表 2 临床症状护理效果评价

	第 1 天	第 2 天	第 3 天
罐印是否消失	否	否	是
症候评分	20	10	2

2.6 结果和随访

患儿经过蜜芽罐咽部走罐治疗后，疼痛评分为 0 分，没有疼痛；症候评分 2 分，咽痛症状消失。1 个月后电话随访，家长诉患儿没有咽痛症状，便软成形，纳增，眠安。中医特色外治护理从根本上改善了患儿的临床症状，消除咽痛症状，患儿家长对该护理措施高度满意。

3 讨论

小儿急性扁桃体炎是临床常见病、多发病。中医认为该病多因外感风热，侵袭于肺，上逆搏结于咽喉，或平素过食辛辣油腻之品，脾胃蕴热，热毒上攻咽喉等引起，临床上以后者居多。随着社会发展，人们生活水平提高，饮食结构发生变化，实热体质逐渐增多，本病的发生与人们的生活方式、饮食习惯等有关，通过健康宣教，提高认识，改变不良生活习惯，养成健康的生活方式，能有效预防本病。本例患儿基于"清热利咽，消肿止痛"中医治疗原则，采用蜜芽罐咽部走罐疗法进行治疗，解决咽部疼痛的问题。蜜芽罐采用医疗级硅胶制成，材料无毒，结构简单、方便实用、吸着力强，既有拔罐之功，兼具刮痧之效，对皮肤无刺激。该方法治疗急性小儿扁桃体炎，能有效缓解患儿的痛苦，减轻家长的精神和经济压力，患儿的接受度较高。

中医学对本病有着深刻的认识，根据小儿生理、病理特点出发，应用脏腑、经络、卫气营血的辨证手段，在整体观念的指导下，辨证论治，针对不同证型选择相对应的经络及穴位进行对症治疗，调节经络气血的同时恢复脏腑经络功能。经络学说是中医外治法的理论基础，经络是人体内通外达的一个联络系统，通过将气血营养输布至全身各脏腑组织器官来抗御病邪。苏均维等[4]从阳明经循行于扁桃体的解剖位置、阳明经病常波及于咽喉、急乳蛾的病机为阳明经表证立论提出了小儿急性化脓性扁桃体炎从阳明经表证论治的理念。

咽部走罐疗法是用蜜芽罐在咽部自下而上提拉，快速出痧的一种操作方法，其以经络循行及穴位为理论基础，自天突穴到廉泉穴（天突穴、廉泉穴归属于人体的阴脉之海——奇经八脉之一的任脉，两穴均是治疗咽喉部疾病的常用穴位，具有宣通肺气、利咽止咳的功效），联合颈部两侧的人迎穴、水突穴等足阳明胃经循行穴位（足阳明胃经属于胃，络于脾，维系着人的后天之本。它始于头部鼻旁，循行经额颅中部、颈部，进入锁骨上窝部，再向下经胸、腹、下肢以至足尖），能有效治疗咽喉肿痛。《素问·太阴阳明篇》记载："咽主地气……咽乃阳明水谷之道，属胃而主地"。咽喉与阳明胃经的关系密切，脾胃健运才能运化水谷之气，精微得以上承咽喉，咽喉才能发挥正常生理功能。走罐疗法是通过刺激作用，促使病变部位血管扩张，增强血运，提升深层细胞的活力，加强血管壁的细胞的吞噬能力，从而促进炎症的吸收，促使汗腺和皮脂腺功能增强，改善局部皮肤组织的气体交换，致使体内新陈代谢加快，通过排除体内的废物、毒素等物质来调节全身机体状态[5]。该疗法具有活血化瘀，疏通经络，调整气血，平衡阴阳，抵抗外邪，保卫机体等作用，不仅可以刺激穴位，通过经络系统调整机体脏腑阴阳，疏通气血，从而达到治疗疾病的目的，还能使局部组织新陈代谢加快，促进炎症的吸收。研究资料显示[6]，拔罐治疗时罐内形成的负压使局部毛细血管充血甚至破裂，红细胞破裂，表皮瘀血，出现溶血现象，随即产生一种组胺和类组胺的物质，随体液周流全身，刺激各个器官，增强其功能活动，能提高机体的抵抗力。负压的刺激能使局部血管扩张，促进局部血液循环，改善充血状态，加强新陈代谢，改变局部组织营养状态，增强血管壁通透性及白细胞吞噬活动，进而提高人体免疫能力[7]。内压对局部部位的吸拔，能加速血液及淋巴液循环，加快肌肉和脏器对代谢产物的消除排泄[8]。拔罐产生的真空负压有一种较强的吸拔之力，其吸拔力作用在经络穴位上，可将毛孔吸开并使皮肤充血，使体内的病理产物从皮肤毛孔中吸出体外，从而使经络气血得以疏通，使脏腑功能得以调整，达到防治疾病的目的[9]。由此推测，通过蜜芽罐负压刺激局部穴位，将局部皮肤吸起，令皮肤局部组织和皮肤深层组织血液循环增加，改善皮肤血供，改善周围组织代谢，增强皮肤深层细胞活力，增强血管壁通透性及细胞吞噬能力，加快纤维蛋白溶解，故可以有效促进炎症吸收。

中医护理以中医理论为指导，加以极具特色的中医技术及食疗、运动、情志护理等方法，重视人体的统一性、完整性及其与自然界相互关系，形成独具特色的中医护理体系[10]。

本案例通过运用蜜芽罐咽部走罐疗法治疗小儿急性扁桃体炎，疗效显著。笔者通过对整个案例进行归纳总结，分享临床经验，以便更好地将此项技术在临床广泛推广及应用。蜜芽罐疗法是拔罐疗法之一。但目前临床对蜜芽罐的相关研究报道较少，因此有必要通过临床试验，增加样本量，进行临床验证，进一步验证其临床效果。

患者知情同意：所有个体参与者或监护人均签署知情同意书。
利益冲突声明：作者声明本文无利益冲突。

参考文献

[1] 张倩，袁斌. 中医药治疗小儿急性扁桃体炎研究进展 [J]. 中国中医急症，2011，20（10）：1656-1657.

[2] 杜佳月. 小儿急性化脓性扁桃体炎护理中健康教育的应用分析 [J]. 临床研究，2020，28（10）：186-187.

[3] 赵海花. 健康教育在小儿急性化脓性扁桃体炎护理中运用效果观察 [J]. 临床医药文献电子杂志，2020，7（5）：138+142.

[4] 苏均维，巫大平. 从阳明经表证论治急性化脓性扁桃体炎 [J]. 中国中医药现代远程教育，2016，14（4）：48-50.

[5] 张亮，龙旭浩. 姚晶莹教授拔火罐疗法促进小儿肺炎啰音吸收的经验 [J]. 中国中西医结合儿科学，2013，5（4）：310-311.

[6] 李丹丹，孟向文，刘华朋，等. 拔罐疗法作用机理研究概述 [J]. 辽宁中医杂志，2014，41（11）：2506-2508.

[7] 洪寿海，刘阳阳，郭义. 拔罐疗法作用机理的研究进展 [J]. 河南中医，

2012, 32 (2): 261–263.

[8] 余迪霞，吴建贤 . 拔罐对免疫系统影响的研究进展 [J]. 颈腰痛杂志，2012，
    33 (3): 229–232.

[9] 洪寿海，吴菲，卢轩，等 . 拔罐疗法作用机制探讨 [J]. 中国针灸，2011，
    31 (10): 932–934.

[10] 唐玲 . 传承创新发展，全面提升中医护理能力——北京市中医护理能力提升
    工程专栏导语 [J]. 中西医结合护理，2021，7 (3): 1–3.

砭石治疗技术治疗 1 例急性乳腺炎脓肿形成期的护理病例报告

范东盼，贾瑞晶，李苏娜，陈宏

（北京中医药大学东方医院　外二乳腺科）

摘要： 本文对 1 例哺乳期急性乳腺炎脓肿形成期患者行砭石治疗后效果观察及护理措施。在中医辨证施护理论指导下，采取砭石治疗及超声引导下乳房脓肿穿刺抽脓治疗后，患者疼痛症状明显缓解，疾病得到了有效控制，值得临床借鉴推广。

关键词： 急性乳腺炎；砭石治疗；中医护理

急性乳腺炎是一种乳房化脓性感染疾病，多由金黄色葡萄球菌、链球菌、大肠埃希菌沿淋巴管入侵所致，一般多发生于哺乳期妇女，常表现为乳房局部红、肿、热、痛，乳汁排出不畅，全身表现为畏寒、高热等症状[1]。急性乳腺炎是乳腺组织的急性炎症，属中医学"乳痈"范畴，常发生于产后哺乳期妇女，占乳腺感染性疾病的 75%。西医治疗急性乳腺炎主要针对细菌感染应用抗生素，但易导致炎症组织机化遗留冷性僵块[2]。哺乳期急性乳腺炎既影响了产妇的健康，也降低了产妇的生活质量，又有碍婴儿的母乳喂养，影响了母子两代人的健康[3]，研究表明，产后乳腺炎发病率为 10% ～ 20%，多发于产后 3 ～ 4 周缺乏哺乳经验的初产妇，早期主要表现为乳房红、肿、热、痛，局部形成硬结，处理不及时会形成乳腺脓肿[4]。哺乳期乳房脓肿是乳腺炎的不良转归之一，主要表现为乳房内部脓液积聚，可导致局部皮肤破溃，甚至形成难治性瘘管，严重影响患者的身心健康。超声引导下乳房脓肿穿刺抽脓创伤小、效果好，对乳腺结构和形态影响小，患者满意度评分及复哺乳率高，可以作为乳房脓肿治疗的首选方法[5]。临床实践证明，使用砭石治疗技术治疗急性乳腺炎脓肿患者疗效显著。现将个案汇报如下。

1 临床资料

患者，女，31 岁，产后 2 月余，左乳肿块 11 天，伴红肿 3 天，5 天前通

附　中医护理实践案例

乳师手法排乳、外敷如意金黄散后，红肿范围扩大，疼痛加重，伴低热，患者为求进一步治疗，遂于 2019 年 3 月 15 日就诊于乳腺科门诊。

既往体健，触诊：左乳内侧方皮肤色鲜红，皮温略高，大小约 10cm×8cm，可触及一质韧硬肿块，范围约 7cm×5cm，边界欠清，活动度欠佳，压痛（+），波动感明显。彩超检查：双乳哺乳期表现，左乳内侧可见一范围 6.15cm×4.92cm×4.65cm 的低无回声区，左乳急性乳腺炎脓肿形成（多房），左腋下淋巴结肿大。视诊：舌质红，苔黄腻，切诊为脉弦滑。患者焦虑状态，担心无法继续哺乳。问诊：纳眠差，小便黄，大便尚可。体温 37.4℃。中医诊断：乳痈（辨证分型：胃热炽盛证）。西医诊断：左乳急性乳腺炎脓肿形成。中医治疗：砭石治疗 1 次 / 天，3 次为一疗程。西医治疗：给予患者超声引导下乳房脓肿穿刺抽脓术，患者治疗前乳房状态（附图 1），治疗前彩超检查（附图 2）。

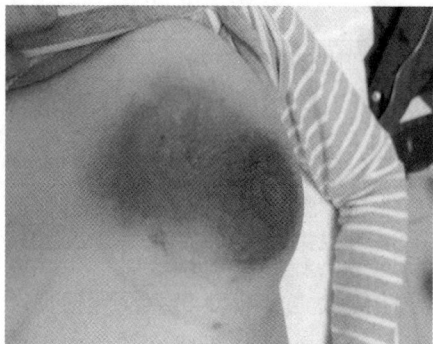

附图 1　治疗前乳房状态

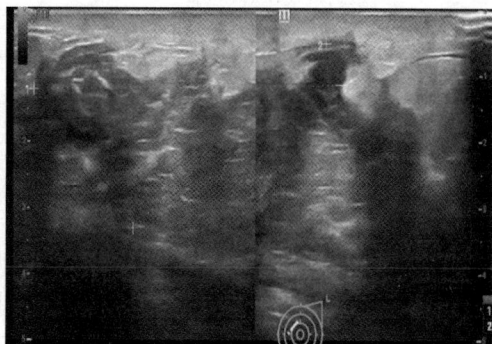

附图 2　治疗前彩超检查

2 护理

2.1 护理评估

2.1.1 疼痛评估　采用视觉模拟评分（VAS）法[6]，用 0 ～ 10cm 的刻度尺量化评估患者的主观疼痛程度，VAS 指数 0 代表无痛，10cm 代表无法忍受的剧痛。评分越高，疼痛程度越重，本病例的疼痛评分为 8 分，属于重度疼痛。患者担心无法继续哺乳，出现焦虑情绪。

2.1.2 肿块大小评估　无肿块为 0 分；肿块最大直径 < 3cm 为 1 级 6 分；肿块最大直径 3 ～ 6cm 为 2 级 12 分；肿块最大直径 > 6cm 为 3 级 18 分[7]。患者左乳肿块大小为 7cm×5cm，评分为 18 分。

2.1.3 红肿范围评估 乳房发红（无皮肤发红为 0 分；红肿范围＜ 3cm 为 1 级 3 分；红肿范围 3 ～ 6cm 为 2 级 6 分；红肿范围＞ 6cm 为 3 级 9 分），患者局部皮肤红肿，患侧皮肤温度高于正常皮温，使用同一医用测量尺测量该红肿范围，数值显示大小 10cm×8cm，评分为 9 分。

2.1.4 身体状况 为患者进行生命体征测量，患者体温 38.2℃，心率 78 次 / 分，呼吸 20 次 / 分。体温评分标准：＜ 37.3℃计 0 分；37.3 ～ 39.0℃计 2 分；＞ 39.0℃计 4 分，患者得分为 2 分。

2.1.5 心理状况 采用焦虑自评量表（SAS）[8] 来评估患者，焦虑总分低于 50 分为正常，50 ～ 60 分为轻度焦虑，61 ～ 70 分为中度焦虑，70 分以上属于重度焦虑。患者因担心无法继续哺乳，焦虑明显，向患者介绍 SAS 焦虑评分量表，患者回答总分 72 分，评估为重度焦虑。

2.2 护理诊断

①急性疼痛：与乳腺炎症、肿胀、乳汁淤积有关。②体温过高：与乳腺炎症有关。③焦虑：与担心无法继续哺乳有关。④知识缺乏：缺乏哺乳期乳房相关知识。

2.3 护理计划

①患者自述疼痛减轻或消失；②体温恢复正常；③患者感到身心舒畅；④患者能够说出预防急性乳腺炎的方法，并采取相应行动。

2.4 护理措施

2.4.1 砭石治疗

操作方法：①患者取平卧位，清洁双侧乳房。②放松乳房：用乳汁润滑乳房，用一手手指指腹自乳房根部向乳头螺旋式按摩乳房 10 次，使其放松。③穴位按摩：用温热砭石在肩井、膻中、乳中、乳根、期门穴、灵墟、屋翳、内关穴，采用感、压、滚、刺、擦、划、振、刮、旋、扭、拔、点手法进行穴位按摩 3 分钟。④按压乳晕并对挤：将拇指与示指分别放置于乳晕外侧缘，两指相对成"C 型"，其他手指支撑乳房，先向胸壁方向按压乳房，下压至 1cm，再收拢拇指与示指，同时做对挤动作，重复几次至乳汁排出，用排出的乳汁随时润滑乳房。⑤推捋积乳：由乳根向乳头方向沿乳腺导管均匀推捋，将乳汁推到乳晕处，再重复"按压乳晕并对挤"的步骤，同时灵活运用砭石给予感、擦、振、旋、温、压、刮等手法，辅助乳汁排出。⑥右乳肿块处理：

先从肿块近乳头方向开始朝乳头方向按摩来疏通乳管，左手托住乳房，右手大鱼际轻柔回旋按揉肿块处 5 分钟，注意施力轻柔，防止乳腺损伤 [9]。单侧乳房治疗时间小于 15 分钟。

2.4.2 常规护理

（1）饮食护理　嘱患者宜食用清淡、易消化饮食，忌食辛辣刺激、肥甘厚腻、海鲜等食物，避免由于乳汁过浓，黏稠度太高，乳汁分泌不畅，而致乳头堵塞。经常更换口味，提倡食品多样化，宜少量多餐。根据病情不同发展阶段可教会家属几个简单的药膳以辅助食疗。对于体质虚弱者可增加营养，多食含蛋白质较高的食物。乳汁浓且多者，少喝汤多饮水，以帮助乳汁排出[10]。

（2）生活护理　养成良好的哺乳习惯。哺乳后要及时排空剩余乳汁，避免乳汁淤积；患者需重视睡姿管理，避免患侧乳房受压；加强婴儿监护，避免婴儿含乳头睡觉；协助婴儿使用正确的衔乳姿势，从而确保足够的吸奶率；嘱患者哺乳后及时清洁乳头，如奶垢、死皮等；对于乳头皲裂者可涂抹香油、蛋黄油进行乳房护理；对于疼痛剧烈者，嘱患者用三角巾或宽松的哺乳胸罩托起患乳，以减轻疼痛。勤换内衣，保持皮肤清洁。穿刺抽脓术后给予患者垫棉绑缚加压法固定，促进伤口愈合，嘱患者注意观察局部皮肤，教会患者如何调整绷带松紧度。

（3）情志护理　中医认为两乳为肝经所布，乳汁的正常排出与肝气条达有关。情志的调摄有助于乳汁通畅、分泌及排泄。情志不畅，肝气不舒而致乳络不通，产妇由于精神紧张抑郁或发怒致肝气郁结，胃热变盛，使乳汁不畅，气滞血瘀，热毒内蕴，壅结而成乳痈。故产妇应开朗乐观，保持心情舒畅，使肝气条达通顺。所以应鼓励家属多与患者进行交流，不要让患者感到孤独，多陪伴患者，给予心理上的支持，也可以转移患者注意力，比如听舒缓音乐、画画、散步，以放松心情。鼓励病友间相互沟通，讲解成功案例，增强战胜疾病的信心。

2.5 护理评价

治疗前患者乳房疼痛视觉模拟评分量表（VAS）评分为 8 分，第 1 天疼痛评分由 8 分降为 6 分，第 2 天从 6 分降到 5 分，第 4 天从 5 分降到 3 分，第 5 天从 3 分降到 2 分，第 7 天从 2 分降到 1 分，第 11 天从 1 分降到 0 分，第 18 天为 0 分。

　　治疗前患者左乳内侧象限触诊可扪及 7cm×5cm 肿块。治疗第 1 天触诊可及 7cm×4cm 肿块，边界清楚。治疗第 2 天触诊可及 6cm×4cm 肿块，边界清楚。治疗第 4 天触诊可及 5cm×3cm 肿块，边界清楚。治疗第 5 天触诊可及 4cm×3cm 肿块，边界清楚。治疗第 7 天触诊可及 3cm×3cm 肿块，边界清楚。治疗第 11 天触诊可及 2cm×2cm 肿块，边界清楚。治疗第 18 天肿块消失。

　　治疗前患者左乳胀满，左乳内侧象限皮肤微红，大小为 10cm×8cm。治疗第 1 天，红肿面积 10cm×7cm。第 2 天红肿面积为 9cm×7cm，第 4 天红肿面积为 7cm×6cm，第 5 天红肿面积为 6cm×5cm，第 7 天红肿面积降为 5cm×4.5cm，第 11 天红肿面积降为 4cm×3cm。第 18 天红肿消失。

　　治疗前患者体温评分为 2 分，治疗第 1 天降到了 1 分，治疗第 2 天至第 18 天均为 0 分。

　　治疗前患者焦虑评分为 72 分，治疗第 1 天降到了 68 分，治疗第 2 天降到了 64 分。治疗第 4 天降到了 62 分，治疗第 5 天降到了 60 分，治疗第 7 天降到了 58 分，治疗第 11 天降到了 50 分，治疗第 18 天降到了 46 分，焦虑消失（附表 3）。

　　患者治疗后乳房状态如下（附图 3～附图 8）。患者治疗第 11 天、第 18 天彩超检查见附图 9，附图 10。

附表 3　护理评价

量化评估项目	治疗前	治疗第 1 天	治疗第 2 天	治疗第 4 天	治疗第 5 天	治疗第 7 天	治疗第 11 天	治疗第 18 天
VAS 评分	8	6	5	3	2	1	0	0
乳房肿块大小	18	18	12	12	12	12	6	0
乳房红肿面积	9	9	9	9	6	6	6	0
体温	2	1	0	0	0	0	0	0
SAS	72	68	64	62	60	58	50	46

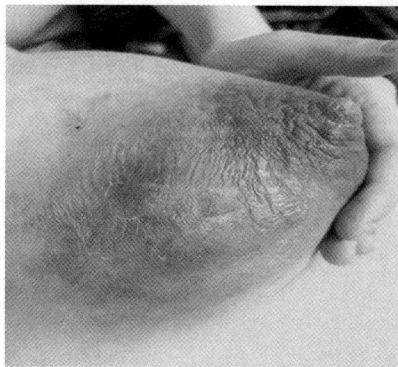

附图 3　治疗第 1 天

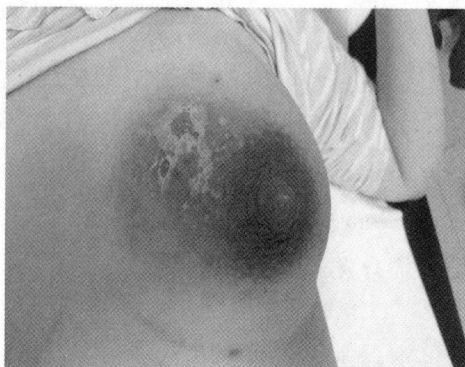

附图 4　治疗第 2 天

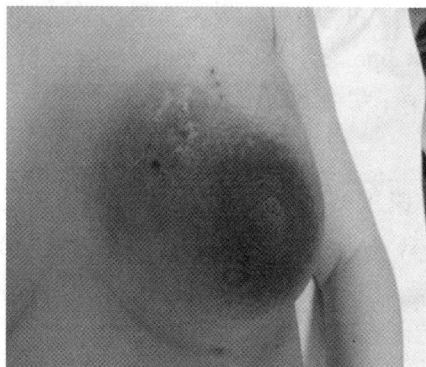

附图 5　治疗第 4 天

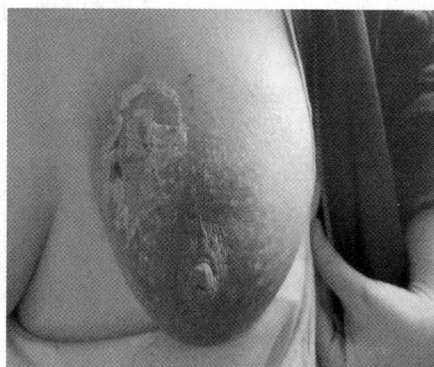

附图 6　治疗第 5 天

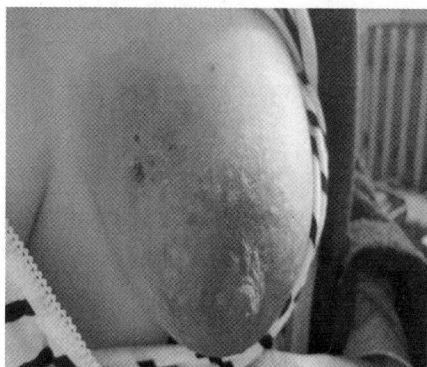

附图 7　治疗第 7 天

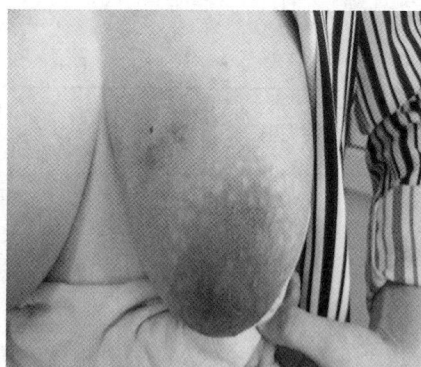

附图 8　治疗第 11 天

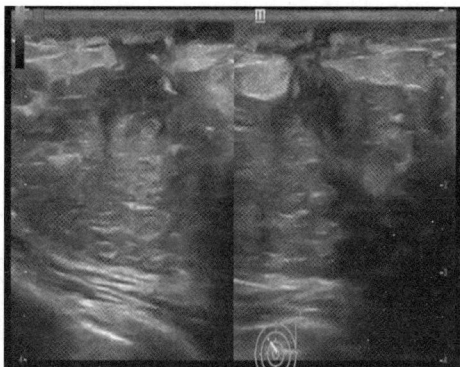

附图 9　治疗第 11 天彩超检查

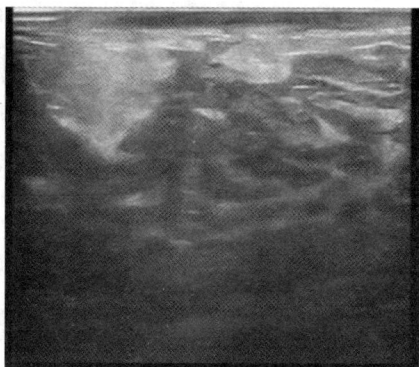

附图 10　治疗第 18 天彩超检查

3　结果与随访

经治疗后，患者主诉疼痛明显减轻，红肿范围及肿块明显缩小，可以继续哺乳；给予患者电话随访，患者主诉焦虑情况得到明显好转，患者对治疗效果表示满意。

4　讨论

哺乳期急性乳腺炎，是产科病房中常见的一种乳腺急性化脓性感染性疾病，属于中医学"外吹乳痈""乳痈""奶疖"范畴[11]，中医提倡辨证论治，通过单一或内外治方法改善患者乳汁淤积、疼痛的症状，可继续母乳喂养。急性乳腺炎按病程发展可分为肿块期和脓肿期，如得不到及时治疗易发展为脓肿期，此时将严重影响母婴的健康[12]。急性乳腺炎若病情发展迅速或者治疗不当，炎性反应发展成脓肿，需要对产妇进行断奶、脓肿清创、长期换药等治疗。上述状况不仅给产妇带来了巨大的身心痛苦和伤害，还给整个家庭带来不便与经济负担[13]，治疗中砭石温热（40～42℃），表面光滑细润，接触面积较大，能更好地促进乳汁排出，减轻患者的疼痛，患者更易接受，从而提高了临床效果。刘颖等[14]通过用鱼形小砭板对患者因乳汁淤积引起的急性乳腺炎的乳房进行治疗，并配合瓜蒲通乳方内服治疗。68 例患者痊愈 67 例，痊愈率 98.5%，无效 1 例（1.5%）。得出结论砭石疗法配合中药治疗急性乳腺炎淤乳期临床效果良好，方便易行，值得推广应用。阮利元[15]等发现 TDP 热疗、砭石通乳联合中药内服外敷治疗早期急性乳腺炎能显著提高临床疗效。刘洋[16]发现哺乳期乳腺脓肿采用穿刺抽脓法联合中药内服外敷进行治疗，能够明显减轻疼痛感，使脓肿迅速消失，在短时间内恢复哺乳能力，减少不良反应，缩短住院治疗时间，使治疗效果显著提升。学科的发展必须依靠科学，中西医结合护理也应从经验型转向科学型领域，将临床专业知识与技能，同现存的护理科学研究结合起来综合考虑，深化中医护理内涵，拓展中医护理外延，运用循证方法学、病例报告、质性研究等现代医学的研究手段逐步完善中西医结合护理的科研体系，推动中西医结合护理向纵深方向发展[17]。综上所述，砭石治疗联合刺络放血拔罐治疗哺乳期急性乳腺炎疗效显著，值得临床推广应用。

患者知情同意：本病例得到患者的知情同意。

利益冲突声明：作者声明本文无利益冲突。

参考文献

[1] 胡永春，雷秋模，邓红梅. 排乳疗法治疗急性乳腺炎 30 例 [J]. 河南中医，2010, 30（7）: 685-685.

[2] 宋雪，吴玮，司徒红林，等. 急性乳腺炎中医治疗思路与特色优势分析 [J]. 中华中医药杂志，2021, 36（12）: 7131-7134.

[3] 李桃花，祝东升，钟馨，等. 乳通散外敷加通乳手法治疗急性乳腺炎初起气滞热壅型患者疗效观察 [J]. 世界中西医结合杂志，2020, 15（12）: 2173-2175+2180.

[4] 金妙妙，洪中武，王明政. 哺乳期急性乳腺炎发展为乳腺脓肿的病原学特征及相关因素分析 [J]. 中国卫生检验杂志，2020, 30（14）: 1771-1774.

[5] 李季丹，陈建新，祝志恒，等. 超声引导下穿刺抽吸治疗哺乳期乳腺脓肿的临床效果 [J]. 交通医学，2023, 37（5）: 494-495.

[6] 沙蕊. 三种疼痛评估方法在胰腺癌切除术患者术后疼痛评估中的应用 [J]. 国际护理学杂志，2021, 40（21）: 3936-3939.

[7] 国家中医药管理局医政司. 24 个专业 92 个病种中医诊疗方案 [M]. 北京：中国医药科技出版社，2017: 215-220.

[8] 王莉，刘大勇，陈昆. 脑肿瘤患者围手术期焦虑与社会支持、睡眠质量的相

关性分析［J］. 国际精神病学杂志，2021，48（3）：528-531.

［9］陈宏，范东盼，何静，等. 砭石治疗联合刺络放血治疗1例急性乳腺炎脓肿形成期患者的护理［J］. 中西医结合护理，2022，08（7）：42-45.

［10］李苏娜，刘可欣，陈宏. 手法排乳联合刺络放血拔罐治疗1例气滞热壅型乳腺炎患者的护理［J］. 中西医结合护理，2022，8（9）：109-112.

［11］唐娅琴，边雪梅. 急性乳腺炎伴脓肿的中西医结合治疗及护理［J］. 现代中西医结合杂志，2007（18）：2618-2619.

［12］刘可欣，李苏娜，郑红梅，等. 手法排乳联合乳通散外敷治疗乳痈脓肿形成穿刺引流术后疼痛1例的护理体会［J］. 中西医结合护理，2022，08（2）：68-71.

［13］郑睿文，陈宏，何静，等. 砭石疗法联合中药塌渍治疗哺乳期急性乳腺炎1例的护理体会［J］. 中西医结合护理，2022，08（6）：107-110.

［14］刘颖，阮利元，杨琴. 砭石疗法配合中药治疗急性乳腺炎68例［J］. 上海针灸杂志，2012，31（3）：175-176.

［15］阮利元，刘颖，钟萍萍，等. 中医综合疗法治疗早期急性乳腺炎（乳痈）52例疗效观察［J］. 四川中医，2014，32（12）：132-134.

［16］刘洋. 穿刺抽脓法联合中药内服外敷治疗哺乳期乳腺脓肿的疗效观察［J］. 内蒙古中医药，2020，39（6）：66-68.

［17］唐玲，郭红，祝静，等.《北京市"十四五"中医护理发展规划》解读［J］. 中西医结合护理，2022，08（7）：157-162.

中医传承 中医特色护理技术

温灸刮痧技术治疗 1 例项痹病颈肩疼痛患者的护理病例报告

田晨晨[1]，李玉欣[1]，唐玲[2]，邓建华[1]

（北京中医药大学东方医院　1.肾病科；2.护理部）

摘要： 本文总结 1 例项痹病颈肩疼痛及颈肩活动受限的患者行温灸刮痧技术的效果观察及护理措施。在中医辨证施护理论指导下，采取温灸刮痧疗法，治疗后患者疼痛明显减轻，肩关节活动度明显增加。温灸刮痧疗法可以减轻颈型颈椎病患者的颈部疼痛，治疗效果优于艾灸疗法和刮痧疗法。

关键词： 颈椎病；疼痛；温灸刮痧；活动受限；中医护理

颈椎病是指颈椎间盘退行性变、颈椎肥厚增生以及颈部损伤等引起颈椎骨质增生，或椎间盘脱出、韧带增厚，刺激或压迫颈脊髓、颈部神经、血管而产生一系列症状的临床综合征[1]。临床诊断符合颈椎病范畴。颈椎病的发病原因有很多，比如年龄、职业、生活习惯、外伤、饮酒、环境等[2]。该病病程较长，易反复，尤其在中老年人中较为多见[3,4]，特别是随着手机、电脑的普及，人们的工作和生活习惯等都会加速颈部劳损，导致颈椎间盘退行性变，逐渐发展为颈椎病。研究表明，颈椎病目前已成为严重的临床常见问题[5,6]。颈椎病的治疗方法目前多以保守治疗为主，包括理疗、推拿治疗、药物治疗等，严重者必要时应用手术治疗[7]。该病初期可通过积极治疗取得较好的效果。因此在项痹病治疗过程中应用温灸刮痧技术作用于相应腧穴以产生良性刺激，达到祛风散寒、通经活络、活血化瘀、消肿止痛等作用。温灸刮痧技术是刮痧和艾灸的联合疗法，它是以中医经络腧穴理论为指导，在治疗部位涂抹刮痧油，将点燃的艾炷固定于特制的陶瓷灸罐内，用罐口边沿在体表一定部位反复刮动，通过经络与穴位，利用艾灸的温热作用刺激穴位或病痛部位，达到活血化瘀、疏通经络、祛风散寒的功效[8]。为此，运用温灸刮痧技术治疗项痹病颈肩疼痛伴颈肩活动受限获得满意效果，现将个案汇报如下。

1 临床资料

患者，男，40岁，主因"右侧颈肩部疼痛伴抬举受限2月余"来我科治疗。刻下症见：患者右侧颈肩部疼痛，右肩抬举受限，纳食香，夜寐安宁，二便调。患者高血压病史3年，规律用药，血压控制在140～172/70～92mmHg，否认食物及药物过敏史。患者舌淡暗，苔黄腻，脉弦细。中医诊断：项痹病（辨证分型：脾肾亏虚，血瘀气滞型）。西医诊断：颈椎病。查体：右部颈肩部疼痛僵硬、右肩抬起活动受限，臂丛神经牵拉试验阳性（＋）；X线结果提示颈椎生理曲度改变。遵医嘱给予温灸刮痧治疗。

2 护理

2.1 护理评估

2.1.1 一般评估　患者ADL评分为95分，日常生活可完全自理，跌倒评分为35分，坠床评分为0分，有跌倒风险。查体：生命体征正常，精神状况良好，心理状况良好。

2.1.2 疼痛症状评估　疼痛评分采用视觉模拟量表（VAS）评分评估患者治疗前后的疼痛程度，总分为10分，VAS评分高低与疼痛程度呈正相关性，测评方法为用10cm长度的线段进行评估，两端分别代表"无痛"（0分）和"想象最剧烈的疼痛"（10分）[9]。用1条标有0～10数字的尺子，由患者自行判断疼痛程度，相关人员进行统计和记录。本病例入院时VAS评分为6分。

2.1.3 肩关节活动度评估　肩关节活动度评估使用中立位法，将肩关节处于活动开始位置，即患者处于立位，肩关节无外展、内收、旋转，前臂中立位，手掌面向躯干，测量时以肩峰为轴心，身体纵轴为固定臂，肱骨长轴为移动臂，屈曲活动正常值：0°～180°，伸展活动正常值：0°～60°。本病例入院时测量屈曲为100°，伸展为40°。

2.1.4 颈椎功能评估　颈椎功能评估采用颈椎功能障碍指数（NDI）评分量表，该量表总计10个项目，每个项目6道题目，分别包括：疼痛的强度、提起重物、阅读、头痛、工作、集中注意力、睡眠、个人护理、驾驶和娱乐，以上量表内容由患者根据自己目前颈椎功能情况如实填写。每个项目最低得分为0分（无障碍），最高得分为50分（完全功能障碍），得分越高，说明颈椎功能受损程度越重[10]。本病例入院时DNI评分为30分。

2.2 护理诊断

①急性疼痛：与颈椎病发作有关。②知识缺乏：缺乏颈椎病相关知识。

2.3 护理计划

①发挥中医特色技术优势，减轻疼痛，提高患者舒适度；②教会患者颈椎自我保健的方法，合理用枕，保持颈部良好姿态；③加强健康宣教，向患者宣教颈椎病相关知识及预防方法，提高患者疾病预防意识。

2.4 护理措施

2.4.1 温灸刮痧技术　温灸刮痧是将艾灸疗法和刮痧疗法结合在一起，并将温热补泻之法综合运用的一种疗法。中医学认为艾灸产生的温热效应能使患者放松，能让穴位和经络更好地打开，有利将体内的邪气毒素宣泄出来。同时还可以根据痧象或刮拭过程中的阳性反应进行经络、脏腑定位诊断，具有辨别经络、脏腑的寒、热、虚、实，气血失调程度和人体体质的优势。临床上用以治疗各种痛痹症，具体操作如下。协助患者取适宜体位，暴露刮灸部位，用温水清洁皮肤，在刮灸部位均匀涂抹刮痧油，选取大椎穴、天柱穴、肩井穴等3个穴位做刮灸治疗[11]。刮痧时，单手握杯，杯子边缘与皮肤约呈45°，沉肩坠肘，以前臂带动腕部发力，在体表特定部位或经络穴位做刮、灸、推、熏、熨等操作。刮灸顺序先颈部，再肩部，力度由轻到重，以患者能耐受为度，取单一方向，不要来回刮。一般刮至皮肤出现红紫，或出现粟粒状或丘疹样斑点等形态变化，并伴有局部热感或轻微疼痛为度，对一些不易出痧或出痧较少的患者不可强求刮出痧。刮痧时要观察局部皮肤颜色变化，并随时询问患者有无不适感。操作结束用纱布为患者擦拭刮灸部位皮肤。治疗间隔时间，按局部皮肤颜色和病情变化决定。两次温灸刮痧之间一般间隔3～6天，或以温灸刮痧处皮肤上痧斑消退、手压皮肤无痛感为宜，一周2次，6～8天为1个疗程。

2.4.2 辨证施护　结合患者具体情况制定个性化护理计划，具体如下。①生活起居护理：保持室内空气新鲜，环境整洁，光线柔和，避免噪声；保证足够的休息和睡眠，避免劳累；保持大便通畅，大便秘结者，可进行腹部顺时针按摩。②饮食护理：饮食以清淡、易消化为原则，如粥、面条、炒青菜等；避免辛辣油腻及鱼腥之物，如肥肉、烟酒、鱼虾等。③情志护理：保持心情舒畅，使肝气条达，避免精神过度紧张；可以通过运动如散步、听舒缓的音乐、找人倾诉如家人、朋友等方式放松身心。④健康教育：定时改变颈部的体位，枕头不宜过高，注意休息，劳逸结合，坚持颈部活动锻炼，按揉颈椎右侧斜方肌以及右侧肩井穴，每日2次，每次3～5分钟。

2.5 护理评价

治疗前疼痛评分采用视觉模拟量表（VAS）评分法评分为6分，根据患者自身每日疼痛感（VAS）进行评估，经过十天的治疗，疼痛评分由原来的6分降到了现在的3分，效果显著。

治疗前测量屈曲为100°，伸展为40°。根据护士每日测量进行评估，经过十天的治疗，测量屈曲由原来的100°上升到了现在130°，伸展由原来的40°上升到了现在50°，效果显著。

治疗前颈椎功能障碍指数（NDI）评分量表评分为30分，根据患者自身每日颈椎功能状况进行评估，经过十天的治疗，NDI评分由原来的30分降到了现在的15分，效果显著。

经过2周的治疗，根据患者自身主观感受进行评估，VAS评分为2分，屈曲和伸展度均增加，NDI评分为10分，患者自诉疼痛症状明显好转，关节活动度明显增加（附表4）。

附表4 效果评价

量化评估项目	治疗前	治疗第五天	治疗第十天	治疗两周
VAS 评分	6分	4分	3分	2分
屈曲度	100°	120°	130°	135°
伸展度	40°	45°	50°	50°
DNI 评分	30分	20分	15分	10分

3 结果和随访

患者住院治疗期间未发生不良事件，对治疗效果表示满意。分别于出院后第3天、第5天、第7天、第14天对患者进行电话随访，随访内容包括患者有无再次发作及发作的频次、持续时间和伴随症状，患者表示未再次发作，已融入正常工作中，对患者住院期间的治疗满意。

4 讨论

中医认为项痹病是由于风寒湿邪侵袭和过度劳累引起的，刮痧能够祛风散寒、消肿止痛、疏通经络，起到调节机体阴阳平衡的作用[12]。现代医学认为，通过对颈肩部疼痛部位进行刮拭，能够对特定穴位产生刺激，起到疏通经络的作用，可以扩张颈肩部的毛细血管，加速血液循环，增强皮肤的渗透力和代谢能力，以起到消除局部炎症、缓解颈肩部疼痛的作用[13]。出痧说明受试者体内出现了溶血现象，由于毛细血管破裂渗出瘀血引发炎症，刺激体内免疫细胞快速增长，以增强机体抵抗力[12]。艾灸能够温通经络、温散寒邪、消瘀散结，可改善患者气血经络运行[14]。临床对颈椎病的治疗方式分为手术和非手术疗法，非手术治疗主要为药物、推拿理疗及中医外治疗法等，药物治疗副作用大，效果不明显，而手术创伤较大，增加经济负担，故较难被大多数人接受[15]。而西医治疗主要以缓解症状为目的[16]。因此临床中更多选用中医外治法来治疗颈椎病。温灸刮痧疗法具有很多优点。①活血化瘀：温灸刮痧疗法可调节肌肉的收缩和舒张，促进刮拭组织周围的血液循环，从而起到活血化瘀的作用。②调整阴阳：温灸刮痧疗法对脏腑功能有明显的调理作用，可改善和调整脏腑功能，使脏腑阴阳得到平衡。此操作不仅有艾灸疗法的温和热力作用及艾叶的药理作用，还可通过经络的传导，并在整体观念的指导下，辨证论治，选用相应腧穴进行治疗，以温通经脉，排除毒素，行气活血，增强机体抵抗力，它作用于体表，可通畅经络、通达气血，以减轻或消除局部疼痛。其方法简单，价格低廉、使用方便且无不良反应。故本病例采用温灸刮痧疗法为重点治疗方法。

经本案例疗效观察后发现温灸刮痧技术治疗颈椎病伴肩颈活动受限的患者有良好的效果，故温灸刮痧疗法可以在临床治疗中更广泛应用于患者。通过落实"以患者为中心"的服务理念，提升服务质量，使中医药与中医绿色调护技术在时代所驱下更好地造福患者。

参考文献

[1]中华医学会. 临床诊疗指南 – 疼痛学分册 [M]. 北京：人民卫生出版社，

2007.

［2］高仰来，姚军汉，郭军雄．颈椎病中西医分型的研究概况及临床意义［J］．中医正骨，2011，23（8）：78–80.

［3］孙树椿．中医筋伤学［M］．北京：人民卫生出版社，2001：180–188.

［4］王维明．温针灸治疗神经根型颈椎病的疗效［J］．中国工业医学杂志，2017，30（2）：112–114

［5］郑亦沐，关里．职业因素与颈椎病发病关系研究进展［J］．中国工业医学杂志，2015，35（10）：2763–2764.

［6］石永秀．卧位颈椎保健操对颈型颈椎病老年患者的效果评价［J］．中华物理医学与康复杂志，2017，39（6）：462–463.

［7］韦艳燕．中西医结合治疗颈椎病的整体护理概况［J］．现代中西医结合杂志，2013，9.

［8］胡亚丹．温灸刮痧疗法配合感冒退热合剂治疗乙型流感的疗效观察［J］．中西医结合研究，2020，12（3）.

［9］苗玉鑫，赵东方，祁姣，等．穴位贴敷治疗神经根型颈椎病1例的护理体会［J］．中西医结合护理，2022，8（2）：93–95.

［10］黄立师，何天翔，金富锐，等．腕踝针联合三步推拿法对颈型颈椎病功能恢复及实验室指标的影响［J］．重庆医学，2022，51（2）：268–270.

［11］杨金生，王莹莹．中国标准刮痧［M］．2版．西安：西安交通大学出版社，2017：52–63.

［12］靖磉，黄帅立．温灸刮痧法治疗颈肩疼痛的临床观察［J］．中国民间疗法，2018，26（7）：42–43.

［13］刘梦阅，王成伟．温和灸与罐法刮痧结合治疗顽固性颈椎病一例［J］．华西医学，2017，32（1）：154.

［14］胡彩虹，齐乐平，张娅娅．温灸针配合刮痧疗法治疗膝关节骨性关节炎的临床观察［J］．健康研究，2016，36（6）：686–687,689.

［15］王霞．温灸刮痧法治疗颈肩痛的疗效观察［J］．中医外治杂志，2021，30（6）：78–79.

［16］李媛媛，唐玲，邓建华．储药罐技术治疗项痹病颈肩疼痛1例的护理［J］．中西医结合护理，2022，8（2）：72–75.

引阳入阴失眠推拿改善1例人工心脏植入患者失眠的护理病例报告

李陈晨[1]，杨宇[1]，李梦儒[1]，唐玲[2]，胡世荣[1]

（北京中医药大学东方医院　1.脑病二科；2.护理部）

摘要： 本文总结了1例应用引阳入阴失眠推拿技术改善人工心脏植入患者失眠的护理经验，包括推拿的操作方法、心理护理以及常规护理等。引阳入阴失眠推拿具有绿色、安全、可操作性好等特点，患者依从性高，基于中医辨证施护，能有效改善人工心脏植入患者失眠症状，提高患者生活质量。

关键词： 人工心脏植入；引阳入阴；推拿；失眠；穴位；焦虑；中医

人工心脏植入患者发生失眠，对其生活质量以及后期的活体心脏移植手术都会造成不同程度影响，严重者可能威胁患者生命安全。人工心脏是依靠外加能源工作代替心脏的泵血机能，以维持患者全身的血液循环。人工心脏植入患者失眠是由于患者素体体虚，心气虚，神明失常，肾精亏虚，不能上滋心火，而出现失眠症状。人工心脏植入患者失眠常规护理注重用药，心脏负担大，对症状改善有局限性，存在一定药物不良反应，严重者可能会影响后续的治疗。引阳入阴失眠推拿作为一种非药物治疗的中医操作，可操作性好，患者接受程度高，能够避免因使用药物造成的不良反应，在改善失眠方面具有独特的优势[1-2]。本文总结了应用引阳入阴失眠推拿技术改善1例人工心脏植入失眠患者的护理经验，现报告如下。

1 临床资料

患者，男，33岁，因"心烦，情绪低落，夜寐不安5月余"于2022年2月9日入院。患者2021年8月因病毒感染导致扩张性心肌炎，给予植入人工心脏维持生命。中医诊断为不寐，辨证分型为心肾不交证；西医诊断为失眠。患者入院基本评估：生命体征正常，神志清楚，焦虑状态，精神萎靡，少气懒言，人工心脏状态，头晕，耳鸣，心悸，口干，纳眠差，二便调，舌红少苔，脉细数。心脏超声提示：主动脉关闭不全，二尖瓣关闭不全，心功能低下。专项评估：患者睡眠障碍量表（SDRS）[3]评分 43 分，属于重度失眠；汉密尔顿焦虑量表（HAMD）[4]评分 22 分，属于中度焦虑。

患者入院后予引阳入阴失眠推拿治疗，在治疗过程中根据患者辨证和症状及时调整方案，治疗 15 天后，SDRS 评分下降至 12 分，HAMD 评分下降至 6 分，患者的失眠及焦虑症状明显改善，于 2 月 24 日出院。

2 护理

2.1 护理评估

患者入院后评估其失眠和焦虑程度。SDRS 量表共有 10 个条目，涵盖失眠常见的症状，并着重对失眠的严重度进行总体评价，各条目采用 0 ~ 4 级评分，评分越高睡眠障碍的严重程度越重。HAMD 总分能较好地反映焦虑症状的严重程度，患者得分 22 分，存在明显的焦虑情绪。

2.2 护理诊断

①睡眠形态紊乱（失眠）：与体虚，神明失常有关。②焦虑：与健康状态有关。③有感染的危险：与人工心脏伤口换药有关。④活动无耐力：与头晕有关。

2.3 护理计划

针对患者存在的护理问题，医护联合的同时，给予患者常规护理，并发挥中医特色，利用中医外治方法引阳入阴失眠推拿及合理有效的护理方法，改善患者的症状。

2.4 护理措施

2.4.1 基础护理 护理人员向患者介绍病房的环境，病房环境应安全舒适、温湿度适中、光线充足；保持安静，避免噪声干扰睡眠；床单位应保持清洁、平整和干燥；放置床挡，保证患者无跌倒坠床。

2.4.2 情志护理 护理人员评估患者情绪状态，及时开展心理疏导：①鼓励患者多与他人交流，多听风趣幽默的故事，保持精神放松，以积极的心态克服焦虑忧伤等情绪，从而改善睡眠；②转移注意力，如聆听舒缓优美的轻音乐，观看娱乐身心的电视节目，每晚睡前指导其放松方法，呼吸深长均匀，以此消除紧张情绪，促进睡眠。

2.4.3 医护联合 医生根据患者病情和检查结果，开展辨证指导，制定诊疗方案，护士在医生的指导下开展辨证施护。

2.4.4 引阳入阴失眠推拿技术　入院第 1 天，在传统引阳入阴推拿的基础上，增加调理督脉的头颈段，穴位包括印堂穴和上星穴。督脉为阳脉之海而"入属于脑"[5-7]，刺激头颈部，可以促进脑气血运行，濡养经脉，从而改善失眠。推拿方法包括用推法、揉法和点法，每个步骤 30～50 下。治疗 3 天后患者 SDRS 评分降为 41 分。治疗第 4 天，患者辨证分型为心肾不交型，选穴增加心俞穴和肾俞穴，以养心安神、补益肾气，推拿手法选用点法。此外，根据患者个体情况增加整个背部督脉推揉，以调节阳经气血，推拿方向循经由下向上，时间 10 分钟，以患者能耐受为度。

2.5 护理评价

治疗 9 天后，患者 SDRS 评分为 30 分，HAMD 评分为 16 分。治疗第 10 天，患者继续开展引阳入阴失眠推拿干预，选穴及思路同前，根据患者的病情与患者协商，为患者制定运动计划，每次散步 3～5 分钟，每日 2～3 次，适量活动可畅积郁，舒筋骨，和血脉，缓急躁。治疗 15 天后，患者 SDRS 评分降至 12 分，HAMD 评分降至 6 分。

2.6 结果与随访

患者入院时和出院前的失眠及焦虑结果见附表 5 和附表 6。

附表 5　焦虑分级变化

日期	评分	分级
入院时	22 分	中度焦虑
出院前	6 分	无焦虑

附表 6　失眠分级变化

日期	评分	分级
入院时	43 分	重度失眠
出院前	12 分	轻度失眠

患者出院后我们在第 1 周、第 2 周及 1 个月后对患者及家属进行电话随访。患者的睡眠质量和焦虑状态有很大改善。

3 讨论

人工心脏植入患者发生失眠会影响其心脏功能，引阳入阴失眠推拿可改善患者的睡眠质量，有利于患者后续的治疗和康复。祖国医学认为，脏腑功能失和与阳不入阴导致神志不宁是睡眠障碍的主要病机[8]。引阳入阴推拿契合传统中医的病机理论及经络腧穴理论，通过刺激特定的穴位使体内的阳气恢复正常流注从而起到引阳入阴，调和阴阳，达到促进睡眠的作用[9-11]。该例患者在治疗过程中根据辨证分型，改变选穴思路，增加心俞穴和肾俞穴，以养心安神，补益肾气，同时指导患者适量运动以畅积郁、舒筋骨、和血脉、缓急躁。同时还增加了督脉调理，以调节阳经气血。引阳入阴失眠推拿在改善患者失眠症状方面疗效明显其作为一种非药物治疗的中医操作，具有安全绿色、可操作性好的优势，能有效避免药物对心脏的损害，值得临床参考应用。

利益冲突声明：作者声明本文无利益冲突。

参考文献

［1］庄丽，汪小冬，张雅丽．引阳入阴推拿改善非器质性睡眠障碍的效果研究［J］．上海护理，2013，13（5）：32-34．

［2］狄静，郑彩花，朱小区．引阳入阴推拿法联合气息引导法治疗不寐临床研究［J］．新中医，2021，53（24）：157-160．

［3］白春杰，纪代红，陈丽霞，等．失眠严重程度指数量表在临床失眠患者评估中的信效度研究［J］．中国实用护理杂志，2018（28）：2182-2186．

［4］王纯，楚艳民，张亚林，等．汉密尔顿焦虑量表的因素结构研究［J］．临床精神医学杂志，2011，21（5）：299-301．

［5］金金，徐东娥，陈紫君，等．引阳入阴推拿联合耳穴埋豆对脑卒中后失眠、焦虑及抑郁的干预效果［J］．中国现代医生，2021，59（27）：168-171．

［6］吉安庆，崔景，徐晔．引阳入阴推拿配合中药安眠枕治疗肝火扰心型失眠的临床疗效观察［J］．辽宁中医杂志，2021，48（12）：165-168．

［7］肖永杰，丁洪磊，刘震，等．推拿结合叩刺督脉及膀胱经治疗亚急性失眠的

临床观察 [J]. 中国实用医药, 2019, 14（20）: 111–113.

[8] 张洁华. 探讨中医内科护理干预治疗老年失眠临床效果 [J]. 世界睡眠医学杂志, 2020, 7（8）: 1331–1332.

[9] 奀李娜. 中医内科护理干预老年患者失眠的效果观察 [J]. 中国医药指南, 2020, 18（14）: 266–267.

[10] 莫巧明, 庞军, 李建民, 等. 从气机升降理论探讨枢经推拿手法的治疗特色 [J]. 四川中医, 2013, 31（3）: 27–28.

[11] 雷亚玲, 刘飞向, 杨海侠, 等. 引阳入阴配合气息导引法干预卒中后抑郁伴失眠病人的疗效观察 [J]. 中西医结合心脑血管病杂志, 2017, 15（23）: 3053–3055.

耳穴贴压联合腹部经穴推拿治疗 1 例混合痔术后便秘的护理病例报告

陈儒娟[1]，董玉霞[2]，王亚丽[2]，秦沙沙[2]，鄂海燕[2]，魏永春[2]，唐玲[2]

（1.宁夏医科大学附属回医中医医院；2.北京中医药大学东方医院）

摘要：本文总结了耳穴贴压联合腹部经穴推拿治疗 1 例混合痔术后便秘患者的护理体验。通过对患者实施耳穴贴压联合腹部经穴推拿治疗，应用便秘评分量表和布里斯托大便分类法对患者术后排便情况进行效果评价，患者术后便秘的症状明显改善，同时减轻了患者的痛苦，降低患者术后出血的风险，值得推广。

关键词：混合痔；便秘；耳穴贴压；腹部经穴推拿；中医外治

随着现代社会生活节奏、饮食习惯的变化，使得痔疮发病率得以不断提升，"十人九痔"正是对当前痔疮高发病率的一种有效概括[1]。我国普通人群中肛门直肠疾病发病率为 50.1%，其中痔发病率占 90% 以上。混合痔是内痔与外痔相互融合，其发病率在痔病中占 24.13%[2]，主要临床表现为痔核脱出、便血、疼痛、肛周瘙痒等不适[3]，对患者的生活质量及健康造成影响。临床上对于Ⅲ～Ⅳ期混合痔，手术为主要的治疗方式[4]。术后由于患者脾虚气弱，活动量减少，食物纤维进食不多和水分不足，加之畏惧疼痛而出现便秘的情况。便秘主要是指以临床出现排粪困难、排粪量少、排粪次数减少或排粪不尽感及相关不适等为主要表现[5]，该症状在术后早期即可出现，可能会持续在整个术后恢复期的过程中，不仅给患者带来生理和心理的双重负担，还会延长住院时间、增加住院所需费用[6]。临床中常采用开塞露灌肠或中成药通便、润肠药物口服，虽然效果显著，但会增加患者的不适感，损伤肝肾功能。耳穴贴压联合腹部经穴推拿属于中医外治法，具有疏调肠腑、理气行滞、泻下通气、调节胃肠功能，从而达到促进排便的效果。本文总结了耳穴贴压联合腹部经穴推拿治疗 1 例混合痔术后便秘的护理体会，现报告如下。

1 临床资料

患者，女，77 岁，于 2021 年 11 月 18 日主因"间断性便血伴肛内有物脱出 15 年"收入我所进修医院肛肠科。中医诊断：混合痔，西医诊断：混合痔。刻下症：便血，血色鲜红，点滴出血，量约 5ml，肛门有物脱出，脱出物不可回纳，纳可，入睡欠佳，舌质红，苔黄腻，脉滑。既往史：高血压病史 30 年，规律服药血压控制良好，否认食物及药物过敏史，生活自理能力 100 分，跌倒评分 35 分，辅助检查无异常，专科查体：肛门部视诊：肛门外观发育未见异常，截石位 7、11 点可见肛缘皮肤皮赘样隆起。肛门镜检查：截石位 3、7、11 点见齿线上直肠黏膜隆起。患者于 11 月 19 日在手术室腰麻下行混合痔外剥内扎术，术后第一天患者主诉下腹部憋胀，无排便，给予滋阴润肠口服液，口服药物后症状未缓解，通过中医辨证：脾虚气弱，给予耳穴贴压（左耳）1 次 /3 日，联合腹部经穴推拿手法治疗 2 次 / 日，进行联合治疗，干预 4 天后患者排便评分量表由 12 分降至 5 分，布里斯托大便分类法，由 1 型降至 4 型，效果显著。

2 护理

2.1 护理评估

2.1.1 排便评分评估　排便评分量表（CSS）分别从排便困难，过度用力排便，排便所需用的时间（分钟），下坠、不尽、胀感，频率，腹部症状，五方面观察。①排便困难，过度用力排便：无者为 0 分，偶尔为 1 分，时有 2 分，经常 3 分。②排便所需用的时间（分钟 / 次）：＜ 10 分钟记 0 分，10 ～ 15 分钟记 1 分，15 ～ 25 分钟记 2 分，＞ 25 分钟记 3 分。③下坠、不尽、胀感：无记 0 分，偶尔记 1 分，时有记 2 分，经常记 3 分。④排便频率：1 ～ 2 日 / 次记 0 分，3 日 / 次记 1 分，4 ～ 5 日 / 次记 2 分，＞ 5 日 / 次记 3 分。⑤腹胀情况：无记 0 分，偶尔有记 1 分，时有记 2 分，经常有记 1 分。

2.1.2 布里斯托大便评估　布里斯托大便分类法（BSS）：7 ～ 4 型记 0 分，3 型记 1 分，2 型记 2 分，1 型记 3 分。根据排便积分标准有 0 ～ 18 分，评分越高表示便秘症状越严重，本病例治疗前评分为 15 分。

2.1.3 心理状态评估　采用焦虑自评量表[7]对患者进行评估，根据患者现状进行评分，治疗前为 67 分，属于中度焦虑。

2.2 护理诊断

①便秘：与气血亏滞导致肠道传导失司有关。②腹胀、腹痛：与肠燥便结有关。③焦虑：与排便不畅有关。

2.3 护理计划

①评估患者便秘情况，制定相应护理措施；②借助中医适宜技术，发挥其特色优势，以改善患者便秘症状；③加强营养支持：保证膳食纤维素的摄入，适当增加患者的饮水量。

2.4 护理措施

2.4.1 中医特色护理　耳穴贴压联合腹部经穴推拿，具体方法如下。

（1）耳穴贴压操作方法　患者取坐位或平卧位，用蘸有75%的酒精棉签消毒耳郭，以去除皮肤表面的油脂，用止血钳夹住贴有王不留行籽的耳豆胶布外缘，贴敷在选用的耳穴上，直肠、大肠、肺、脾、腹、三焦、消化系统皮质下、便秘点[8]，每天按压3～5次，每次1～2分钟，每3天更换1次。

（2）腹部经穴推拿操作方法　患者平卧，腹部放松，操作者戴一次性橡胶手套，暴露局部操作皮肤，双手涂适量凡士林，搓热双手。第一步摩法：八卦手法以顺时针方向，开始轻柔，以后逐渐加重，掌着力于腹部以腕关节连同前臂做有规律的环形摩腹以患者产生透热感为宜[9]。第二步按法：以拇指螺纹面分别着力于中脘、天枢、大横、关元、气海穴位，余四指张开，置于相应位置以支撑助力，拇指主动用力，垂直向下按压。当按压力达到所需的力度后，要稍停片刻，既"按而留之"[10]。第三步推法：掌着力于腹部从患者右侧升结肠—横结肠—降结肠单方向直线推动[11]。

2.4.2 常规护理　指导患者养成定时排便的习惯，多饮水，忌久坐、久立或久蹲。忌食辛辣刺激、发物等，宜食清热利湿、易消化的食物，多吃新鲜的水果、蔬菜。向患者解释思虑伤脾以及心烦气躁易致气机逆乱的道理，引导患者自觉地克服不良心理因素。

2.4.3 延续护理　指导患者拍打大肠经，做缩肛运动，加强相关知识的宣教，建立微信随访群，电话随访患者诉大便日行一次，色黄，质软。

2.5 护理评价

应用耳穴贴压联合腹部经穴推拿治疗后，患者的便秘症状评分由入院的12分降至5分，布里斯托大便由1型转归为4型。至患者出院前可每日排便1次。

3 结果

经过 4 天治疗后，患者便秘症状得到了改善，布里斯托大便评估治疗前总分为 15 分降到 5 分，睡眠质量提高，焦虑自评量表由治疗前的 67 分降至治疗后的 49 分，属于无焦虑症状。结果见附表 7。

附表 7　效果评价

治疗日期	治疗第一天 （11 月 20 日）	治疗第二天 （11 月 21 日）	治疗第三天 （11 月 22 日）	治疗第四天 （11 月 23 日）
排便评分量表（CSS）	12 分	10 分	9 分	5 分
布里斯托大便分类法（BSS）	1 型（3 分）	3 型（1 分）	4 型（0 分）	4 型（0 分）
总分	15 分	11 分	9 分	5 分

4 讨论

中医学认为痔的病因病机为脏腑本虚，湿热互结，下于肛门，致肛门部筋脉横解，肠澼为痔。正如《丹溪心法》云："痔者皆固脏腑本虚，外伤风湿，内蕴热毒……而冲突为痔也"。患者术后脾虚气弱，血少，失于濡润或中气不足，排送无力，故致传导失司，排出不畅，病位在大肠，中医讲：脾虚则大肠传导无力，阳虚则肠道失于温煦，便下无力，出现便秘，即《景岳全书·秘结》所谓"阳虚而阴结"。另一方面患者气弱，亦会阴亏血少，阴虚则大肠干涩，血虚则大肠不荣，致使便下困难，出现便秘，正如《医宗必读》云："更有年老津液干枯，皆能秘结"。针对此病因病机，治疗上当标本兼治[12]。

耳穴贴压联合腹部经穴推拿治疗混合痔术后便秘主要有以下几点优势。①病因病机：耳穴贴压法是基于中医基础理论，在整体观念和辨证论治的指导下，通过经络系统，调节脏腑气血运行和分布，促进机体的阴阳平衡，从而达到治疗疾病、改善症状的目的。《灵枢口问》曰："耳者，宗脉之所聚也，"据《内经》《难经》等书记载，耳与各脏腑生理病理有着密切联系，耳郭分布的神经异常丰富，当人体内脏出现病变时，会在耳郭上出现阳性反应点，刺激该反应点可以起到治疗作用。②耳穴贴压选穴依据：大肠、腹、直肠，相应的部位，可增强肠蠕动功能，通便下气；三焦、脾，促进运化功能；

消化系统皮质下，调节胃肠功能；肺，与大肠相表里，以助大肠疏导功能，利湿导滞之效。便秘点是治疗便秘的关键之处，具有通便润肠之效，促进肠胃运动，消除便秘。给予适度的揉、按、捏、压，使其产生酸、麻、胀、痛等刺激感应，通过经络感传原理，可治愈脾弱气虚型便秘的关键在于可疏通相关经络系统，来调整患者身体及相关脏腑器官的气血运行，使脾获得补养，而从根本上解决便秘问题[13]。以健脾益气、泻下通气、调节胃肠功能、增加肠蠕动，达到防治便秘的作用[14]。③腹部推拿的作用：中医讲腹部不仅和人体五脏六腑相关，同时也有任脉、胃经、脾经、肝经等从此循行经过，对腹部施以经穴推拿手法可以达到不错的效果。腹部经穴推拿的摩法以顺时针为宜，通调大肠积滞，改善患者便秘情况[15]，按法以指带针开通闭塞，既可以宽胸理气，又可以调畅气机，使腑气得畅，大便则通，推法主要用手掌直接作用于腹部，促进胃肠管腔发生形态改变和运动，使胃肠蠕动加快，从而加快胃肠内容物的运动排泄过程，缩短了排便时间，增加胃肠的蠕动和消化道液的分泌，改变大便性状[16]。④腹部推拿选穴依据：胃的募穴之中脘穴[17]，中脘是键胃的奇穴，具有健运脾胃，促进胃肠消化。大肠募穴之天枢穴，天枢穴以调理脾胃肠腑功能，使大肠传导正常，大便排泄顺畅。小肠募穴之关元穴，关元[18]点按可以培元固本，增强患者正气，气海是盲之原穴，意为先天元气之海，人体的关要，真元储存之所，按压此穴能够培调理冲任，作用调理胃肠，温补气血，理气补阳固精的作用。大横属脾经，内应大肠，又与阴维脉相通，故调肠腑之力甚强，具有健脾理气，调肠通腑的作用。因此耳穴贴压联合腹部经穴推拿可调节脏腑气血功能，调整人体阴阳平衡，顺气导滞，益气举陷，养血润肠，温阳散寒，以治本病之本，达到通便的目的[19]。

综上所述，本研究显示耳穴压豆联合腹部经穴推拿改善便秘的效果显著，操作简便、价格低廉、无痛、无毒副作用，安全性高，易于被广大患者接受，能保证患者良好的依从性，值得在临床上推广应用。基于目前国家大力发展中医护理技术，医务人员应充分利用中医药资源，发挥中医护理的特色，促进中医护理技术的发展。

患者知情同意：病例报告公开得到患者或家属的知情同意。

利益冲突声明：作者声明本文无利益冲突。

参考文献

［1］刘胜英．十人九痔，痔疮该怎么预防［J］．健康必读，2021（9）：231.

［2］杨旭，李国峰．浅谈益气补血对混合痔术后排便困难的治疗研究进展［J］．养生保健指南，2020（20）：295–296.

［3］国家中医药管理局．中医病证诊断疗效标准［M］．南京：南京大学出版社，1994：201–203.

［4］熊财文，曾祥云，罗湛滨，等．超声刀与电刀在混合痔手术中的临床应用效果对比 meta 分析［J］．中国医药导报，2019，16（2）：117–122.

［5］刘宝华．《便秘外科诊治指南》（2017 年版）解读［J］．中华胃肠外科杂志，2017，20（12）：1331–1333.

［6］李晨馨．大承气汤合四子散神阙穴贴敷治疗混合痔术后便秘的临床疗效观察［D］．哈尔滨：黑龙江中医药大学，2018.

［7］李姿慧，吴梦蝶，李琪，等．汉密尔顿焦虑量表和焦虑自评量表在功能性消化不良伴焦虑状态中的应用［J］．长春中医药大学学报，2018，34（4）：787–790.

［8］黄丽春．耳穴诊断治疗学［M］．北京：科学技术文献出版社，2006.

［9］张丹静，姜雨婷，冯雪，等．老年功能性便秘管理相关循证指南的质量评价［J］．中华现代护理杂志，2018，24（15）：1828–1834.

［10］董玉霞，鄂海燕，王亚丽，等．一例慢传输型便秘患者的护理病例报告［OL］．NursRxiv，2021，DOI: 10.12209/issn2708–3845.20210131005.

［11］徐桂华，胡慧．中医护理学基础［M］．3 版．北京：中国中医药出版社，2016.

［12］戴敏．中药穴位贴敷联合耳穴压豆治疗老年性便秘 30 例［J］．中国中医药科技，2020，27（1）：117–119.

［13］刘杰，王淑秀．耳穴埋豆改善脾虚气弱型老年患者便秘疗效观察［J］．中外医疗，2015，34（5）：161–162.

［14］罗春梅，汪涓，陈宇，等．耳穴压豆防治便秘效果的系统评价［J］．中国护理管理，2017，17（4）：548–554.

［15］周帅. 腹部推拿治疗卒中后抑郁的临床疗效观察［D］. 南京：南京中医药大学，2020.

［16］宋双双. 穴位贴敷配合穴位按摩治疗糖尿病便秘患者的护理观察［J］. 光明中医，2017，32（8）：1192-1193.

［17］田育魁. "三穴三法"推拿治疗肠道气滞型功能性便秘的随机对照研究［D］. 乌鲁木齐：新疆医科大学，2019.

［18］周玉红，王静雯，曾美男. 按压关元穴联合二次排尿法对妇科腹腔镜术后尿潴留的干预效果［J］. 中西医结合护理（中英文），2018，4（1）：55-57.

［19］金素君. 穴位按摩联合耳穴压丸治疗脑卒中脾虚气弱型便秘的效果观察［J］. 当代护士（中旬刊），2016（8）：92-93.

穴位注射治疗 1 例慢性湿疹患者的护理病例报告

陈璐，孙明丽

（北京中医药大学东方医院　皮肤科）

摘要： 本文总结了 1 例慢性湿疹瘙痒及皮损患者行穴位注射的效果观察及护理措施，包括护理评估、穴位注射方法及注意事项、常规护理措施等。基于中医辨证施护理论开展护理干预，有助于改善慢性湿疹患者瘙痒症状，促进皮损好转。

关键词： 慢性湿疹；穴位注射；皮损；中医护理

慢性湿疹主要是皮肤表皮层或真皮层慢性反复非特异性损伤，急性期表现为皮肤丘疹、红斑、水疱、渗出、糜烂、结痂等，慢性期多为皮肤呈褐红色、浸润、肥厚、粗糙、苔藓样变等[1]。慢性湿疹患者自觉有明显瘙痒，常呈阵发，易复发，经久不愈，严重影响患者的身心健康和生活质量[2]。慢性湿疹临床辨证分型为：风热蕴肤证、湿热浸淫证、脾虚湿蕴证、血虚风燥证[3]。目前，西医治疗慢性湿疹主要外用糖皮质激素和口服抗组胺药，虽然有一定疗效，但远期效果不佳。近年来，中医疗法广泛应用于慢性湿疹的治疗，彰显出独特的优势和潜力[4]。本研究总结 1 例慢性湿疹瘙痒及皮损的患者进行穴位注射治疗的护理经验，现报告如下。

1 临床资料

患者，男，74 岁，主因"全身起皮疹伴瘙痒 3 余年，复发并加重 1 月余"就诊。患者入院症状为：全身反复起皮疹，伴瘙痒剧烈，夜间为重，纳好，大便干，约两日一行，小便调，夜寐不安。专科检查：全身泛发暗红色皮疹、斑片和一部分结合，部分发生融合大片，没有显著渗出，部分皮肤肥厚，干燥，伴随少许脱屑，皮疹对称性分布。患者情况符合《皮肤性病学》中慢性湿疹的诊断标准。中医诊断标准：参照 2002 年新世纪版《中医外科学》拟定国家中医药管理局颁布的《中医病证诊断疗效标准》[5]。中医诊断：湿疮，辨证分型：血虚风燥证。血虚风燥证常见于慢性湿疹，皮损粗糙肥厚、脱屑，表面有抓痕、血痂，颜色暗红或色素沉着，阵发性瘙痒，夜间加重；伴有口干不欲饮，纳谷差，腹部胀，舌质淡，苔白，脉细弦。西医诊断：慢性湿疹。患者入院后遵医嘱予穴位注射治疗。

2 护理

2.1 护理评估

2.1.1 瘙痒症状评估 瘙痒程度依次为无痒（0分）、轻度（1分）、中度（2分）和重度（3分）[6]。

2.1.2 慢性湿疹面积及严重度评估 评估采用慢性湿疹面积及严重度指数（EASI）[7]，主要包括临床体征及临床表现面积大小两方面：临床症状分为红斑、水肿/丘疹、渗出/结痂、表皮剥脱、苔藓化5项，每项按无、轻、中、重计为0~3分，各体征分值之间可计0.5分；皮损面积评估分为头额部、上肢、躯干、下肢，各部位皮损面积按比例计0~6分。各部分分值相加为EASI总体分数，可作为评价患者皮损严重程度的标准。评分越高则提示患者皮损程度严重。

1.3 睡眠质量评估

采用匹兹堡睡眠质量指数（PSQI）量表评价，评分从"睡眠质量、入睡时间、睡眠时间、睡眠效率、睡眠障碍、催眠药物、日间功能障碍"开展，每个部分以0~3等级计分，7个组成部分得分之和为PSQI的总分，总分为0~21分，分数越高，说明睡眠质量越差。其中0~5分表示优秀睡眠质量，6~10分表示睡眠质量良好，11~15分表示中等睡眠质量，16~20分表示睡眠质量较差，21分则表示最差睡眠质量。患者入院时评分为15分，属于睡眠质量较差。

2.2 护理诊断

①皮肤完整性受损：与慢性湿疹引起的皮肤损害有关。②睡眠形态紊乱：与慢性湿疹引起的瘙痒有关。

2.3 护理计划

患者辨证为温热中阻，湿热内生，治护原则为扶正祛湿，养血润燥，祛风止痒。根据护理评估和诊断结果制定护理计划；通过中医护理干预，给予维生素 B_{12} 穴位注射，缓解皮肤瘙痒的症状，改善睡眠质量，提高生活水平。

2.4 护理实施

2.4.1 常规护理　湿疹虽不分年龄性别,男女老少都可能发生,然而老年人身体的各项功能都在减退,适应环境,防御外邪,抵抗有害物质的能力差,不能耐受生活中很多常见的刺激,因而老年人易患湿疹。因此,做好老年湿疹患者的健康指导尤为重要。预防调摄湿疹重要因素应从衣、食、住、行开始,同时应避免过度皮肤搔抓,预防感染,调节情志,生活起居有规律,增强体质。只有这样,才能避免反复发作,有利于疾病的恢复。

2.4.2 中医特色护理　科室进行穴位注射是将维生素 B_{12} 药液注射至曲池穴的一种操作方法,具体方法如下。患者暴露双侧曲池穴,侧掌屈肘,当肘横纹外端凹陷为此穴,常规消毒穴位,右手持已备好的注射针,对准穴位垂直刺 1~1.5 寸,提插捻转得气后回抽无血推入药液 0.5ml,再如法注射对侧穴位,每周 3 次。注意事项:①治疗时应向患者说明治疗的特点和注射后的正常反应;②注射后局部可能有酸胀感,48 小时内局部可有轻度的不适,有时持续时间会比较长,但一般不会超过 1 日。③要严格消毒防止感染。如注射后局部红肿,发热等应及时处理。④要注意药物的性能、药理作用、配伍禁忌、副作用等[8]。注射前及时检查药物的有效期以及药物有无沉淀变质等情况。⑤药物不可注射至关节腔、脊髓腔、血管内,以免发生严重不良反应。针头触碰神经干,患者会出现触电感觉,因此必须将针略微向后退,再注入药品,以免损伤神经。

2.4.3 饮食护理　慢性湿疹患者的膳食应选择清热解毒利湿气的食材,如冬瓜、胡萝卜、黄瓜、枸杞、马齿苋等;少食用鱼类、虾类、牛羊肉含有刺激性的食物,多吃含有维生素和矿物质的食材;患病后应忌食辣椒、虾、糯米、茄子、肉、葱、蒜、胡椒、咖啡、烟酒等,少吃荤菜。

2.4.4 情志调理　慢性湿疹患病期间,患者就诊常因躯体不适,伴有焦虑不安,烦躁等情绪,外加皮肤瘙痒剧烈,护士应多与患者沟通交流,创建优良的护患关系,维持心情愉快;为患者讲解疾病相关知识,帮助其解除思想顾虑,增加战胜疾病的信心。

2.5 护理评价

治疗前患者瘙痒评分量表(VAS)评分为 7 分,根据患者自身每日瘙痒感进行评估,经过 7 日治疗,瘙痒评分由原来的 7 分降至 4 分,效果显著。

治疗前皮损评分为6分，经过7日治疗，皮损由原来的6分降至现3分，效果显著。经过1个疗程（14日）的治疗，根据患者自身主观感受进行评估，VAS评分为1分，皮损评分为1分，患者皮疹基本消退，瘙痒不明显，纳眠可，二便调（附表8）。

附表8　效果评价表

治疗时间	睡眠质量评分/分	瘙痒程度评分/分	皮损程度评分/分
治疗前	15	3	6
治疗中	10	2	3
治疗后	5	0	1

3 结果和随访

患者治疗后全身皮疹大部分消退，全身皮疹无明显瘙痒，纳眠可，二便调。嘱患者出院后穿宽松棉质衣服，避免食用辛辣刺激性食物及海鲜、牛羊肉等腥发食物，规律作息，保持心情舒畅，不适随诊。出院1周后电话随访患者，患者主诉皮疹基本消退，情绪稳定，无瘙痒症状，无新皮疹出现，嘱患者不适随诊。

4 讨论

慢性湿疹是以皮疹特点取名的一种过敏炎性皮肤疾病，属变态反应性炎症性皮肤病，慢性期皮肤呈苔藓样变，伴有剧烈瘙痒，且反复发作，严重影响患者的衣食住行和身体健康。目前临床治疗慢性湿疹的方式较多，所用药物主要包括抗组胺药、免疫调节剂等，也可采用物理治疗等方式[9]，但是长期使用易产生耐药性。慢性湿疹属中医学"湿疮""血风疮""浸淫疮"等范畴，其发病除与禀赋不耐、饮食失调、湿热内蕴有关外，长期的情志失调引起肝气不畅，五志化火；复因腠理不密，洗浴淋雨，防护不周，外感风湿热邪；内外相搏，充于腠理，浸淫肌肤，也可发为湿疮。曲池穴是手阳明大肠经之合穴，是治疗皮肤病必不可少的穴位之一，具备疏风解表、清热解毒、消除瘙痒、提高免疫力的功效。穴位注射疗法通过穴位刺激激发、调节机体的免疫抵抗能力，增强拮抗组胺等物质的活性，让患者的细胞免疫抵抗能力得到提高，能合理抑制超敏反应，显著扩张毛细血管，促进血液循环，起到调节机体免疫功能，抗菌消炎的作用。与此同时，该疗法还能降低炎症性渗出，抑制白细胞、溶酶体的生成，对减少复发有显著作用[10]。由此可见，穴位注射疗法在减轻慢性湿疹给患者带来瘙痒和皮损的同时，还可以增强机体免疫力，减少复发率，有良好的治愈效果。

目前，国家正在大力弘扬"促进中医药振兴发展思想"，这是传统中医药焕发青春的机遇，也是传承和发扬传统中医药文化的重要时机。中医护理在中西医结合的基础上不断发展，基于历史悠久的中医基本理论，加以极具特色的中医技术及食疗、运动、情志护理等方法，重视人体的统一性、完整性及其与自然界相互关系，最终形成独具特色的中医护理体系[11]。中医特色护理拥有独特优势，在疑难病症方面更是效果突出。当下，中医医院仍需加强中医护理人才的培养，帮助护士建立系统的中医思维[12]，使中医特色护理在实践中创新、在保护中传承，为推进健康中国建设和增进人民健康作出新的更大的贡献。

参考文献

［1］颜少敏，郑叶君，张诗华，等. 曲池穴注自血治疗湿疹临床观察［J］. 世界最新医学信息文摘，2017，17（13）：159.

［2］许璧瑜. 自血疗法治疗慢性湿疹的临床效果观察与护理［J］. 实用临床护理学电子杂志，2019，4（38）：45，53.

［3］林海龙，林良才. 基于数据挖掘技术探讨针灸治疗慢性湿疹的选穴规律［J］. 上海针灸杂志，2022，41（1）：102-106.

［4］战惠娟. 斯奇康曲池、手三里穴位注射治疗慢性湿疹30例［J］. 中国中医药科技，2015，22（3）：335-336.

［5］黄乃健. 中国肛肠病学［M］. 济南：山东科学技术出版社，1996.

［6］向群，徐凌宇，李明华. 润燥止痒胶囊联合地氯雷他定治疗老年皮肤瘙痒症的疗效及对瘙痒症状和睡眠质量的影响［J］. 临床合理用药，2024，17（6）：135-138.

［7］王岩，高存志，翁志. 外周血IFN-γ、IL-4及IFN-γ/IL-4比值与急性湿疹皮损程度的关系及对短期疗效的预测价值［J］. 中国美容医学，2022，31（1）：

93–96.

[8] 梁粤，皮敏，谢柱，等. 邵氏点穴位注射复方青藤碱注射液治疗慢性脊神经
后支源性下腰痛临床观察［J］. 新中医，2014，46（1）：154–157.

[9] 景万仓，许霄霄. 贞芪扶正颗粒联合咪唑斯汀缓释片治疗慢性泛发性湿疹疗
效观察［J］. 内蒙古中医药，2018，37（2）：51–52.

[10] 胡咏梅，钟细英，黄秀红. 穴位注射治疗慢性湿疹效果观察及护理方式分析
［J］. 当代医学，2014，20（16）：99–100.

[11] 王亚丽，张凯烨，唐玲，等. 中医饮食护理溯源［J］. 中西医结合护理，
2022，8（3）：79–82.

[12] 琚慧，郭红，马雪玲，等. 乳痈（急性乳腺炎）中西医结合健康管理方案的
构建［J］. 中华现代护理杂志，2020，26（360）：5052–5061.

梅花针叩刺放血联合艾条灸治疗 1 例寒湿痹阻型膝骨关节炎患者的护理病例报告

赵亚楠，刘书红，严康，赵保亚，王兴元

（北京中医药大学东方医院　肿瘤科）

摘要： 本文总结了 1 例寒湿痹阻型膝骨关节炎患者的护理经验。本案例患者右膝关节疼痛、肿胀、僵硬、活动受限，经针灸治疗 1 月余效果不佳，通过艾条灸肾俞穴、内膝眼、鹤顶、阳陵泉、阴陵泉，每日一次，联合内膝眼、犊鼻穴梅花针扣刺放血拔罐每周一次，3 周快速有效地缓解了患者右膝关节疼痛、肿胀、活动受限等的症状，提高治疗膝骨关节炎的临床疗效，值得临床参考借鉴。

关键词： 膝骨关节炎；寒湿痹阻型；梅花针叩刺；艾条灸疗法

膝骨关节炎是膝关节发生炎症反应的慢性退行性疾病，主要以膝关节疼痛、肿胀、僵硬、活动受限为特征[1]，其多见于中老年人，男、女患病率分别为 24.70% 和 54.60%，且致残率较高，对中老年人的生活质量与身心健康造成了极为严重的影响[2]。目前西医针对膝骨关节炎的保守治疗主要以药物消炎镇痛[3]、润滑关节[4]为主，但此类药品副作用大，对消化道会产生很强的刺激[5]。因此，探索一种操作简单、副作用小、起效快、疗效显著的方法以加速膝骨关节炎疼痛、肿胀等恢复，提高患者生活质量具有极其重要的意义。研究显示在温经散寒作用的基础上增加刺络放血拔罐可直接将风寒湿、络脉瘀血尽出于体表而不留邪，对痹证治疗效果显著[6]。现将本门诊 2024 年 2 月 1 日收治的 1 例寒湿痹阻型膝骨关节炎患者治疗效果报道如下。

1 临床资料

患者，女，67 岁，2019 年患乳腺癌，行左乳切除术，术后行紫杉醇化疗 4 周期，病情平稳，2023 年 12 月与朋友爬山，第二日出现右膝关节肿胀、僵硬、疼痛，疼痛评分 5 分，右膝关节屈伸活动受限，期间曾接受针灸治疗 1 月余，但效果不明显。2024 年 2 月 1 日就诊于我科门诊，就诊时症见：右膝关节肿胀、麻木僵硬、疼痛（评分5分），阴雨天加重，右腿部恶风怕冷，活动不便，四肢不温，夜寐不安，纳可，二便调。舌紫暗，苔白，脉沉，患者面色暗沉。

辅助检查：X线片示右膝关节退行性改变。中医诊断：膝痹病，辨证分型：肝肾亏虚、寒湿痹阻证；西医诊断：膝骨关节炎。治疗原则：以温经散寒、活血通络为主。中医护理：艾条灸肾俞穴、内膝眼、鹤顶、阳陵泉、阴陵泉每日一次，联合内膝眼、犊鼻穴梅花针叩刺放血拔罐每周一次，经过上述治疗3周，2024年2月15日治疗后患者右膝关节肿胀消退、麻木僵硬感消失、无疼痛，右膝活动度良好。1个月后随访患者诉病情未复发。

2 护理

2.1 护理评估

2.1.1 采用视觉模拟量表（VAS）评分对患者疼痛程度进行评定，按疼痛程度记0～10分。0分表示无痛；1～3分表示有轻微的疼痛，可以忍受；4～6分表示疼痛并影响睡眠，尚能忍受；7～10分表示患者感觉剧痛，影响睡眠和食欲、难以忍受[7]。根据患者主诉右膝关节疼痛影响右膝活动度，且轻微影响睡眠，该患者右膝关节疼痛评分为5分。

2.1.2 采用骨关节炎指数（WOMAC）评分对患者膝关节的功能进行评定，WOMAC评分表由疼痛、僵硬、日常关节功能3项内容组成，使用五方格评分法，按程度轻重分别对应0～4分[8]。该患者右膝关节疼痛程度6分，僵硬程度6分，日常活动时的困难程度47分。

2.2 护理诊断

急性疼痛：与膝关节寒湿痹阻有关。

2.3 护理计划

经辨证分析患者右膝关节疼痛、肿胀是由于肝肾亏虚，寒湿痹阻于经脉而致，故制定如下护理计划：①每日进行艾条灸治疗以温经散寒，调动局部气血；②在艾条灸温通的基础上增加每周刺络放血拔罐直接将风寒湿、络脉瘀血尽出于体表而不留邪。

3 护理措施

3.1 中医特色护理

3.1.1 艾条灸[9] 具体操作方法如下：点揉双侧肾俞穴2分钟，将点燃的艾条对准肾俞穴，距离皮肤 2～3cm，首先进行回旋灸，反复旋转移动，移动范围约 3cm；其次行雀啄灸，像鸟雀啄食一样，一上一下施灸，如此反复；最后在距离皮肤 2～3cm 处，采用温和灸，以患者局部有温热感为宜。三种灸法共灸双侧肾俞穴 5 分钟。采取上述方法依次点揉、施灸右侧腿：内膝眼、鹤顶、阳陵泉、阴陵泉。

3.1.2 梅花针叩刺 + 拔罐[9]　具体操作方法如下：用 75% 乙醇消毒右侧腿内膝眼、犊鼻穴，对准内膝眼、犊鼻穴手持梅花针运用手腕部有节律地叩刺，以患者能耐受为度，力度由轻到重，针尖垂直刺下、垂直提起，触及皮肤即迅速弹起，动作连续，要做到平稳、准确、速度均匀，叩击频率一般以 70～90 次 / 分为宜，在叩刺出血部位留罐 5～10 分钟，观察罐体吸附情况和皮肤颜色，询问患者有无不适感（附图 11）。

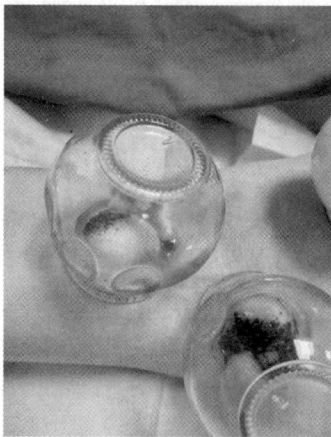

附图 11　梅花针叩刺 + 拔罐

3.2 常规护理

①指导患者注意保护受累的膝关节，避免上下高层楼梯，避免长久站立、跪位和蹲位等。②指导患者必要时可适当使用保护关节器具，可戴保护关节的弹性套，如护膝等；避免穿高跟鞋，宜穿软、有弹性的"运动鞋"，用适合的鞋垫。③指导患者发作期可使用手杖、助步器等协助活动，以减轻受累关节的负荷。

4 护理效果

2024 年 2 月 1 日进行第 1 次治疗时，梅花针叩刺处流出大量深黑色胶冻状瘀血，治疗后患者自觉右膝疼痛及肿胀感明显减轻，疼痛评分 3 分，但麻木僵硬感仍存在。

2024 年 2 月 8 日进行第 2 次治疗时梅花针叩刺处渗血量较前次减少，颜色紫暗，治疗后患者自觉右膝疼痛、肿胀及麻木僵硬感较前减轻，疼痛评分 1 分，恶风怕冷症状减轻。

2024 年 2 月 15 日第 3 次治疗时梅花针叩刺处几乎无渗血，治疗后患者自觉右膝疼痛、肿胀及麻木僵硬感已完全消失。1 个月后电话随访，患者诉病情未复发，阴雨天也未见加重（附表 9，附图 12，附图 13）。

附表 9　骨关节炎指数（WOMAC）评分

日期	右膝疼痛	右膝僵硬	右膝日常关节功能
2024-2-1	6	6	47
2024-2-8	3	2	25
2024-2-15	1	0	11

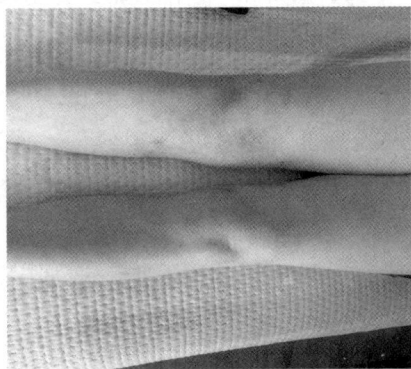

附图 12　2 月 1 日治疗前　　　　　附图 13　2 月 15 日治疗后

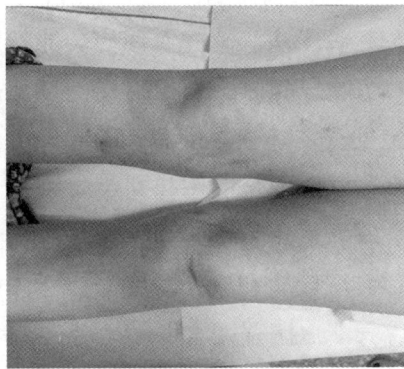

5 结果

本案例患者经过梅花针叩刺放血＋艾条灸 3 周治疗后，快速有效地改善了右膝关节疼痛、肿胀、麻木僵硬等症状，日常活动能力增强，嘱患者日常活动避免负重，注意保暖，按时复诊。

6 讨论

膝骨关节炎属于中医学"痹证"范畴，其中风寒湿痹型较为多见[10]。从中医角度讲本病为本虚标实之证，整体以肝、肾亏虚为本，局部以气血瘀滞为标，治疗应以祛邪的同时兼顾扶助正气，促使气血运行的恢复，通利血脉筋骨[11]。本案例患者为老年女性，黄帝内经中提出"女子七七天癸至"，考虑本病例患者处于素体本虚的状态，又加上患者进行手术及多周期化疗，更加引起肝、肾虚损，肝主筋藏血，肾主骨生髓，肝肾亏虚，其一，筋骨肌肉失去濡养，筋疲骨软，屈伸不利出现拘挛疼痛；其二，脏腑亏虚，则正气不足，风寒湿邪侵袭人体，阻闭脉络，进而影响经络气血运行，气滞不行，则导致血瘀，瘀血留滞于脉络，出现疼痛、肿胀、麻木、关节屈伸不利等症状。在刺络拔罐后能吸出大量深色瘀血，多呈胶冻状，判断本案例患者为寒湿之邪痹阻而致血脉凝滞收引，形成瘀血留滞于脉络。因此，治疗应在刺络放血基础上兼顾温补，直接将寒湿、瘀血等邪气裹挟而出，进而达到驱邪扶正之效。

本案例采用梅花针叩刺放血联合艾条灸，既借助艾叶辛香走窜通调经络之力，又借助艾的纯阳之性激发经气，驱寒引风外出，同时也增强患者自身阳气，鼓舞正气而增强驱邪之力；艾条灸的过程中也采用回旋灸、雀啄灸、温和灸三种手法。首先，回旋灸能帮助温热施灸部位的气血，促进热敏穴位显现；其次，雀啄灸可以对施灸部位进行一个温热脉冲刺激，为这个局部的经气激发奠定基础；最后，温和灸可促进施灸部位进一步激发经气，发动传导，多种手法配合应用起到叠加效益[12]。考虑患者右膝疼痛多由于邪毒深伏于内、气滞血瘀程度较重，经络严重受阻引起不通则痛。单独梅花针叩刺或拔罐，作用较缓和，无法将深伏于体内的瘀滞邪毒尽数排出，针对邪毒深伏于内，气滞血瘀程度重引起的疼痛，需采用作用力度较强的梅花针叩刺出血，将毒邪、瘀滞之血从肌肤排出，后加用拔罐将难排出的瘀血拔出，彻底清除深伏之邪气[6]，多项技术联合应用，既增强祛毒化瘀、通经活络之力，又通过经络的刺激，使气血通畅，达到通则不痛的效果。

本案例艾灸穴位为肾俞穴、内膝眼、鹤顶、阳陵泉、阴陵泉，其中肾俞穴起到养元通络之效[13]，内膝眼、鹤顶为下肢的经外奇穴，可祛风除湿、通利关节、活血通络；阳陵泉、阴陵泉分别为胆经、脾经的合穴，阳陵泉为筋会，善治经筋之病、强膝壮骨；阴陵泉能健脾益肾、祛寒除湿、通经活络，阳陵泉透阴陵泉可补肝肾，健脾强肌，强筋健膝利关节[14]。研究也显示：刺激"犊鼻""内膝眼"可以通过改善膝骨关节炎外周滑膜和背根神经节的炎症细胞浸润状态而有效缓解疼痛[15]。

本案例应用梅花针叩刺放血联合艾条灸,从补虚助阳扶正兼引邪外出的角度出发,从局部快速将深伏于体内的瘀滞邪毒尽数排出,瘀血被排出体外后身体被激发、调动的血液才得以快速补充,筋骨得以濡养,快速有效缓解患者右膝关节疼痛、肿胀、僵硬麻木等症状,提高了患者的生活质量,还解决了口服药物镇痛加重患者胃肠负担的弊端。本病例为中医外治治疗膝骨关节炎患者提供了启发,在未来的护理工作中需增加艾条灸联合梅花针叩拔罐治疗膝骨关节炎的样本量,进一步证实此方法的疗效。

参考文献

[1] 朱寅,吴骏,陈阳,等. 膝痹通络方治疗老年肝肾亏虚型膝骨关节炎疗效观察[J]. 辽宁中医药大学学报,2023,25(12):192-196.

[2] 李宁华. 中老年人群骨关节炎的流行病学特征[J]. 中国临床康复,2005,9(38):133.

[3] 张玉霞,郑曼娜,曾科学,等. 中药熏蒸对膝关节骨性关节炎患者炎症因子与生活质量的影响[J]. 湖南中医杂志,2020,36(10):54-56.

[4] 杨绍武. 玻璃酸钠关节腔注射对膝骨关节炎患者VAS评分的影响[J]. 当代医学,2020,26(31):161-162.

[5] 郑皓云,祝永刚,柳根哲,等. 铍针松解术配合中医推拿治疗膝骨性关节炎的疗效及安全性分析[J]. 中国中医骨伤科杂志,2022,30(2):17-21.

[6] 李保军. 豹文刺拔罐联合电针对神经根型颈椎病患者疼痛的影响[J]. 河南中医,2022,42(4):620-623.

[7] ZHENG L, JIANGYI W, WEI X, et al. Correlation between the signal intensity alteration of infrapatellar fat pad and knee osteo arthritis: a retrospective,cross-sectional study[J]. Journal of Clin ical Medicine, 2023, 12(4): jcm12041331.

[8] PEIQI L, YUCHEN Z, FANLIAN L, et al. The efficacy of elec troacupuncture in the treatment of knee osteoarthritis: a systemat-ic review and meta-analysis[J]. Advanced Biology, 2023: e2200304-e2200304.

［9］胡凯文. 肿瘤绿色调护技术［M］. 北京：北京科学技术出版社，2021.

［10］许辉，康冰心，孙松涛，等. 膝关节骨性关节炎的中医临床研究进展［J］. 中医学报，2019，34（10）：97-102.

［11］林相豪. 基于肠道菌群探讨萆薢分清饮干预肾阳虚型高尿酸血症机制研究 ［D］. 武汉：湖北中医药大学，2022.

［12］张莺枝，姜飞鹏，何帅. 桐乌散寒除痹方熏洗联合艾灸治疗膝骨关节炎患者 36例［J］. 中国中医药科技，2023，30（4）：808-810.

［13］黄觅，曾宇，杜世阳，等. 同源点针刺法治疗膝痹病（骨关节炎）的临床疗 效评价研究［J］. 时珍国医国药，2022，33（3）：656-658.

［14］邹荣华，吴婷，蔡阁，等. "五穴四针"联合坐位调膝法治疗膝骨关节炎疗 效观察［J］. 浙江中医杂志，2023，58（12）：894-895.

［15］谭春霞，屠建峰，马欣，等. 针刺缓解膝骨关节炎疼痛机制的研究进展［J］. 中国疼痛医学杂志，2024，30（3）：215-219.

皮内针法应用于 1 例脑卒中后失眠患者的护理病例报告

高雅，刘桂英

（北京中医药大学东方医院　外三科）

摘要： 失眠在脑卒中患者好发的精神或情绪疾病中占首位，失眠不但影响脑卒中患者神经功能恢复继而影响临床预后，还可能引起脑卒中的复发。皮内针法是用皮内针刺入腧穴部位的皮内或皮下并加以固定，从而进行持续刺激来达到治疗疾病目的的一种方法，通过疏通经络、调理脏腑气血的功能以治疗失眠。本文回顾 1 例脑卒中并发失眠患者的护理。在常规失眠治疗、护理干预的基础上，给予皮内针法护理。皮内针法的实施，患者睡眠质量明显改善。

关键词： 失眠；皮内针法；选穴；中医护理

据报道，脑卒中患者中失眠的发生率高达 75～95%[1]。失眠不但影响脑卒中患者神经功能恢复继而影响临床预后，还可能引起脑卒中的复发[2]。使用镇静催眠类药物是现代医学治疗脑卒中后失眠采用的主要方法，但是长时间应用这类药物可能会出现药物不良反应甚至药物依赖，给患者的康复、治疗带来不利影响[3]。脑卒中属中医"中风"范畴，以气虚血瘀为基本证候，因患者元气亏虚、瘀血内阻，导致心、脑窍失于濡养，故患者出现夜寐不安[4-5]。皮内针技术又称皮下埋针技术，是将特制的细小针具固定于选定的腧穴部位皮内或皮下并保留一段时间的治疗手法[6]。有研究表明皮内针治疗脑卒中后失眠有非常好的疗效[7]，因此我科在查阅文献的基础上，开展了皮内针护理方法，疗效显著，现将我科使用皮内针辅助治疗 1 例脑卒中并发失眠护理病例汇报如下。

1 临床资料

1.1 患者信息

患者，男，41 岁，主因"突发头痛、右侧肢体活动不利 10 天"，以高血压病脑出血并发失眠于 2022 年 2 月 10 日收入院。患者 10 天前早晨无明显诱因出现右侧肢体活动不利，突发头痛，当时情绪改变，10 日来血压偏高、失眠加深。此次发病发现高血压，平素未予系统监测及规律服药。青霉素药物过敏史。

1.2 体格检查

入院后患者体温 36.5℃，心率 100 次/分，呼吸 20 次/分，血压 150/90mmHg。发育正常，营养可，体型偏胖，被动体位，无法自主站立。患者精神弱，头痛，记忆力下降，情绪易激动。食欲可，夜间睡眠差，小便正常，大便秘结。中医四诊：舌红、苔黄，脉弦数。言语清晰、声音低。专科体检：意识清醒，自动睁眼、回答问题正确、肢体可遵嘱活动，GCS 评分 15 分，双侧瞳孔等大等圆，直径 3mm，对光反射灵敏。左侧肢体肌力 V 级，右上肢肌力 0 级，右下肢近端肌力 I 级，远端肌力 0 级。

1.3 诊断

入院后中医诊断为出血性中风，辨证分型为肝阳上亢证。西医诊断为脑出血，高血压病 2 级，极高危组，高脂血症。辅助检查头部磁共振示左侧脑室旁及基底节区脑出血吸收期。

1.4 治疗

西医治疗：右侧肢体康复训练，每日 2 次。甘油果糖 250ml 静脉滴注，每日 2 次，以降低颅内压。0.9% 氯化钠溶液 + 醒脑静注射液 20ml 静脉滴注，每日 1 次，以开窍醒脑。口服氨氯地平贝那普利片 1 粒，每日 1 次，控制血压。口服复方苁蓉益智胶囊 4 粒，每日 3 次，改善神经损伤症状。睡前口服艾司唑仑片 1 片，每日 1 次，改善睡眠障碍情况。中医治疗：中药膏摩治疗，每日 1 次，帮助右侧偏瘫肢体功能恢复。便秘推拿治疗，每日 1 次，帮助改善大便秘结。根据患者失眠情况选择肝俞、肾俞、心俞、太阳、神门、三阴交、安眠，通过调整经络气血循行来治疗失眠。治疗前，使用匹兹堡睡眠质量指数（Pittsburgh sleep quality index，PSQI）[8-9] 测得患者睡眠质量总分为 17 分，患者睡眠质量很差。使用汉密尔顿焦虑量表（HAMA）评定得分 18 分，患者存在焦虑症状。

2 月 20 日，患者睡眠时间延长至 5 小时，且停止口服安眠药物，PSQI 得分为 13 分，继续执行之前的治疗方案。3 月 3 日，患者睡眠质量明显改善，

PSQI 得分为 10 分，HAMA 评定得分降低至 8 分。患者精神状态可，焦虑症状改善，肢体功能恢复明显，予以出院。

2 护理

2.1 护理评估

本例患者护理评估采用匹兹堡睡眠质量指数、汉密尔顿焦虑量表评分获得。①睡眠状况评估：使用匹兹堡睡眠质量指数总分范围为 0 ～ 21 分，得分越高，表示睡眠质量越差。评价等级详见附表 10。

附表 10　睡眠状况分级

评分	等级
0 ～ 5	睡眠质量很好
6 ～ 10	睡眠质量还行
11 ～ 15	睡眠质量一般
16 ～ 21	睡眠质量很差

②心理状况评估：使用汉密尔顿焦虑量表（HAMA）评估患者焦虑程度。HAMA 包括 14 个项目，每个项目评分为 0 ～ 4 分，根据评分共分为 5 个等级，详见附表 11。

附表 11　焦虑状况分级

评分	等级
＜ 7 分	没有焦虑症状
8 ～ 14 分	可能有焦虑
15 ～ 21 分	肯定有焦虑
22 ～ 29 分	有明显焦虑
＞ 29 分	可能为严重焦虑

本例患者 PSQI 测试总分 17 分，患者睡眠质量很差。HAMA 测试得分 18 分，患者存在焦虑症状。

2.2 护理诊断

①自理缺陷：与患者右侧肢体偏瘫有关。②睡眠形态紊乱：与患者焦虑

有关。③便秘：与摄入纤维不足有关。④有废用综合征的危险：与右侧肢体偏瘫有关。

2.3 护理计划

①依据失眠程度，发挥中医护理特色技术优势，通过调整经络气血循行来治疗失眠；②采取措施为患者创造良好睡眠环境；③做好安全防护，防止患者跌倒；④加强情志护理，促进病情康复。

2.4 护理措施

2.4.1 中医特色护理　根据医嘱取穴，使用探棒按压穴位，询问患者是否有酸胀感。确定穴位位置后，使用75%乙醇顺时针手法旋转无菌棉签消毒局部皮肤（直径5cm）。使用75%乙醇自上而下顺序消毒操作者手指。用左手拇指、示指按压穴位上下皮肤，稍用力将针刺部位皮肤撑开固定；右手用镊子夹取皮内针，将皮内针刺入皮肤，将固定胶纸贴牢，粘贴平整，美观。观察埋针局部皮肤情况，有无出血、红肿等。询问患者有无不适情况，若患者感觉局部刺痛，应将针取出重埋。指导患者按压穴位，每日2～3次，每次每穴1～2分钟，以有酸胀感为宜。告知患者埋针不会产生明显的疼痛感，埋针期间如果感觉持续疼痛，通知医护人员进行调整。埋针期间可正常洗漱，避免用力搓揉局部使其脱落。

2.4.2 一般护理　根据患者具体情况，给予患者基础生活护理，如保持房间环境整洁明亮、地床铺清洁干燥，日常所需物品放到易于触摸到的地方等。指导患者按时进餐、休息，保持规律生活，建立良好的睡眠习惯。督促患者进行康复锻炼，空闲时间安排患者读书、听音乐等。

2.4.3 睡眠护理　避免入睡前过度兴奋，如与亲友打电话、视频聊天，看内容刺激的书籍、视频，过度运动与游戏，聊天或者讨论重要问题。夜间患者入睡后，尽量避免各种操作。必要的巡视、查房等，应注意动作轻柔，减少环境刺激。及时解除患者疼痛等不适，保持室内温湿度适宜，空气流通。增加心理护理，及时缓解患者焦虑与恐惧情绪。

2.5 护理评价

本例患者治疗前后两项评分及等级比较见附表12。

附表 12　治疗前、后 PSQI、HAMA 两项评分及等级比较

项目	匹兹堡睡眠质量指数（PSQI）		汉密尔顿焦虑量表（HAMA）	
	评分	等级	评分	等级
治疗前	17	睡眠质量很差	18	肯定有焦虑
治疗后	10	睡眠质量还行	8	可能有焦虑

目前，患者已能积极配合康复训练，并自己主动进行肢体锻炼，右侧肢体肌力恢复至Ⅲ级水平，并能自主站立。

3 结果和随访

经过 23 日的治疗，患者临床症状改善，遵嘱于 2022 年 3 月 3 日出院。出院症见患者食欲可，大便调，睡眠质量改善，情绪较前平稳；右侧肢体右侧肢体肌力恢复至Ⅲ级水平，并能自主站立。整个皮内针治疗过程未发生不良事件，患者依从性好，满意度高。患者出院 5 日后进行电话随访，询问患者睡眠情况及心理状态。患者主诉睡眠及情绪均良好，每天上午坚持至康复医院继续肢体康复训练，无不适症状。指导患者继续积极进行康复训练，不适随诊。

4 讨论

脑卒中后失眠是患者产生焦虑、抑郁、社会功能减退等不良预后的危险因素，慢性持续失眠甚至可能延缓患者功能康复的进度，增加脑卒中致残率[10]。脑卒中后抑郁的早期核心症状之一就是失眠，患者由一个健康人变成肢体功能障碍的脑卒中患者，心理落差大，非常容易出现负面情绪，影响到患者睡眠的质量进而发生失眠，由此又加重抑郁症状，形成恶性循环[11]。

本案例在常规护理的基础上，加用皮内针法治疗，对大脑皮层产生双向调节作用，调整经络脏腑功能，调节中枢神经系统，改善神经生理功能，从而对失眠和焦虑有疗效。选穴以调节五脏功能和人体阴阳为出发点。从脏腑辨证论治角度取背俞穴进行埋针，取心俞、肝俞、肾俞为主穴[12]。三阴交为肝脾肾三经交会，属足太阴脾经，上注于心，故可健脾养心而治心神疾病；脾统血，肝藏血，肾主精血，刺激三阴交发挥平肝健脾益肾助睡眠的作用。《灵枢·九针十二原》指出："五脏有疾。当取十二原。"神门乃心经之原，是经气所注、气血渐盛的部位，能输布原气，因此神门能有效调节心经之气血，

达到养血宁心安神的目的。神门与心脏感觉神经元的节段相关联，由此可见，神门穴可通于脑，刺激神门能起到安神定志、行气养心的作用。失眠的伴随症状多样，常有心烦易怒、头晕头痛、记忆力减退、脘闷暖气、多梦易惊、纳谷不香。该患者症状有头痛、记忆力减退，加太阳穴可改善症状。

综上所述，采用皮内针治疗技术对治疗脑卒中并发失眠有较好的疗效，提升脑卒中护理质量[13]。在后续研究中可以增加样本量，进一步验证其临床效果，增加研究的可靠性。

参考文献

[1] 曹燕，严寅杰，刘依萍，等. 调督安神针刺治疗卒中后失眠的随机对照研究 [J]. 上海针灸杂志，2020，39（3）：280-284.

[2] 闫雪. 针刺配合刮痧疗法治疗脑卒中后失眠的临床研究 [J]. 世界睡眠医学杂志，2020，7（1）：38-41.

[3] 王磊，徐寅平. 逍遥散加减方联合揿针治疗肝郁脾虚型卒中后失眠的疗效观察 [J]. 环球中医药，2018，11（4）：596-599.

[4] 马博，薛冰洁，陈进成，等. 基于定量蛋白质组技术探索补阳还五汤治疗脑梗死气虚血瘀证的作用机制 [J]. 中国中药杂志，2018，43（11）：2199-2206.

[5] 杨强，王东，王瑞辉. 针刺十三鬼穴结合补阳还五汤治疗中风后气虚血瘀型失眠临床研究 [J]. 针灸临床杂志，2019，35（8）：13-15.

[6] 郎晓岚，于健，李晓红. Avellis 综合征 1 例报告 [J]. 中国卒中杂志，2019，14（6）：600-602.

[7] 侯玉茹. 皮内针治疗心脾两虚型失眠症的临床疗效观察 [D]. 广州：广州中医药大学，2012.

[8] 陈梦娇，赵洁，范凯婷，等. 卒中相关睡眠障碍评估工具的研究进展 [J]. 中华现代护理杂志，2021，27（22）：3071-3076.

[9] 路文婷，周郁秋，张慧，等. 睡眠障碍评估工具及其评价指标研究进展 [J]. 中国实用护理杂志，2016，32（4）：313-316.

[10] LI L J, YANG Y, GUAN B Y, et al. Insomnia is associated with increased mortality in patients with fifirst-ever stroke: a 6-year follow-up in a Chinese cohort study [J].

Stroke Vasc Neurol, 2018, 3（4）: 197–202.

［11］韩丹，康宏，于静. 脑梗死后合并睡眠障碍者睡眠结构与生活质量的相关性 ［J］. 中国实用神经疾病杂志, 2018, 21（4）: 373–376.

［12］焦丽媛，刘云，朱硕，等. 背俞穴埋针治疗失眠症 30 例临床观察 ［J］. 中国民间疗法, 2017, 25（3）: 28–29.

［13］耿庆文. 发挥中医药特色优势，提升脑卒中护理质量 ［J］. 中西医结合护理, 2021, 7（10）: 1–1.

中医传承 中医特色护理技术

耳尖放血治疗 1 例早期麦粒肿患儿的护理病例报告

刘红艳，尹可欣

（北京中医药大学东方医院　眼科）

摘要：本文总结耳尖放血治疗 1 例早期麦粒肿患儿的护理经验及体会。通过采用经络刺激治疗，运用此类中医护理技术，配合心理疏导、生活饮食指导，可以有效改善患儿早期红肿、硬结以及疼痛等症状，疗效显著。

关键词：耳尖放血；麦粒肿；护理

麦粒肿是临床上常见的一类眼科疾病，中医称为"针眼""土疳""土疡"等，西医称为"睑腺炎"。本病属急性化脓性炎症，发病部位多为睫毛毛囊附近的皮质腺或睑板腺，一般多由金黄色葡萄球菌感染所致。临床表现早期多为眼睑周围的红、痒、肿、痛、发热等，若及时正确治疗，多能消散[1]。若治疗不及时，可能会导致海绵窦血栓及败血症等多种危急病症。小儿脏腑稚嫩，形气未冲，小儿病理特点为发病轻易，传变迅速[2]。《小儿药证直诀》中记载："小儿纯阳，无烦益火。"故小儿患病后易多从阳化，易于化热化火[3]。早期麦粒肿的治疗主要是给予抗生素眼药或局部热敷促进炎症消散，但抗生素治疗一般不够彻底，常需要在炎症得到控制、脓液聚集形成波动感后才行手术切开排脓治疗，多遗留瘢痕，严重影响了患者的正常生活[4]。中医特色疗法在治疗部分病种时优势明显，在临床应用广泛。本文总结 1 例采用耳尖放血治疗小儿早期麦粒肿的护理经验，现报告如下。

1 临床资料

1.1 一般资料

患者，男，10 岁，主因"发现右眼视物模糊 19 个月"于 2021 年 7 月 8 日以"右眼视神经萎缩"收入院治疗。刻下症见：右眼视物模糊同时伴有红肿疼痛等症状，精神欠佳，纳可，夜寐欠安。过敏史：否认食物、药物过敏史。既往史：既往体健。

1.2 查体

患者入院后查体，具体如下。

（1）中医四诊　①望：神志清楚，面色晦暗，形体适中，体态自如。
②闻：语言清晰，气息调畅。③问：右眼视物模糊同时伴有红肿热痛等症
状。④切：舌红、苔薄白，脉弦。

（2）专科查体　视力：右眼 0.05；左眼 1.0；双眼球运动无明显受限，双
眼结膜无充血，角膜透明，双侧瞳孔等大正圆直径 3mm；右侧对光反射消失，
左侧对光反射存在；眼底：双眼视盘边界清，色淡白，C/D=0.5，视网膜血管
走行大致正常，A/V=2/3，黄斑中心凹反光不清；眼压：右眼 13mmHg，左眼
15mmHg。

1.3 诊断及治疗

中医诊断：青盲，肝郁气滞证；西医诊断：① 右眼视神经萎缩；② 麦粒
肿。入院前未予特殊处理。于 7 月 9 日清晨起查房发现患儿右眼上睑出现红
肿硬结约 1cm×0.3cm，触之发热，患儿主诉疼痛明显，考虑麦粒肿，遵医嘱
给予患儿局部热敷及左氧氟沙星滴眼液 1～2 滴 / 次，每日 3～4 次抗炎治疗
3 天，疗效并不理想，患儿主诉右眼上眼睑红肿热痛症状无明显缓解。遵医嘱
于 7 月 12 日给予患儿耳尖放血治疗，第 2 天患儿主诉红肿热痛症状减轻，7
月 16 日，患儿右眼上睑麦粒肿消退。

2 护理

2.1 护理评估

2.1.1 疼痛评估　FPS-R 疼痛评估量表[5]：用快乐到悲伤及哭泣 6 个面部
表情脸谱从左至右依次表示表情越来越痛苦，并给予相应的分数（0～10），
其中无痛、有点痛、轻微疼痛、疼痛明显、疼痛严重、剧烈痛分别表示为 0、
2、4、6、8、10 分。根据患者入院症状 FPS-R 疼痛评估为 6 分。

2.1.2 焦虑评估　采用 Ahlen 等人编制、王琳琳等人[6]修订的 Spence 儿
童焦虑问卷 – 简版（Spence children's anxiety scale–short version，SCAS-S）作
为效标。该问卷包含 19 个题目，包括社交焦虑、分离焦虑、惊恐障碍、躯体
伤害恐惧和广泛性焦虑 5 个维度。采用 4 点计分（1= 从不 ,2= 有时,3= 经常，
4= 总是），得分越高表示焦虑程度越严重。本例患儿 SCAS-S 的 Cronbach's
alpha 为 0.94。

2.2 护理诊断

①疼痛：与炎症反应有关。②有外伤的危险：与患儿视野遮挡有关。③焦虑：与担心疾病预后有关。

2.3 护理计划

根据护理评估和诊断结果，制定护理如下计划：发挥中医特色技术优势，给予患者耳尖放血，可提高其治疗效果，改善患儿早期红肿、硬结以及疼痛等症状。

2.4 护理措施

2.4.1 常规护理 患儿年龄尚小，需要进行情绪安抚，护理人员应主动做好相关宣教服务，详细讲解治疗流程和治疗目标，消除紧张感和焦虑，提高患儿的依从性。患儿治疗期间宜保持饮食清淡，多食用具有清热、凉血、生津的瓜果蔬菜，如西瓜、黄瓜、苦瓜等，禁食辛辣、油腻、刺激性的食物，保持大便通畅。告知患儿及家属勤洗手，做好眼部卫生，禁止用手挤压肿块，防止感染扩散。

2.4.2 耳尖放血疗法 参照《中医护理适宜技术适宜规范》[7]，患者采取坐位，将患侧耳轮向耳屏方向对折，在耳郭尖端进行针刺。针刺前常规消毒，使用一次性无菌注射针头进行针刺放血，确保针头与进针点呈垂直角度，进针深度为 2～3mm。当进针点有出血迹象后，轻轻放血与挤压，滴 8～10 滴血后用无菌纱布按压进行止血处理，每日针刺治疗 1 次，治疗周期为 3 天。

2.5 护理评价

本例患儿经过耳尖放血治疗后，FPS-R 评分为"0"；SCAS-S 的 Cronbach's alpha 为"0"，临床症状消失，精神状态良好，纳可，夜寐安宁，麦粒肿得到治愈（附表 13）。

附表 13 效果评价

日期	FPS-R 疼痛评分	临床症状
7月9日	6	红肿硬结约 1cm×0.3cm，触之发热
7月12日	4	红肿硬结约 0.5cm×0.2cm，触之无发热
7月15日	2	红肿硬结约 0.2cm×0.1cm，触之无发热
7月16日	0	红肿硬结消退，触之无发热

3 结果和随访

治疗期间患儿无不良事件发生，已于 7 月 29 日出院，对中医护理的依从性高，可耐受。嘱患儿日常减少电子产品的使用，劳逸结合，规律饮食，注意用眼卫生，保持心情舒畅。出院 1 周及 6 周后，予电话随访，患儿主诉右眼无不适症状，疾病未复发。

4 讨论

儿童早期麦粒肿主要因脾胃不和、用药不合理，导致患儿外感六淫、机体正气受损、心脾积热、脾胃不和，从而发病。临床上采用耳尖放血疗法通常能取得较好效果。《灵枢·口问》中记载："耳者，宗脉之所聚也"，可见耳与五脏六腑、经络都存在十分密切的联系[8]。耳部与眼睛及其周围通过经脉实现相连，中医认为，对耳尖穴实施针刺，具有凉血消肿及清热解毒的效果。耳尖放血是一种中医刺络放血术，其可改善患儿体质，泄热开导，可缓解因麦粒肿引起的疼痛和发热等全身机体症状。现代医学认为，耳部神经丰富，通过刺激可对机体代谢进行调整，调动机体免疫防御系统，实现治愈疾病的目的。耳穴与机体的五脏六腑、四肢百骸通过经脉相关联。黄丽春[9]归纳耳尖穴的功用为"三抗一升"，即抗过敏、抗炎症、抗风湿、提升机体免疫功能。实验研究和临床验证表明，耳尖放血疗法具有通经活络、清热解毒消肿的功效，在临床应用广泛，充分体现了中医适宜技术的独特优势。耳尖放血治疗作用直接、疗程短、见效快、不良反应少，值得临床借鉴参考。

综上所述，耳尖放血对儿童麦粒肿进行治疗，可提高其治疗效果，改善患儿早期红肿、硬结以及疼痛等症状，疗效显著。该项中医护理技术操作简单，具有绿色、安全、副作用小、方便等优势和特点，患者易于接受。

患者知情同意：病例报告公开得到患者或家属的知情同意。

利益冲突声明：作者声明本文无利益冲突。

参考文献

[1] 黄田华. 五味消毒饮加减联合左氧氟沙星滴眼液治疗早期麦粒肿的疗效观察

［J］. 全科口腔医学电子杂志, 2019, 6（24）: 46, 48.

［2］关洋洋, 刘丽丽, 王有鹏. 论小儿"少阳体质"［J］. 山东中医杂志, 2018, 37（1）: 9-11.

［3］赖东兰, 许华, 江美容. 叶天士《幼科要略》学术思想及其在儿科的临床应用［J］. 环球中医药, 2018, 11（7）: 1063-1065.

［4］张学玲. 耳尖点刺放血治疗麦粒肿早期临床观察［J］. 数理医药学杂志, 2018, 31（5）: 699-700.

［5］AHLEN J, VIGERLAND S, GHADERI A. Development of the spencechildren's anxiety scale-short version（SCAS-S）［J］. Journal of Psychopathology and Behavioral Assessment, 2018, 40（2）: 288-304.

［6］王琳琳, 江琴. 简版 Spence 儿童焦虑量表的信效度检验及其在福建省留守初中生中的应用［J］. 中国临床心理学杂志, 2021, 29（5）: 943-947.

［7］李雪. 耳尖放血联合中药外敷治疗儿童反复性麦粒肿的临床疗效［J］. 世界最新医学信息文摘, 2019, 19（97）: 2.

［8］潘华. 以脾俞为主刺络法治疗麦粒肿［J］. 中国针灸, 2011, 31（9）: 782.

［9］黄丽春. 耳穴诊断治疗学［M］. 北京: 科学技术文献出版社, 2000.

中药冷敷技术治疗 1 例风温肺热病患者的护理病例报告

周洁[1]，陈宏[3]，王华新[2]，舒宝珍[2]，唐玲[2]

（北京中医药大学东方医院　1. 急诊科；2. 护理部；3. 外二乳腺科）

摘要： 本文总结中药冷敷技术在 1 例风温肺热病患者中的应用效果。结合护理评估和诊断结果，给予患者中药冷敷技术，同时配合生活起居、饮食、情志等护理干预措施。在常规治疗基础上，中药冷敷技术降温效果明显，体现了中医护理技术"简、验、廉、效"的特点。

关键词： 中药冷敷；风温肺热病；护理评估；辨证施护；情志护理；发热

以高热为主要表现的社区获得性肺炎是急诊科最常见的疾病之一，具有高发病率和高病死率的特点，危害严重[1]。社区获得性肺炎是指在医院外罹患的感染性肺实质（含肺泡壁，即广义上的肺间质）炎症，包括具有明确潜伏期的病原体感染在入院后于潜伏期内发病的肺炎[2]。社区获得性肺炎为临床中常见的呼吸系统疾病，住院率达 17% ～ 35%，其中因病情危重入重症医学科接受治疗的患者比例接近 40%，尤以老年患者居多[3]。社区获得性肺炎目前仍是全球范围内导致发病和死亡的重要因素[4]。具有高发病率、高死亡率及高医疗花费的特点，严重危害人群健康，增加了家庭和社会的经济负担[5]。社区获得性肺炎患者首先要给予抗炎、抗感染、退热，传统的物理退热方法为冰袋物理降温。目前科室运用中药冷敷技术，使中药透皮吸收后发挥药效，同时，应用低于皮温的物理因子刺激机体而达到降温、止痛、止血、消肿，减轻炎性渗出的作用[6]，取得了良好的效果。本文总结中药冷敷技术在 1 例风温肺热病患者中的应用效果，现报告如下。

1 临床资料

患者，男，78 岁，主因"咳嗽咳痰 7 天加重 1 天，伴发热、寒战 1 天"于 2022 年 3 月 25 日由发热门诊筛查后入急诊科。患者 7 天前受凉后出现咳嗽、咳痰，未予重视，1 天前出现发热、寒战，居家服药未见好转。入院后查体：患者神志清楚、精神差，轻度喘憋，喉间痰鸣，咳出少量黄色黏痰，右下肺可闻及少量湿啰音，舌质红，苔黄厚，脉浮。入院生命体征：体温 38.5℃，心率 118 次 / 分，呼吸 34 次 / 分，血压 138/68mmHg，血氧饱和度（SpO_2）96%。

完善辅助检查：白细胞计数（WBC）12.8×10^9/L，中性粒细胞百分比（N%）86%，血气分析示 pH 7.44；动脉二氧化碳分压（$PaCO_2$）45mmHg，动脉血氧分压（PaO_2）65mmHg；胸片 X 线示右下肺均匀一致的斑片状密度增高阴影。患者既往高血压病史 5 年，口服苯磺酸氨氯地平 5mg，每日 1 次，控制良好；糖尿病病史 3 年，口服阿卡波糖 50mg，每日 3 次，控制良好；否认结核、肝炎等传染病；否认药敏史。

中医诊断：风温肺热（痰热壅肺）；西医诊断：社区获得性肺炎。

2 护理

2.1 护理评估

2.1.1 发热评估　发热按程度分类：①低热，37.4 ~ 38℃；②中度发热，38.1 ~ 39℃；③高热，39.1 ~ 41℃；④超高热，41℃以上。发热按病程分类：①急性发热，发热在 2 ~ 3 周内；②慢性发热，发热在 4 周以上[7]。本病例患者为中度急性发热。

2.1.2 中医证候评估　根据《中医病证诊断疗效标准》制定中医证候积分表，由发热、咳嗽、咯痰、喘息、胸闷构成。体温 37.3℃以下为 0 分，37.3 ~ 38.4℃为 1 分，38.5 ~ 39℃为 2 分，> 39℃为 3 分。无咳嗽为 0 分，白天间断咳、不影响工作生活为 1 分，白天咳嗽或见夜里偶咳为 2 分，日夜频繁咳嗽且影响休息为 3 分。无咯痰为 0 分，时咯黄稠痰且昼夜痰量小于 50ml 为 1 分，常咯黄稠痰且昼夜痰量 50 ~ 100ml 为 2 分，咯黄稠痰且昼夜痰量大于 100ml 为 3 分。无气喘为 0 分，偶有发作、程度轻、不影响休息或活动为 1 分，喘息日夜可见、不影响睡眠、动则喘甚为 2 分，静坐感觉明显、不能平卧且影响睡眠为 3 分。无胸闷为 0 分，胸闷不憋气为 1 分，胸闷憋气但胸痛为 2 分，胸闷痛、憋气为 3 分。该患者中医证候评分为 8 分。

2.2 护理诊断

①体温升高：与感染有关。②清理呼吸道无效：与痰液黏稠有关。③患

者存在焦虑：与不适应环境有关。④潜在并发症：包括严重脱水、循环衰竭、酸中毒。

2.3 护理计划

①控制感染，使体温恢复正常；②教会患者自主咳痰；③缓解患者焦虑的情绪；④预防并发症的发生。

2.4 护理措施

2.4.1 中药冷敷技术　将冷却的中药汤剂取出，测试药液温度（8～15℃），用消毒纱布7～8层浸取药液，微挤压至不滴水时为度，外敷前额、颈部、肘窝、腹股沟大动脉搏动位置，每隔5分钟更换一次，持续20～30分钟，以保持消毒纱布在8～15℃的低温。在冷敷过程中观察局部皮肤情况，询问有无不适感。每日2次。中药方剂：金银花、荆芥各20g、板蓝根30g、薄荷15g、柴胡、紫苏叶、防风各10g。

2.4.2 生活起居护理　病室环境保持安静、整洁，经常开窗通风，注意口腔清洁。

2.4.3 观察病情变化　该患者为急诊内科一级护理，密切监测患者体温、血压、心率、呼吸、神志、尿量的变化。若患者突发病情变化，比如高热、寒战，及时通知医生给予抢救。

2.4.4 饮食护理　发热患者机体消耗增加，注意给予富含维生素、高蛋白的饮食。注意水的摄入，保持水、电解质平衡，防止脱水。忌辛辣刺激、煎炸等助热动火之品。

2.4.5 咳痰护理　患者痰液黄色黏稠，不易咳出，遵医嘱给予雾化吸入，每次雾化时间大约15分钟，雾化吸入后擦拭面部，教给患者有效咳痰的方法，方法：让患者尽量取坐位或半坐位，先进行几次深呼吸，然后再深吸气后保持张口，用力进行两次短促的咳嗽，将痰从深部咳出。也可给予人工辅助排痰，护理人员五指并拢，手掌呈空心拳，在脊柱两旁，从下而上，从外向内，叩击患者背部[8]，或机械震动排痰[9]。每次咳痰观察患者痰液的性质、量、色以及是否易咳出，并准确记录。

2.4.6 情志护理　患者入住监护室，面对陌生的仪器和报警音，难免会有负面情绪，应重视对患者的情志护理，在日常护理操作过程中，与患者多沟通交流，及时了解患者的内心需求，鼓励患者多与家人进行有效的沟通，做一些自己喜欢感兴趣的事情，如听一些较为舒缓的歌、看书、画画等，这样可以消除患者的负面情绪[10]。

2.5 护理效果评价

2.5.1 发热评价　患者入院前 3 天给予冰袋物理降温，效果不太理想，体温在 38.3 ～ 38.5℃，第 4 天遵医嘱给予中药冷敷技术，体温在 37.5 ～ 38℃，患者入院 7 天后体温降至正常。

2.5.2 疗效标准　参照《中药新药临床研究指导原则（试行）》评价。①显效：患者体温正常，临床症状及体征明显改善，证候积分减少≥ 70.0%。②有效：患者体温正常或较治疗降低＞ 0.5℃，临床症状及体征明显改善，证候积分减少≥ 30.0%。③无效：体温较治疗前无改善或更为严重，证候积分减少＜ 30.0%。结果显示，实施中药冷敷技术后，患者中医证候积分降低，提示治疗有效（附表 14）。

附表 14　疗效评价

	中药冷敷前	中药冷敷后第 1 天	中药冷敷后第 2 天	中药冷敷后第 3 天	中药冷敷后第 4 天
体温	38.5	38	38	37.5	36.8
中医证候积分	8 分	6 分	5 分	4 分	4 分

3 结果和随访

患者于 4 月 1 日体温恢复正常，痰量明显较少，胸部 X 线示炎症吸收良好。因患者年龄较大、基础病较多，体温正常观察 1 周后于 4 月 7 日出院。1 周后随访，患者精神状态良好，无发热，血压和血糖控制在正常范围内。

4 讨论

风温肺热型肺炎是由风热病邪经口鼻侵犯肺系，且以身热、咳嗽、咯痰等为表现的一种急性外感热病。临床治疗中以清热解毒、宣肺、化痰止咳为主，严格根据"热者寒之"等中医治病原则[11]。中药冷敷法药液温度偏低，可以降温，方中金银花具有很好的清热解毒和抗炎功效[12]，荆芥、板蓝根具有疏风解表、清热宣肺解毒、凉血活血的功效[13]，柴胡具有升发、疏散的性质[14]。穴位大椎具有清热解表的功效，风池可祛风解表、清利头目，曲池属于手阳明大肠经，肺与大肠相表里。诸药合用于诸穴，可以起到清热解表、疏散、降温的功效。风温肺热病的致病邪气是风热病邪，故清热解毒是其最主要的治法，但苦寒之品最易损伤脾胃，中药外敷为中医内病外治的一种治疗方法，是中医学中不可或缺的重要组成部分，外敷药物经皮肤吸收，能够有效避免肝脏的代谢和胃肠道的降解，有利于保持药物浓度的恒定[15]。中药冷敷作为中医特色技术，充分体现了中医"简、验、效、廉"的特点，值得在临床推广使用。

参考文献

[1] 韶月，张黎川. 社区获得性肺炎初始治疗失败的评估与处理进展 [J]. 中国急救医学，2022，42（2）：180-185.

[2] 瞿介明，曹彬. 中国成人社区获得性肺炎诊断和治疗指南（2016年版）[J]. 中华结核和呼吸杂志，2016，39（4）：253-279.

[3] 李玉花，陈楠. 中医药治疗社区获得性肺炎的体会 [J]. 中国中医急症，2016，25（1）：178-179.

[4] FERREIRA-COIMBRA J, SARDA C, RELLO J. Burden of Community-Acquired Pneumonia and Unmet Clinical Needs [J]. Adv Ther, 2020, 37（4）: 1302-1318.

[5] 李得民，唐诗环，廖强，等. 中医药防治社区获得性肺炎的文献研究 [J]. 中国中药杂志，2017，42（8）：1418-1422.

[6] 国家中医药管理局中医医疗技术协作组. 中医医疗技术手册（2013普及版）[M]. 北京，2013：186.

[7] 孙虹. 急危重症护理查房手册 [M]. 北京：化学工业出版社，2013：2-3.

[8] 崔鹏丽，郑玉红. 1例肺癌合并 Sweet 综合征患者的中医护理体会 [J]. 中西医结合护理，2022，8（2）：96-100.

[9] 刘文丽，陈程，王欣，等. 机械振动排痰辅助治疗卒中相关性肺炎的效果观察 [J]. 中西医结合护理，2021，7（10）：40-43.

[10] 刘翠，郑睿文，周慧，等. 穴位按摩联合隔姜灸治疗失眠1例的护理体会 [J]. 中西医结合护理，2022，8（1）：106-108.

[11] 杨帆. 中药穴位贴敷配合护理治疗小儿肺炎的疗效研究 [J]. 中医临床研究，2020，12（10）：130-132.

［12］张霞. 中药金银花的药用成分与药理药效［J］. 世界最新医学信息文摘（连续型电子期刊）, 2020, 20（66）: 137-138.

［13］潘利敏, 曹晓燕, 钟振环, 等. 感冒退热汤的药效学及急性毒性实验研究［J］. 河北中医, 2006, 28（10）: 784-785.

［14］徐菁晗, 谷松. 探析柴胡剂量与功效的关系［J］. 世界中医药, 2018, 13（1）: 202-206.

［15］杨碧英, 吕小芳, 钱晓岚. 中药穴位敷贴辅助治疗风温肺热型肺炎的护理［J］. 白求恩医学杂志, 2015（1）: 109-110.

经穴推拿联合中药热熨敷治疗1例混合痔术后疼痛患者的护理病例报告

董玉霞，鄂海燕，王亚丽，魏永春，姜婧

（北京中医药大学东方医院　肛肠科）

摘要： 本文总结1例混合痔术后疼痛患者运用经穴推拿联合中药热熨敷治疗的护理经验。根据《中医护理技术规范》对患者进行经穴推拿手法联合中药热熨敷八髎穴，有效改善混合痔患者术后疼痛症状，提高患者对治疗、护理的依从性，对进一步提高患者的生活质量有积极作用。

关键词： 混合痔；术后疼痛；经穴推拿手法；中药热熨敷；中医护理；功能锻炼

混合痔为肛肠科的一种常见病、多发病，据有关资料显示，我国肛肠病的发病率为59.1%[1]，以混合痔最为常见，其临床表现以便血反复发作、痔核脱出、肛门瘙痒、疼痛等症状为主[2]。近年来，随着人们饮食结构及作息习惯的改变，混合痔发病率呈上升趋势。目前对于混合痔的治疗，临床多以手术治疗为主，混合痔术后疼痛会影响患者术后排便、排尿及睡眠质量，其术后的生活质量有待提高[3]。我院于2021年2月25日收治了1例混合痔患者，手术后给予经穴推拿手法护理联合中药热熨敷治疗效果显著，现将护理体会总结如下。

1 临床资料

患者，男，49岁，主因"肛门处有物脱出，可自行回纳，肛门处有异物感，大便每日一次，排便通畅，无便血"于2021年2月25日收治入院。纳佳，小便调，夜寐安宁，舌红，苔黄腻，脉弦滑。专科查体：神志清楚，截石位3、7、11点可见乳头状隆起。既往史：高脂血症病史2年规律服药，血脂控制良好。中医诊断：混合痔（湿热下注）；西医诊断：混合痔。于2月26日行内痔套扎术、外痔切除术、经内镜直肠良性肿物电凝切除术，2月27日（术后第1天）患者主诉：排便后肛门部伤口疼痛难耐。给予患者氨酚双氢可待因口服、配方颗粒口服（每日 2 次，每次 1 袋），口服药后肛门部伤口疼痛症状无明显缓解。经穴推拿手法护理联合中药热熨敷护理后，患者感疼痛明显减轻，治疗前疼痛评分为 6 分，治疗后疼痛评分为 4 分。2 月 28 日患者换药后主诉肛门部伤口疼痛，疼痛评分为 5 分，给予经穴推拿手法护理联合中药热熨敷护理后，疼痛评分为 3 分。3 月 1 日患者排便后主诉肛门部伤口疼痛，疼痛评分为 3 分，继续予以经穴推拿手法护理联合中药热熨敷护理，疼痛评分为 2 分。患者于 3 月 8 日出院。3 月 15 日电话随访患者，患者排便日行 1 次，色黄质软，排便通畅，排便时偶有肛门部伤口轻微疼痛，疼痛评分为 1 分。

2 护理

2.1 护理评估

2.1.2 疼痛评估　患者 VAS 疼痛评分为 6 分，属中度疼痛。疼痛程度判定：对患者进行判定，采用视觉类比量表（VAS）。用 10cm 长的线段，两端分别表示"无痛"（0）和"想象中最剧烈疼痛"（10），患者根据其感受程度在直线上相应部位作记号，从无痛端到记号之间的距离即为疼痛评分分数。小于 1 为微痛（含 1），1～4 为轻度（含 4，不含 1）），4～7 为中度（含 7 不含 4）），7～10（不含 7）为重度疼痛。本病例患者疼痛评分为 6 分，属中度疼痛。

2.1.3 焦虑评估　根据焦虑自评量表（SAS）对患者进行评估（附表 15）。本病例患者焦虑自评量表评分为 62 分，属中度焦虑。

附表 15　焦虑自评量表（SAS）

题目	选项					得分
1. 我觉得比平时容易紧张或着急	A	B	C	D	D	4
2. 我无缘无故在感到害怕	A	B	C	D	D	4
3. 我容易心里烦乱或感到惊恐	A	B	C	D	D	4
4. 我觉得我可能将要发疯	A	B	C	D	D	4
5. 我觉得一切都很好	A	B	C	D	B	3
6. 我手脚发抖打颤	A	B	C	D	C	3

题目	选项					得分
7. 我因为头痛、颈痛或背痛而苦恼	A	B	C	D	C	3
8. 我觉得容易衰弱或疲乏	A	B	C	D	D	4
9. 我觉得心平气和，并且容易安静坐着	A	B	C	D	A	4
10. 我觉得心跳很快	A	B	C	D	C	3
11. 我因为一阵阵头晕而苦恼	A	B	C	D	B	2
12. 我有晕倒发作，或觉得要晕倒似的	A	B	C	D	B	2
13. 我吸气、呼气都感到很容易	A	B	C	D	A	4
14. 我的手脚麻木和刺痛	A	B	C	D	C	3
15. 我因为胃痛和消化不良而苦恼	A	B	C	D	A	1
16. 我常常要小便	A	B	C	D	C	3
17. 我的手脚常常是干燥温暖的	A	B	C	D	B	3
18. 我脸红发热	A	B	C	D	B	2
19. 我容易入睡并且一夜睡得很好	A	B	C	D	A	4
20. 我做噩梦	A	B	C	D	B	2
总分	62					

计分：正向计分题 A、B、C、D 按 1、2、3、4 计分；反向计分题按 4、3、2、1 计分。反向计分题号：5、9、13、17、19，分数越高，表示这方面的症状越严重。一般来说，焦虑总分低于 50 分为正常，50～60 分为轻度，61～70 分为中度，70 分以上为重度焦虑。

2.2 护理诊断

①急性疼痛：与湿热下注，气血瘀滞有关。②焦虑：与久病不愈，反复发作有关。

2.3 护理计划

针对患者存在的相关因素，制定如下护理计划：①评估患者疼痛情况；②发挥中医特色技术优势，给予经穴推拿联合中药热熨敷治疗，活血化瘀，减轻疼痛；③予健康宣教，用药指导、生活指导、情志护理、弥补知识缺乏带来的紧张焦虑，给予心理疏导，保持良好心态，向患者例举成功的病例，提高患者信心；④做好生活护理，提供舒适安逸的病房环境。

2.4 护理措施

2.4.1 常规护理 ①中药熏洗：中药水温控制在40℃左右，进行熏洗治疗，从而减轻伤口疼痛[4]。②饮食护理：指导患者饮食宜清淡，多食蔬菜水果，勿食辛辣海鲜发物，减少产气食物的摄入，适当饮水，从而保证大便通畅，减少排便造成的肛门部疼痛。③功能锻炼：指导患者行功能锻炼提肛功，从而促进血液循环，减轻伤口疼痛。④心理护理：在患者术前，详细告知患者该手术之后可能会引起的疼痛程度，告知其原因和护理方法，让患者能够继续配合后续治疗[5]。同时，向患者讲解疾病相关健康教育知识，并向患者讲解治疗成功的案例，提升患者的自信。⑤延续护理：患者出院后一周，进行随访，主要针对患者出院后的康复指导、健康宣教（饮食、运动、功能锻炼、复诊）。

2.4.2 中医特色护理 经穴推拿手法护理联合中药热熨敷具体操作方法如下。①患者取俯卧位，暴露骶尾部，注意保暖，注意保护患者隐私。②操作者进行操作前搓热双手，并涂抹适量凡士林，予以摩法、按法、推法。摩法：环形有节律地从左往右顺时针摩八髎穴[6]，以患者产生透热感为宜。按法：双手拇指依次着力于八髎穴的上髎穴、中髎穴、次髎穴、下髎穴，逐渐用力下压此手法的操作要领为"按而留之"。推法：掌着力于骶尾部，由上到下有节律地推动[7]。③以吴茱萸200g加粗盐200g做成药包备用，放于微波炉加热至38℃左右，热熨敷于八髎穴处。整个手法治疗过程中，应观察患者的感觉，以患者可以耐受的力度为宜。④每日2次，每次经穴推拿手法治疗约10分钟，热熨敷约10分钟，亦可根据患者实际情况调整。

2.5 护理评价

通过经穴推拿联合中药热熨敷治疗，患者的疼痛评分显著下降，疼痛症状明显减轻。疼痛评分由治疗前的6分降为治疗后的1分，焦虑评分由治疗前的62分降为治疗后的30分，恢复至正常心理状态。

3 结果和随访

经中医辨证施护，给予患者经穴推拿联合中药热热熨敷治疗，每天一次。每次治疗后，患者自诉肛门部伤口疼痛明显减轻，治疗前患者VAS疼痛评分为6分，治疗4次后VAS疼痛评分降至2分，治疗6次后VAS疼痛评分为

1 分，患者伤口疼痛症状明显减轻。治疗前对患者进行心理状态评估，采用焦虑自评量表（SAS）对患者进行评估，治疗前评分为 62 分儿，治疗后评分为 30 分，治疗后明显降低。2021 年 3 月 15 日，对患者进行电话随访，患者 VAS 疼痛评分为 1 分，效果显著。

4 讨论

混合痔术后疼痛常以肛门疼痛及疼痛引起的肛门排气、排尿不畅为主要表现，甚至表现为腹胀不适、尿潴留。故术后止痛措施的应用是非常重要的，西医各种止痛药物因类型的不同，止痛特点、效果各异，但因药品费用、药物制备、副作用、药效作用时间等方面在临床的应用中多有限制[8]。祖国传统医学认为，混合痔术后疼痛可分为 2 种。①不通则痛，《证治要诀》记载："痛则不通，通则不痛。"手术损伤，使局部气血运行不畅，进而气血瘀滞，阻塞脉络，气血流通受阻，经络运行不畅，不通则痛，这也是引起术后疼痛的主要原因。②不荣则痛，《素问·举痛论》记载："脉泣则血虚，血虚则痛。"《医宗金鉴》指出："伤损之证，血虚作痛。"一方面术中不可避免地引起出血，另一方面手术损伤使局部血液循环出现障碍，肛周组织暂时性出现气血津液等营养物质的供给缺乏，久之则导致体虚，气血不足，津液亏损，不荣则痛[9]。故治则以温经通络，行气活血为主。

古代医家对八髎穴的主治病症有着较深的认识，即对肛周及会阴部的痛症有着较好的治疗作用[10]。八髎穴为足太阳膀胱经腧穴[11]，位于骶骨后面 4 对骶后孔，深部有骶 1～骶 4 神经通过。本文通过经穴推拿八髎穴，使肛门括约肌得到充分松弛，缓解痉挛，可以调理下焦、疏通经络，气血通畅，促进神经传导，提高脑啡肽水平，提高痛阈降低患者的疼痛感，进而产生止痛效果[12-16]。根据《中医护理技术规范》[17]对患者进行经穴推拿手法联合中药热熨敷八髎穴，以达到止痛效果。经穴推拿：按照穴位和经络的循行进行操作，通过各种手法刺激相应穴位经络，达到疏通经络、畅通气血作用。中药热熨敷：将中药加热后热敷于相应位置，借助药性及温度等物理作用，使气血流通、腠理开阖、止痛，达到治疗的效果。吴茱萸辛、苦、热，有小毒，归肝、脾、胃经，能软坚下气，盐为辅料，常用于中药炮制，又可入肾经以坚肾阴[18]。吴茱萸加粗盐加热后热熨敷于八髎穴，具有止痛、逐风邪、开腠理之效[19-21]，运用其行气，挥发油成分作用于穴位，加之热疗作用，加速局部血液循环，促进炎症物质的吸收，温经通络，行气活血，达到镇痛的目的[22-24]。

经穴推拿手法治疗联合中药热熨外敷于八髎穴操作简单，不良反应少，患者易于接受，治疗依从性较高，可为混合痔术后伤口疼痛患者提供一个高效、廉价、安全、易行的治疗方法，值得推广。

患者知情同意：病例报告公开得到患者或家属的知情同意。
利益冲突声明：作者声明本文无利益冲突。

参考文献

[1] 中华医学会外科学分会结直肠肛门外科学组，中华中医药学会肛肠病专业委员会，中国中西医结合学会结直肠肛门病专业委员会. 痔临床诊治指南（2006版）[J]. 中华胃肠外科杂志，2006，9（5）：461–463.

[2] DIAZ G, FLOOD P. Strategies for effective postoperative pain management [J]. Minerva Anestesiol, 2006, 72（3）：145–150.

[3] 袁文贝，刘一灿，李忠卓，等. 中药熏洗联合揿针八髎穴治疗混合痔术后疼痛临床观察 [J]. 中国民族民间医药，2021，30（2）：102–105.

[4] 辛颖. 疼痛护理对肛肠疾病术后换药效果的影响 [J]. 中国医药指南，2019，17（4）：174–175.

[5] 张广清，彭刚艺. 中医护理技术规范 [M]. 广州：广东科技出版社，2012.

[6] 曾亚辉. 中药热熨敷联合穴位按摩治疗老年性便秘的效果研究 [J]. 全科口腔医学电子杂志，2019，6（18）：192.

[7] 高万露，汪小海. 患者疼痛评分法的术前选择及术后疼痛评估的效果分析 [J]. 实用医学杂志，2013，29（23）：3892–3894.

[8] 肖明灿. 中医临床适宜技术治疗痔术后疼痛临床观察 [J]. 中国中医药现代远程教育，2020，18（14）：69–72.

[9] 闻亚平，蒋干超，杨青云，等. 自拟中药熏洗组方在混合痔外剥内扎术后应用的临床研究 [J]. 世界中医药，2017，12（10）：2379–2381.

[10] 刘海蓉，张建斌. 八髎穴治疗盆底疾病的古代文献分析 [J]. 中国针灸，

2016, 36（12）: 1327-1330.

［11］刘清国, 胡玲. 经络腧穴学［M］. 3 版. 北京: 中国中医药出版社, 2012.

［12］于丽. 点穴治疗肛肠病术后疼痛［J］. 首都食品与医药, 2016, 23（8）: 77.

［13］眭兰, 张晓霞. 电针八髎穴治疗慢性骨盆疼痛综合征的临床疗效观察［J］. 浙江中医药大学学报, 2017, 41（8）: 707-710.

［14］何絮然, 倪光夏, 牛姝静, 等. 术前针刺八髎穴用于清宫术镇痛 27 例临床观察［J］. 江苏中医药, 2018, 50（3）: 62-64.

［15］王玲玲, 金洵. 重新认识八髎穴［J］. 南京中医药大学学报, 2014, 30（1）: 4-7.

［16］郑英慧. 温针灸八髎穴治疗寒凝血瘀型原发性痛经的临床研究［D］. 广州: 广州中医药大学, 2017.

［17］吕明. 推拿学［M］. 北京: 中国医药科技出版社, 2012.

［18］刘兴平. 温针次髎穴治疗寒湿凝滞型原发性痛经的临床观察［J］. 中医临床研究, 2019, 11（8）: 108-110.

［19］蒋红梅. 神阙穴贴敷联合中药封包治疗功能性便秘临床观察［J］. 广西中医药, 2020, 43（5）: 50-51.

［20］龙再菊, 关露春. 八髎穴加长强穴在肛门直肠神经官能症中的应用［J］. 中国中西医结合消化杂志, 2014, 22（9）: 547-548.

［21］于鹰, 王均宁, 张成博. 基于古代文献的吴茱萸临床应用探要［J］. 西部中医药, 2015, 28（9）: 37-39.

［22］赵仙改, 高丽奋, 蒋登菲, 等. 吴茱萸加醋外敷八髎穴用于混合痔外剥内扎术后多模式镇痛中的效果［J］. 中西医结合护理（中英文）, 2020, 6（7）: 69-71.

［23］谢梅林, 薛洁, 艾华, 等. 吴茱萸提取物调脂、镇痛及抗炎作用实验研究［J］. 中草药, 2005, 36（4）: 572-574.

［24］马玉芬, 胡红雁, 廖周颖, 等. 中药穴位贴敷联合苁蓉润肠口服液治疗老年慢性功能性便秘临床研究［J］. 新中医, 2020, 52（14）: 165-168.

通痹操治疗 1 例类风湿关节炎患者关节疼痛的护理病例报告

姚建爽[1] 唐玲[2] 王华新[2] 李苏茜[1]

（北京中医药大学东方医院　1.风湿科；2.护理部）

摘要：本文回顾 1 例类风湿关节炎患者行通痹操治疗关节疼痛的效果及护理措施。根据通痹操疏经活血、通络止痛、改善关节功能的作用，在中医基础理论及运动疗法的指导下，采用通痹操治疗，每日 1 次，每次 30 分钟以内，治疗 2 周。患者出院时疼痛视觉模拟评分量表（VAS）评分明显下降，Barthel 指数评定量表日常生活能力明显改善，值得临床推广。

关键词：疼痛；类风湿关节炎；通痹操；护理；病例报告

类风湿关节炎（rheumatoid arthritis，RA）是以侵蚀性关节炎为主要表现的自身免疫性疾病，最终导致关节畸形和功能丧失[1]。我国的 RA 患病率为 0.2% ~ 0.4%，具有较高的致残率，严重影响患者生活质量[2]。RA 好发于中老年女性，时常累及远端小关节，常会出现晨僵、关节肿胀、疼痛及功能障碍[3]。目前，对于类风湿关节炎的治疗大多集中在免疫抑制剂、激素、生物制剂以及口服中药，但由于药物长疗程用药的要求，以及药物可能的不良反应，患者依从性不理想，影响药物治疗的疗效。基于此，我科自创通痹操运动疗法，研究表明，运动疗法在改善关节功能、促进身体康复方面具有积极作用[4]。关节操则有利于促进关节周围组织的血液循环，加强关节的灵活性[5-6]，长期适当程度的康复治疗能明显延缓 RA 患者关节损伤程度。也有研究认为，在类风湿关节炎患者中，在护理干预基础上使用功能锻炼，对于改善患者疼痛、提高患者生活自理能力具有积极意义，还可促使患者更积极地配合治疗，值得推广[7]。我科在运用通痹操治疗类风湿关节炎关节疼痛、提高日常生活能力方面效果显著，现将个案汇报如下。

1 临床资料

1.1 患者信息

患者，女，68岁，主因"四肢多关节肿痛间断发作20年余，加重7天"于2021年9月2日入院。患者20年前受凉后出现双手指关节肿胀疼痛、晨僵，外院查类风湿因子（RF）、红细胞沉降率（ESR）、C反应蛋白（CRP）升高，诊断为类风湿关节炎，予甲氨蝶呤片10mg后疼痛缓解；此后药物逐渐减量至5mg，每日一次，病情平稳；7天前无明显诱因关节疼痛加重，以"尪痹（类风湿关节炎），辨证分型：肝肾亏虚、痰瘀痹阻证"入住我科。入院证见：双肩关节、肘关节、掌指关节、近端指间关节疼痛，双肩疼痛尤甚，活动受限明显，纳眠可，二便调。既往史：2型糖尿病10余年，服药可控。否认药物及食物过敏史。

1.2 体格检查

入院时患者生命体征：体温36.4℃，脉搏78次/分，呼吸18次/分，血压130/70mmHg，身高158cm，体重50kg。专科查体：患者双手掌指关节、近端指间肿胀压痛（+），双肩压痛（+），无明显肿胀。双侧4字试验（－），双膝浮髌试验（－），双膝加压研磨试验（－）。

中医四诊：望：精神可，面色红润，形体偏瘦；舌淡暗，苔白腻。闻：言语清晰，呼吸平稳，未闻及异味。问：双肩关节、肘关节、掌指关节、近端指间关节疼痛，双肩疼痛尤甚。切：脉细缓。

1.3 诊断

9月2日血液检查：RF、ESR、CRP均升高。中医诊断：尪痹（肝肾亏虚、痰瘀互结证）；西医诊断：血清反应阳性的类风湿关节炎。鉴别诊断：本病当与痿证鉴别，尪痹以关节疼痛为主要表现，并可出现关节畸化改变，无明显肌肉萎缩。痿证当以四肢关节肌肉萎废不用为主要表现，关节疼痛不明显。本患者以全身多关节疼痛为主诉，故两者可予以鉴别。

1.4 治疗干预

遵医嘱给予内科护理常规，二级护理，糖尿病饮食。治则治法：补益肝肾、活血化瘀、化痰通络。采用通痹操治疗，每日1次，每次30分钟以内，治疗2周，经过2周通痹操治疗后，患者双手、双肩、双肘关节疼痛症状减轻。

2 护理

2.1 护理评估

2.1.1 疼痛　VAS 评分[8]：该表对患者疼痛感量化，数值越大，疼痛感越强。评分标准：0 分为无痛，1～3 分为轻度疼痛，4～6 分为中度疼痛，7～10 分为重度疼痛。分数越高，代表疼痛程度越高。本病例评分为 6 分，属于中度疼痛。

2.1.2 日常生活能力评估　采用 Barthel 指数（Barthel index，BI）评定量表[9]，共计 10 个条目，包括进食（10 分）、洗澡（5 分）、修饰（5 分）、穿衣（10 分）、大便控制（10 分）、小便控制（10 分）、如厕（10 分）、床椅转移（15 分）、平地行走（15 分）、上下楼梯（10 分）。评分总分为 100 分，不足 100 分即判定为存在日常生活能力（ADL）受损。根据评分分成 4 个等级，100 分为生活完全自理，61～99 分为轻度 ADL 受损，41～60 分为中度 ADL 受损，≤40 分为重度 ADL 受损，评分越低 ADL 越差。该病例 Barthel 评分为80 分，属于轻度 ADL 受损。

2.2 护理诊断

①慢性疼痛：与外邪痹阻经络导致气血运行不畅有关。护理目标：VAS 疼痛评分降低。②躯体活动障碍：与外邪留滞经络导致经脉失养有关。护理目标：BI 升高，躯体活动度增加，日常生活基本不受限。③有跌倒的危险：与关节疼痛、活动受限有关。护理目标：不发生跌倒、坠床。

2.3 护理计划

针对患者疼痛症状，遵医嘱指导患者行通痹操治疗，采用通痹操治疗，每日 1 次，每次 30 分钟以内，治疗 2 周，2 周为一疗程。本例患者的护理目标为患者疼痛减轻，VAS 疼痛评分降至 1 分，自理能力评分恢复至 100 分。

2.4 护理措施

2.4.1 生活起居　病室环境宜温暖向阳、干燥通风，避免寒冷刺激；劳逸适度、避风防湿、尽量避免熬夜；必要时佩戴护腕、护肩、护肘；注意保护关节，避免关节长时间负重，避免不良姿势；保持良好的作息习惯，每日适当晒太阳，用温水洗漱，坚持用热水泡足，卧床休息时保持关节功能位。

2.4.2 中医食疗　是以中医理论为指导，食物性味为基础，辨证论治为法则，针对食（饮）者体质选择适宜的方法进行食药的烹调，并在食疗、食法、忌食理论指导下食用的一种防病、治病、保健方法[10]。患者年老体弱，辨证为肝肾亏虚证，痰瘀痹阻证型，因此选用清淡可口易消化、补益肝肾、化痰祛瘀的食物为主，如枸杞子、黑豆、山楂、山药、桃仁、薏苡仁、陈皮、黑芝麻等，推荐食疗方山药芝麻糊、薏苡仁桃仁汤。

2.4.3　情志护理　由于类风湿关节炎病程长、反复发作等特点，患者有不同程度的自理能力下降，久病卧床或者旧病不愈，患者对治疗失去信心，情绪悲观，加重病情。护理人员应保持和蔼态度，对患者细心关怀，及时给予心理疏导，鼓励患者护理家属多陪伴，给予家庭温暖及情感支持，促进其积极配合治疗。

2.4.4　功能锻炼　研究发现[11]，规律、系统的个体化功能锻炼能有效缓解关节疼痛，促进关节功能状态，提高患者日常生活质量。因此，本科室自创了通痹操用于缓解患者关节疼痛，一共八节。

（1）操作方法

第一节：身体直立，双上肢位于身体两侧，轻抬一侧肩膀至最大程度，两侧交替进行，以肩部为中心分别向前向后做旋转动作。

第二节：身体直立，左右手伸直，掌心向前，双上肢内旋同时屈肘，手指向后触摸脊柱至最大程度，两臂交替进行。

第三节：东西南北颈旋转，身体直立，以颈部为中心，向前、后、左、右交替旋转。

第四节：髋部仰卧来蹬车，仰卧位，抬高双下肢，屈膝、伸直交替进行，一腿伸直，一腿屈曲，两腿交替进行，呈空蹬自行车状。

第五节：屈膝揉穴来摇摆，站立位，上半身前屈，屈膝（站立屈膝，保持上半身前倾90°），双手置于双膝，分别沿顺时针、逆时针方向旋转膝部。双手掌捂住膝部，分别沿顺时针、逆时针方向按揉膝部。

第六节：双踝带动足伸屈，坐位，抬高一侧脚，足尖向上、向下活动，以脚踝为中心，最大程度沿顺时针、逆时针旋转足踝，双足交替进行。坐位，双足并拢，抬高，足尖向上、向下活动，以脚踝为中心，最大程度沿顺时针、逆时针旋转足踝，足踝内侧相对旋转运动。坐位，双足分开同肩宽，抬高，画圈式向内、向外旋转。

第七节：仰头伸腰臂飞燕，站立位，双手位于身体两侧，左脚向前、屈膝呈蹲马步式，抬头伸腰，双手从身体两侧缓慢抬高至头部，掌心向下，抬起至最大程度，缓慢进行，两膝交替进行。

第八节：扩胸调息气机畅，站立位，双手位于身体两侧，左脚向前一大步，双手握拳、抬起同肩高，向两侧伸展。左右交替进行。

（2）锻炼时间　每日 1 次，每次 30 分钟以内，2 周为 1 疗程。

（3）注意事项　患者心肺功能尚可，关节活动无障碍者，餐后半小时后适当活动。根据自身情况调整活动度范围。锻炼时应穿着宽松舒适的衣裤、合适防滑的运动鞋。环境温度适宜，避免高温及过冷天气运动，30 分钟内为宜。

2.5 护理评价

治疗前疼痛视觉模拟评分量表（VAS）评分为 6 分，根据患者自身每日疼痛感进行评估，经过 7 天治疗，疼痛评分由原来的 6 分降到了现在的 4 分，日常生活能力评分（Barthel）由原来的 80 分提高到了现在的 95 分，效果显著。

经过 1 个疗程的继续治疗后，根据患者自身主观感受进行评估，VAS 评分为 1 分，日常生活能力评分由原来的 95 分提高到了现在的 100 分。患者自诉关节疼痛得到很大改善（附表 16）。

附表 16　效果评价

评价时间量化评估项目	治疗前	治疗第七天	治疗第 1 疗程
VAS	6	4	1
Barthel	80	95	100

3 结果和随访

患者出院一周、两周分别进行电话随访，患者关节疼痛及活动受限情况明显缓解、日常生活完全自理，按时服药，定期复诊，避风寒，勿受凉，并给予健康指导，解答患者及家属疑问，如有不适及时随诊。

4 讨论

中医称 RA 为尫痹，属"痹证"范畴，《金匮要略》描述"尫"是关节肢体弯曲变形，身体羸瘦，不能自由行动而渐成的废疾。疾病的发生大多是由于正气不足，风寒湿邪气侵袭引起，患病日久不愈则损伤正气，造成正气亏虚，运行无力，津停为痰、血滞为瘀，痰瘀交错，缠绵难愈。本病病位在筋骨关节肌肉，是肾虚邪滞，不痛不荣导致。本病例证型为肝肾不足证，痰瘀痹阻证。因此辨证施护时以补益肝肾、化痰通络、活血化瘀为主。关节操有利于促进关节周围组织的血液循环，加强关节的灵活性，进而提高关节灵活度、关节功能、生活质量[12]。护士指导患者进行通痹操能最大限度地引导患者调动自主运动的潜力，以娱乐性、节律性意向激发患者的兴趣及参与意识。护士不断地给予科学的诱导技巧，让患者主动地进行训练与科学的被动训练相结合，通过主动运动的方式，使患者的气机调畅、血脉流通、关节滑利，从而促进患者全身或局部运动功能、感觉功能得到恢复。该病例的功能锻炼提示我们在训练过程中应注意：①把握好运动量和运动强度，在锻炼以后感觉身体舒适就是合适的，如果锻炼以后感觉很疲劳或者很不舒服，那就说明运动量或运动强度太大了；②循序渐进，在训练过程中，重视热身活动和训练后的放松运动，避免过急、强度过大或不规范、不正确的运动，以免引起不必要的损伤的发生。通痹操治疗类风湿关节炎患者关节疼痛操作简便易学，安全有效，无副作用，患者易于接受，可有效缓解关节疼痛及日常生活能力，值得临床推广。

参考文献

［1］中华医学会风湿病学分会．2018 中国类风湿关节炎诊疗指南［J］．中华内科杂志，2018，57（4）：242-251.

［2］KAUR R，KAUR K，KHAMPARIA A，et al. An improved and adaptive approach in ANFIS to predict knee diseases［J］．Int J Healthc Inf Syst Inform，2020，15（2）：22-37.

［3］任继刚，罗薇，周海燕，等．类风湿性关节炎的针灸疗法及其作用机制研究进展［J］．湖南中医杂志，2016，32（6）：188-190.

［4］王梦娟，吴美娟．运动疗法在类风湿关节炎受累关节中的应用进展［J］．中国现代医生，2018，56（35）：164-168.

［5］林慧燕．关节操在类风湿关节炎患者中的运用价值研究［J］．黑龙江医学，2015，39（9）：1084-1085．

［6］潘国雄．除湿通络汤治疗类风湿关节炎湿热痹阻证的临床观察［D］．哈尔滨：黑龙江中医药大学，2020．

［7］赵丽雪，王纯，李苏茜，等．尪痹双膝关节疼痛患者中医特色护理体会［J］．中西医结合护理，2021，7（9）：94-98．

［8］黄乐春，胡惠民，梁宇翔．膝关节功能评分量表评述［J］．中国医药科学，2016，6（13）：50-53．

［9］崔娟，毛凡，王志会．中国老年居民多种慢性病共存状况分析［J］．中国公共卫生，2016，32（1）：66-69．

［10］张露，黄明安．中医食疗文化的超微病理分析［J］．中国民间疗法，2017，25（12）：102-103．

［11］黄霞霞，李晓兰，蒋楠，等．关节功能锻炼在类风湿关节炎患者护理中的应用［J］．中国妇幼健康研究，2017，28（S3）：262．

［12］吴方真，黎银平，黄丽红，等．经络刮疗联合关节操在活动期类风湿关节炎的应用价值研究［J］．中医药通报，2021，20（3）：60-62，67．

骨痹操缓解 1 例骨痹患者疼痛的护理病例报告

王纯[1]，唐玲[2]，李野[2]，王华新[2]，李苏茜[1]，徐京巾[2]

（北京中医药大学东方医院　1.风湿科；2.护理部）

摘要：本文总结骨痹操缓解1例骨关节炎患者疼痛的效果，总结相关护理措施。在中医辨证施护的理论指导下，护理人员完善护理评估和常规护理，并开展骨痹操锻炼，有效缓解疼痛，提高日常生活活动能力。

关键词：疼痛；骨痹；中医护理；护理评估；功能锻炼

骨痹属于五体痹之一,五体痹指皮痹、肌（肉）痹、脉痹、筋痹和骨痹[1]。骨痹病在骨，是一种局部或全身骨关节退化的疾病，是以肢体关节沉重、僵硬、疼痛，甚则强直畸形、肢体拘挛屈曲为主要表现的风湿病。本病多以六淫之邪扰乱人体筋骨关节，经脉气血闭阻，骨失滋养所致。本病主要与肾精亏虚、脾胃亏损、肝郁血虚及瘀血阻络 4 种证型密切相关，其中以肾精亏虚最为根本[2]。骨痹操作为一种功能锻炼操，具有舒经活血、通络止痛、改善关节功能的作用，对于疾病的预防和治疗具有重要的意义。本文总结骨痹操缓解 1 例骨关节炎患者疼痛的效果及相关护理措施，现报告如下。

1 临床资料

患者，女，58 岁，主因"双膝关节疼痛间断发作 5 年余，加重 1 周"入院。患者 5 年前出现双膝关节疼痛，活动后加重，休息后缓解，双膝 X 线示：双膝退行性改变，诊断为骨痹（骨关节炎）。给予服用中药及局部理疗后疼痛缓解。之后双膝关节疼痛反复发作，间断服用消炎止痛药及中药治疗；1 周前行走远路后双膝关节疼痛加重，前来本院就诊。刻下症见：双膝关节疼痛，屈伸受限，上下楼梯困难，腰痛，怕冷，纳眠可，二便调。中医诊断：骨痹（肝肾不足，痰瘀痹阻证）。西医诊断：骨关节炎。查体：双膝肿胀压痛，活动受限。舌淡暗，苔白腻，脉弦。

2 护理

2.1 护理评估

记录患者入院第 1、7、14 日时疼痛数字评分（NRS）与日常生活能力评定 Barthel 指数，评估患者疼痛情况及日常生活活动能力。①疼痛程度：让患者采用 NRS 量表自评疼痛程度[3]，告知患者 NRS 量表使用方法：0 分表示无痛，10 分表示无法忍受的剧烈疼痛，分值越高，疼痛越严重。本病例 NRS 量表自评分 6 分，属于中度疼痛。②日常生活活动能力：采用 Barthel 指数量表[4]评估，包括如厕、控制大便、控制小便、修饰、穿衣、洗澡、进食、上下楼梯、平地行走、床椅转移等方面，每一类别可分为：完全独立、需要部分帮助、需要极大帮助、完全依赖。量表最高分 100 分，最低分为 0 分，分数越高表示生活质量越好。本病例 Barthel 评分为 80 分，属于轻度功能障碍。

2.2 护理诊断

①疼痛：与关节肿胀有关。②躯体移动障碍：与关节疼痛有关。③有跌倒的危险：与关节疼痛屈伸不利有关。

2.3 护理计划

为提高患者日常生活能力，降低疼痛，通过观察患者的病情变化，将从生活护理、饮食护理、情志护理及中医特色护理等多个方面制定护理计划。

2.4 护理措施

2.4.1 常规护理

2.4.1.1 生活起居　告知患者注意防寒保暖，宜居在温暖向阳、通风、干燥的住室，避免寒冷、潮湿的刺激，经常更换被褥，保持干燥清洁；每日适当晒太阳，用温水洗漱，坚持热水泡足。加强关节保护，建立良好的生活习惯，避免不良姿势和体位。可以每日适当晒太阳，适当增加户外活动，可以进一步防止骨质疏松。此外，也可以穿宽松的气垫鞋，带护膝保护。

2.4.1.2 饮食指导　宜食补益肝肾的食品，如黑豆、黑芝麻、甲鱼、山药、枸杞子、羊肉、核桃、萝卜、韭菜等；宜食化痰祛瘀的食物，如萝卜、山楂等；补充必要的营养素，减少热量的摄入，避免食用无营养或不健康的食物；适当控制体质量，避免关节过度负重。

2.4.1.3 情志护理　耐心向患者讲述疾病治疗及康复过程，介绍成功案例，消除紧张顾虑，开展集体健康教育或者患者交流会，创造患者之间沟通机会，让治疗效果好的患者分享经验，提高患者认知，相互鼓励，增强治疗信心。指导患者多交流多沟通，多听音乐等转移注意力的活动。

2.4.2 中医特色护理 骨痹操是科室自创的一种功能锻炼方法，分为"温补肝肾"和"舒筋通络"两节。锻炼时间：每节均做 8 次，徐徐渐进，以身体可承受为度、无不适为宜。每日 1 次，每次锻炼时间 ≤ 30 分钟，2 周为 1 个疗程。

第一节：温补肝肾 ①梳百会：双手指张开呈梳子的形状，用手指指肚从发际线最前端向后梳至百会穴。百会穴在人体的头部，当前发际正中直上 5 寸，人体站立时的最高点，或两耳尖连线的中点[5]。②捏双耳：用双手示指与拇指指肚捏压双耳，示指位于耳前、拇指位于耳后分别提拉耳尖、耳轮中部、耳垂，用示指指肚按揉耳甲腔、耳甲艇、三角窝，手法由轻到重，不宜过重。③按肾俞：双手插腰，四指并拢朝前，将大拇指放于肾俞穴位置，顺时针点揉，自上向下按揉至臀部；肾俞穴位于第二腰椎棘突旁开 1.5 寸处，与肚脐平行绕至脊柱，向脊柱左右两边旁开两指[6]。④搓关元：右手叠于左手上，壶口交叉，放于腹前关元处，分别顺时针与逆时针按揉此穴。关元穴位于腹部脐下 3 寸处。⑤揉三里：取坐位，用双手大拇指同时逆时针按揉足三里穴。足三里穴位于小腿前外侧，犊鼻下 3 寸，距胫骨前缘一横指（中指）[7]。

第二节：舒筋通络 ①拍肩井：双手交叉放于双肩，两手同时拍打肩井穴。肩井穴在大椎穴与肩峰连线中点，肩部最高处。此人体的肩上，前直乳中，当大椎穴与肩峰端连线的中点，即乳头正上方与肩线交接处[8]。②舒宽胸：站位，双手交叉放于肩峰，从对侧肩峰平行于地面向外伸展，双手从两侧向外做扩胸运动。③理三焦：双手重叠由上焦向下焦缓慢按压。④弹拨泉：用双手拇指从前向后、从后向前弹、拨阳陵泉穴。阳陵泉穴在小腿外侧腓骨头前下方凹陷中[9]。⑤调气息：站立位，双手掌心向上，双臂由身体两侧缓慢抬起至最大限度后，深吸气，双手掌心向下，深呼气。恢复至原位。

2.5 护理评价

根据患者自身每日疼痛感进行评估，经过 14 天的治疗，疼痛评分由 6 分降至 2 分，日常生活能力评分由 80 分上升至 95 分。

3 结果和随访

本科室在患者出院第 3 天、第 7 天、第 14 天进行电话回访，了解患者是否按时服药、定期复查、有无不适等症状，以及对治疗、护理工作的意见或建议。患者表示近期状况良好，各关节轻度疼痛，生活质量大大提高，对本次住院治疗表示感谢。

4 讨论

骨痹操是我科室自创的一种功能锻炼方法，通过对诸多穴位的刺激，有助于缓解疼痛，改善活动能力。百会穴为百脉之所会，具有提补阳气、扶助正气的作用。捏双耳可振奋脏腑、疏通经络。耳与经络、脏腑都有关系[10]，给予耳部穴位一定的刺激，可使经络气血通畅，达到防治脏腑、颈、腰背和四肢关节疼痛等疾病作用。肾俞穴补肾纳气、健骨强筋、充耳益髓，可培补肾元、扶助正气[6]。按摩肾俞穴可以缓解腰疼。搓关元穴可锻炼体液系统，调节、充实体液循环，提高机体代谢能力，对充实下元、防止早衰、健身健体、延长寿命有重要作用。按摩足三里穴有增强人体免疫力、调养脾胃健康、疏通经络、祛风化湿、扶正祛邪的作用。拍肩井主治肩背痹痛、上肢不利、颈项强痛等肩颈上肢部病证。梳宽胸可以对胸、肩、背部的肌肉起调节作用，并对心、肺功能进行调理，预防颈、肩、膝关节疾病等。理三焦不但可有效抻拉手臂、肩背部肌肉，还可使三焦通畅、水液和气体运行通畅[11]，同时，反复地进行上举、下落双臂的动作，还可锻炼肘关节、肩关节和颈部，有效预防治疗肩背部、颈部的疾病。此式还是扩张胸廓、消食通便、固精补肾、强壮筋骨、解除疲劳的极佳方法。弹拨阳陵泉穴具有除湿降浊的功效，还可以调节肝胆之气，有舒筋脉、清胆热、祛腿膝风邪、疏经络湿滞的功效[12]。张苏丹等[13]运用骨痹操锻炼对骨痹患者进行干预，能有效减轻患膝疼痛，改善膝关节功能，缓解患者临床症状。

综上所述，骨痹操可以缓解疼痛，提高患者生活质量，强健身体，预防疾病，是一种经济实惠、安全有效且简单易行的功能锻炼方法。此操适宜坚持锻炼，但是由于时间以及各种原因的限制，此病例未能追踪到锻炼时间更长的数据，希望在以后的工作中可以增加数据收集，进一步验证其临床效果。

患者知情同意：病例报告公开得到患者或家属的知情同意。

利益冲突声明：作者声明本文无利益冲突。

参考文献

［1］李满意，娄玉钤. 骨痹的源流及相关历史文献复习［J］. 风湿病与关节炎，2014, 3（12）: 59-68.

［2］刘岩岩，姜兆荣，王丽敏，等. 骨痹源流研究［J］. 辽宁中医药大学学报，2019, 21（7）: 157-160.

［3］杨拔贤，李文志. 麻醉学［M］. 3版. 北京: 人民卫生出版社，2013.

［4］刘楚娟，邓景贵，陶希，等. 悬吊运动训练对脑卒中偏瘫患者下肢功能障碍的康复效果［J］. 中国医师杂志，2018, 20（5）: 759-761.

［5］程为平，韦燕博，张茜茹. 论百会穴穴性及临床应用［J］. 辽宁中医药大学学报，2015, 17（3）: 5-6.

［6］高珊，李瑞，田环环. 肾俞穴的研究进展［J］. 中国针灸，2017, 37（8）: 845-850.

［7］揭丽桦，谢煜，徐振华.《针灸大成》足三里穴的临床应用规律探析［J］. 环球中医药，2018, 11（9）: 1398-1401.

［8］李凤辉，马祖彬，苑卉. 论肩井穴功效及临床应用［J］. 山东中医药大学学报，2016, 40（1）: 21-23.

［9］刘森森，王迅. 基于《灵枢经》浅析阳陵泉穴［J］. 中医药导报，2020, 26（3）: 47-48.

［10］张玫玲. 补益肝肾、祛风通络中药配合耳穴磁珠疗法治疗膝骨关节炎的临床研究［D］. 南京: 南京中医药大学，2009.

［11］李杰，侯雅静，柳辰玥，等. 浅析三焦的重要性［J］. 中医杂志，2019, 60（23）: 1981-1984.

［12］吴雪洋，李春日. 论阳陵泉穴临床治疗作用［J］. 辽宁中医药大学学报，2016, 18（11）: 153-155.

［13］张苏丹，唐玲，马俊福，等. "骨痹操"锻炼干预膝骨关节炎的临床研究［J］. 中西医结合护理，2021, 7（7）: 104-108.

火龙罐综合灸治疗 1 例阳虚型不寐症患者的护理病例报告

陈宏

（北京中医药大学东方医院 外二乳腺科）

摘要：本文总结 1 例阳虚型不寐症患者行火龙罐综合灸治疗的效果观察及护理经验。基于中医辨证施护理论基础，给予火龙罐综合灸治疗并进行动态观察，同时配合情志护理、生活起居护理等常规护理措施，有效改善了患者睡眠情况，缓解患者焦虑，提高了患者的生活质量。

关键词：火龙罐综合灸；不寐；情志护理

不寐是病理性经常获得异常睡眠的一类病症，主要症状为睡眠时间、睡眠深度的缺少[1]。不寐的病因较多，包括饮食不节，情志异常，劳累、忧思焦虑太多及病后体虚等[2]。基于中医理论，肾为一身阳气之本，肾阳虚衰可直接影响人体阳气的消长，引起不寐[3]。传承创新是中医药发展的重要内容[4]，火龙罐综合灸是一种新型中医特色治疗方法，集刮痧、艾灸、推拿、热熨于一体，具有通、调、温、补的作用[5]。本文总结 1 例火龙罐综合灸治疗阳虚型不寐症患者的护理体会，现报告如下。

1 临床资料

患者，女，47 岁。主诉：入睡困难 1 年余。现病史：1 年前因工作繁忙、压力大而出现入睡困难，睡眠浅，易醒，醒后难以入睡，夜间多梦，醒后自觉一夜未睡，期间未接受专科治疗，于 2024 年 3 月 22 日至北京中医药大学东方医院枣庄医院中医护理门诊就诊。刻下症：入睡困难，需 1 ～ 2 小时，眠浅易醒，每晚睡 4 ～ 5 小时，心烦，疲乏，时有头晕耳鸣，记忆力差，四肢怕凉，喜温饮。纳可，大便干，小便调，舌淡、苔白腻，脉沉细。西医诊断：睡眠障碍；中医诊断：不寐（阳虚型），治则：温阳养神。予火龙罐综合灸治疗，每日 1 次，每次 40 分钟，连续治疗 10 天。

3 月 23 日第 1 次治疗后，患者诉当晚患者入睡时间缩短为 30 分钟，且整夜未醒，予以继续治疗。

3月27日第5次治疗后，患者诉入睡时间缩短为30分钟，每晚可睡6小时，夜间偶尔醒1次，疲乏、头晕耳鸣等症状明显改善。

4月1日第10次治疗后，患者诉睡眠明显改善，自感精力充沛，面色红润，手足温。

2 护理

2.1 护理评估

（1）睡眠质量评估　采用匹兹堡睡眠质量指数评分（Pittsburgh sleep quality index，PSQI）[6]：该量表由主观睡眠质量、入睡时间、入睡效率、睡眠时间、睡眠障碍、日间功能等方面进行综合评定。总分为0～21分，得分越高，代表睡眠质量越差。患者睡眠质量指数评分为14分。

（2）焦虑评估　采用焦虑自评量表（SAS）评估患者焦虑程度[7]，SAS总分<50分为正常，50～60分为轻度焦虑，61～70分是中度焦虑，>70分属于重度焦虑。患者SAS总分为63分，评估为中度焦虑。

2.2 护理诊断

①睡眠形态紊乱：与精神压力大有关。②活动无耐力：与睡眠障碍、焦虑有关。③焦虑：与睡眠障碍有关。④知识缺乏：与缺乏疾病相关知识有关。

2.3 护理计划

①情志护理：多与患者沟通交流，释放压力，安抚、稳定患者的情绪，提高患者睡眠质量。②加强健康宣教：向患者宣教不寐相关知识，提高患者疾病预防意识。

2.4 护理措施

2.4.1 火龙罐综合灸技术　患者取俯卧位、充分暴露腰背部，选用大号火龙罐，局部均匀涂抹刮痧油，点燃罐内艾柱，待艾柱燃烧均匀后，用双手运罐，施罐时手掌的小鱼际先接触皮肤，然后再落罐，结合揉、碾、推、按、点、摇、闪、震、熨烫等不同手法正旋、反旋、摇拨作用于腰背部皮肤肌肉组织，重点摇拨心俞、肾俞、膈俞、胆俞等穴位。头部铺治疗巾，重点摇拨百会、四神聪、安眠、风池穴。用小号火龙罐，重点摇拨神门、内关穴，操作过程中，不断运罐，时刻用小鱼际感受肤温做出调整，并注意把控罐温，避免过度和不正规晃动，以免艾灰脱落，引起烫伤。每次施灸 40 分钟，至皮肤微微发红发热为度。每天 1 次，连续治疗 10 天。

2.4.2　辨证施护

（1）生活起居护理　养成良好的生活习惯和睡眠习惯。卧室光线宜暗、无噪音、枕高适宜、睡衣应选用全棉浅色。避免刺激性气味。

（2）饮食护理　饮食宜清淡，晚餐不宜吃过多油腻食物，不宜空腹也不宜吃太饱，可以吃燕麦粥和馒头，因其含有较多的色氨酸，色氨酸在体内可转换成 5- 羟色胺，可以起到很好的助眠作用。

（3）情志护理　通过向患者讲解不寐的疾病相关知识，分析疾病与情绪的关系，帮助患者建立妥善应对疾病的能力，消除引起睡眠障碍的心理因素。

（4）健康教育　睡前 30 分钟至 1 小时内应避免使用电子产品，如手机、电脑和电视等，以减少蓝光对睡眠质量的干扰。

2.5 护理评价

治疗前患者睡眠质量指数评分为 14 分，SAS 总分为 63 分，评估为中度焦虑。治疗 10 天后睡眠质量指数评分为 8 分，SAS 总分为 48 分，诉睡眠明显改善，自感精力充沛，面色红润，手足温。

3 结果和随访

患者治疗期间未发生不良事件，对治疗效果满意。治疗结束后第 7 天随访未见反复，嘱患者养成良好的睡眠习惯，保持心情愉悦。

4 讨论

失眠的患病率逐年上升，已成为我国一个重要的公共卫生问题。基于中医理论，肾阳是一身诸阳之根本，脏腑阳气，非此不能发。肾阳亏虚，一身阳气受损，阳气消长平衡破坏，进而影响人体的寤寐。温阳法治疗失眠有其独特优势。火龙罐综合灸通过特殊设计的罐口，结合按、推、揉、碾的运罐手法，可以达到温阳散寒、温经通络的治疗目的[8]。基于气机升降理论，选取百会、四神聪、安眠穴、风池穴、神门、内关、心俞、肾俞、膈俞、胆俞穴进行重点摇拨。百会穴为头部各经脉气汇聚之处，具有醒脑安神、平调阴阳的功效，是调节脑功能要穴，同时配伍奇穴四神聪、安眠穴，可安眠定志、平肝熄风[9]；风池穴位于后颈部，可疏通头颈经脉经气[10]；心藏神，手少阴心经上的神门穴是神的门户，具有镇静、安神、利眠作用；内关为手厥阴心包经络穴，是神明出入的关键要道，具有宁心安神、和胃止痛之功效。心俞穴是足太阳经的背部腧穴，可调理心经之气，养心安神；肾俞穴是位于足太阳膀胱经，中医认为"肾主骨、生髓、脑为髓之海"，肾气盛则精力充沛，大脑灵活。膈俞、胆俞合为四花穴，膈俞为血会，属阴，胆俞主气，属阳，二穴一阳一阴，一气一血，相互为用，共奏调和气血、调整阴阳之效[11]。综上，火龙罐综合灸治疗阳虚型不寐症具有无副作用、操作简便、疗效稳定等优势，值得进一步深入研究及临床推广应用。

患者知情同意：病例报告公开得到患者或家属的知情同意。
利益冲突声明：作者声明本文无利益冲突。

参考文献

［1］冯心，陈民. 根据"肾藏精"理论及老年不寐病机从肾虚精亏论治老年不寐［J］. 实用中医内科杂志，2024，38（3）：123-125.

［2］张伯礼，吴勉华. 中医内科学［M］. 北京：中国中医药出版社，2017.

［3］谈钰濛，杨思红，向兴华，等. 以温阳补肾法论治失眠［J］. 中国中医基础医学杂志，2024，30（9）：1603-1605.

［4］唐玲，郭红，祝静，等.《北京"十四五"中医护理发展规划》解读［J］. 中西医结合护理，2022，8（7）：157-162.

［5］廖媛嫔，阳扬，马海霞，等. 火龙罐疗法治疗急性痛风（寒湿痹阻证）的临床研究［J］. 中国中医急症，2024，33（1）：49-52.

［6］刘志喜，石倩萍，杨洪霞，等. 匹兹堡睡眠质量指数量表在护理人群中的信效度评价［J］. 汕头大学医学院学报，2020，33（3）：173-176.

［7］吕少华，陈宏. 火龙罐综合灸治疗1例偏头痛患者的护理［DB/OL］. 中西医结合临床案例库，2023，DOI：10.12209/CAIM202309050003.

［8］郭欢欢，马红云，胡珍珍，等. 火龙罐综合疗法结合康复疗法治疗脑卒中后肩手综合征临床观察［J］. 实用中医药杂志，2024,40（2）：347-350.

［9］胡亚丹，张德德，周芳，等. 基于气机升降理论温灸刮痧治疗心肾不交型失眠临床研究［J］. 河北中医，2023，45（11）：1863-1866+1871.

［10］吴志建，柯秋平. 针刺"安眠五穴"联合雷火灸在失眠症患者中的应用［J］. 世界睡眠医学杂志, 2023, 10(3): 479–481+485.

［11］邹婧怡，谢星宇，李薇晗，等. 针刺联合精灸治疗心肾不交型围绝经期失眠的临床观察［J］. 广州中医药大学学报, 2023, 40(8): 1982–1988.

附　件

一、视觉模拟评分法（VAS）

将疼痛的程度用 0 ～ 10 共 11 个数字表示，0 表示无痛，10 代表最痛。由患者凭自身感觉自行在刻度尺上标记出代表疼痛程度的数字，具体如下所示：

0 分：表示没有疼痛；

1 ～ 3 分：表示轻微的疼痛，不会影响日常活动；

4 ～ 6 分：表示中度的疼痛，能够忍受，但是影响日常活动；

7 ～ 9 分：表示重度的疼痛，不能忍受，严重影响日常活动；

10 分：表示最严重的疼痛，剧痛，难以忍受。

二、数字分级法（NRS）

NRS 由 0 ～ 10 共 11 个数字组成，患者用这 11 个数字描述疼痛强度，数字越大疼痛程度越严重。疼痛程度分级标准为：

0 分：无痛；

1 ～ 3 分：轻度疼痛（疼痛不影响睡眠）；

4 ～ 6 分：中度疼痛（间断入睡）；

7 ～ 10 分：重度疼痛（不能入睡或者睡眠中痛醒）。

三、颈椎疼痛评分

舒适 0 ～ 2 分、轻度不舒适 3 ～ 4 分、中度不舒适 5 ～ 6 分、重度不舒适 7 ～ 8 分、极度不舒适 9 ～ 10 分。

四、左肩部疼痛评分

肩外展小于 30° 为 3 分、肩外展 30° ～ 90° 为 2 分、肩外展大 90° 为 1 分。

五、恶心呕吐评分

恶心伴呕吐 5 ～ 6 分、恶心伴干呕 3 ～ 4 分、恶心无呕吐感 1 ～ 2 分、无恶心呕吐 0 分。

六、瘙痒评分

分数从 1 ～ 10 分，< 3 分轻度瘙痒，4 ～ 6 分为中度瘙痒，7 ～ 10 分为重度瘙痒，其中 10 分为最严重的瘙痒。

七、咳嗽症状积分表

分值	日间咳嗽症状积分	夜间咳嗽症状积分
0	无咳嗽	无咳嗽
1	1 ～ 2 次短暂咳嗽	仅在清晨或入睡时咳嗽
2	2 次以上短暂咳嗽	因咳嗽导致惊醒 1 次 / 早醒
3	频繁咳嗽，但不影响日常活动	因咳嗽导致夜间频繁清醒
4	频繁咳嗽，影响日常活动	夜间大部分时间咳嗽
5	频繁咳嗽，不能进行日常活动	严重咳嗽不能入睡

24 小时的咳嗽症状，对照积分表进行判断及记录：总积分 = 日间积分 + 夜间积分。

八、小儿腹痛中医证候积分表

主症积分	0	2（轻）	4（中）	6（重）
疼痛程度	无	轻微腹痛，时作时止	腹痛明显，尚能忍受	疼痛难忍，甚则哭闹
压痛程度	无	压痛不明显	稍加压不能忍受	疼痛拒按
疼痛次数	无	1～2次/日	3～5次/日	不定时腹痛
持续时间	无	5～10分钟	10～20分钟	＞20分钟

九、便秘中医证候评定标准

主要症状	0分	2分	4分	6分
排便难易程度	容易	排便较费力	排便费力	排便困难，甚至疼痛
便质	软	大便稍干，但连续	大便干结，团块状	大便干结，呈分离的硬团，如羊粪
排便时间间隔	1～2天/次	3～4天/次	5～6天/次	6天以上/次

十、乳痈症状体征量化积分表

症状体征	分级标准	计分			
		初	1	2	3
皮肤发红	□0级：无皮肤发红——0分 □1级：红肿范围＜3cm——3分 □2级：红肿范围3～6cm——6分 □3级：红肿范围＞6cm——9分				
乳房疼痛	□0级：无疼痛——0分 □1级：触压痛，无自发痛——3分 □2级：自发痛，呈阵发性——6分 □3级：自发痛，呈持续性——9分				

症状体征	分级标准	计分			
		初	1	2	3
肿块数目	□ 0 级：无肿块 —— 0 分 □ 1 级：1 个肿块 —— 2 分 □ 2 级：2 个肿块 —— 4 分 □ 3 级：≥ 3 个肿块 —— 6 分				
肿块大小	□ 0 级：无肿块—— 0 分 □ 1 级：肿块最大直径< 3cm —— 3 分 □ 2 级：肿块最大直径 3 ～ 6cm —— 6 分 □ 3 级：肿块最大直径> 6cm —— 9 分				
脓肿数目	□ 0 级：无脓肿 —— 0 分 □ 1 级：1 个脓肿 —— 2 分 □ 2 级：≥ 2 个脓肿 —— 4 分				
乳房脓肿	□ 0 级：无脓肿 —— 0 分 □ 1 级：脓肿最大直径< 2cm —— 3 分 □ 2 级：脓肿最大直径 2 ～ 4cm —— 6 分 □ 3 级：脓肿最大直径> 4cm —— 9 分				
体温	□ 0 级：37.3℃以下 —— 0 分 □ 1 级：37.3℃ –39℃ —— 2 分 □ 2 级：39℃以上 —— 4 分				
白细胞计数	□ 0 级：WBC < 10×10^9/L —— 0 分 □ 1 级：WBC：10–12×10^9/L—— 2 分 □ 2 级：WBC>12×10^9/L—— 4 分				
中性粒细胞计数	□ 0 级：N% < 70% —— 0 分 □ 1 级：N%：70%–80% —— 2 分 □ 2 级：N%>80% —— 4 分				
CRP	□ 0 级：正常范围 —— 0 分 □ 1 级：1 倍参考值以下 —— 3 分 □ 2 级：2 倍参考值以下 —— 6 分 □ 3 级：2 倍参考值以上 —— 9 分				
总积分					

十一、汉密尔顿焦虑量表（HAMA）

评定项目	评定内容	得分				
		无	轻	中	重	严重
1 焦虑心境	担心、担忧，感到有最坏的事情将要发生，容易激惹	0	1	2	3	4
2 紧张	紧张感、易疲劳、不能放松、情绪反应，易哭、颤抖、感到不安	0	1	2	3	4
3 害怕	害怕黑暗、陌生人、一人独处、动物、乘车或旅行及人多的场合	0	1	2	3	4
4 失眠	难以入睡、易醒、睡得不深、多梦、夜惊、醒后感疲倦	0	1	2	3	4
5 认知功能	注意力不能集中，记忆力差	0	1	2	3	4
6 抑郁心境	丧失兴趣、对以往爱好缺乏快感、忧郁、早醒、昼重夜轻	0	1	2	3	4
7 肌肉系统症状	肌肉酸痛、活动不灵活、肌肉抽动、肢体抽动、牙齿打颤、声音发抖	0	1	2	3	4
8 感觉系统症状	视物模糊、发冷发热、软弱无力感、浑身刺痛	0	1	2	3	4
9 心血管系统症状	心动过速、心悸、胸痛、血管跳动感、昏倒感、心博脱漏	0	1	2	3	4
10 呼吸系统症状	胸闷、窒息感、叹息、呼吸困难	0	1	2	3	4
11 胃肠道症状	吞咽困难、嗳气、消化不良（进食后腹痛、腹胀、恶心、胃部饱感）、肠鸣、腹泻、体重减轻、便秘	0	1	2	3	4
12 生殖泌尿系统症状	尿意频数、尿急、停经、性冷淡、早泄、阳萎	0	1	2	3	4

评定项目	评定内容	得分				
		无	轻	中	重	严重
13 植物神经系统症状	口干、潮红、苍白、易出汗、易起"鸡起皮疙瘩"、紧张性头痛、毛发竖起	0	1	2	3	4
14 会谈时行为表现	（1）一般表现：紧张、不能松弛、忐忑不安、咬手指、紧紧握拳、摸弄手帕、面肌抽动、不停顿足、手发抖、皱眉、表情僵硬、肌张力高、叹息样呼吸、面色苍白（2）生理表现：吞咽、打呃、安静时心率快、呼吸快（20次/分以上）、腱反射亢进、震颤、瞳孔放大、眼睑跳动、易出汗、眼球突出。	0	1	2	3	4

评分标准：

"1"－症状轻微；

"2"－有肯定的症状，但不影响生活和活动；

"3"－症状重、需加处理，或已影响生活或活动；

"4"－症状极重，严重影响其生活。

备注：总分如小于 7 分，患者就没有焦虑症状；超过 7 分，可能有焦虑；超过 14 分，肯定有焦虑；超过 21 分，肯定有明显焦虑；超过 29 分，可能为严重焦虑。一般划界分为 14 分。

十二、匹兹堡睡眠质量指数量表

下面一些问题是关于您最近 1 个月的睡眠情况，请选择或填写最符合您近 1 个月实际情况的答案。请回答下列问题！

1.近 1 个月，晚上上床睡觉通常 ＿＿＿ 点钟。

2.近 1 个月，从上床到入睡通常需要 ＿＿＿ 分钟。

3.近 1 个月，通常早上 ＿＿＿ 点起床。

4.近 1 个月，每夜通常实际睡眠 ＿＿＿ 小时（不等于卧床时间）。

对下列问题请选择 1 个最适合您的答案。

5.近1个月，因下列情况影响睡眠而烦恼：

a. 入睡困难（30分钟内不能入睡）

（1）无 （2）〈1次/周 （3）1～2次/周 （4）≥3次/周

b. 夜间易醒或早醒

（1）无 （2）<1次/周 （3）1～2次/周 （4）≥3次/周

c. 夜间去厕所

（1）无 （2）<1次/周 （3）1～2次/周 （4）≥3次/周

d. 呼吸不畅

（1）无 （2）<1次/周 （3）1～2次/周 （4）≥3次/周

e. 咳嗽或鼾声高

（1）无 （2）<1次/周 （3）1～2次/周 （4）≥3次/周

f. 感觉冷

（1）无 （2）<1次/周 （3）1～2次/周 （4）≥3次/周

g. 感觉热

（1）无 （2）<1次/周 （3）1～2次/周 （4）≥3次/周

h. 做恶梦

（1）无 （2）<1次/周 （3）1～2次/周 （4）≥3次/周

i. 疼痛不适

（1）无 （2）<1次/周 （3）1～2次/周 （4）≥3次/周

j. 其他影响睡眠的事情

（1）无 （2）<1次/周 （3）1～2次/周 （4）≥3次/周

如有，请说明：

6.近1个月，总的来说，您认为自己的睡眠质量

（1）很好 （2）较好 （3）较差 （4）很差

7.近1个月，您用药物催眠的情况

（1）无 （2）<1次/周 （3）1～2次/周 （4）≥3次/周

8.近1个月，您常感到困倦吗

（1）无 （2）<1次/周 （3）1～2次/周 （4）≥3次/周

9.近1个月，您做事情的精力不足吗

（1）没有 （2）偶尔有 （3）有时有 （4）经常

统计方法：

PSQI 用于评定被试最近 1 个月的睡眠质量。18 个条目组成 7 个成分，每个成分按 0～3 等级计分，累积各成分得分为 PSQI 总分，总分范围为 0～21，得分越高，表示睡眠质量越差。被试者完成问卷需要 5～10 分钟。

各成分含义及计分方法如下。

A. 睡眠质量

根据条目 6 的应答计分"很好"计 0 分，"较好"计 1 分，"较差"计 2 分，"很差"计 3 分。

B. 入睡时间

1. 条目 2 的计分为"≤ 15 分"计 0 分，"16～30 分"计 1 分，"31～60"计 2 分，"≥ 60 分"计 3 分。

2. 条目 5a 的计分为"无"计 0 分。

3. 累加条目 2 和 5a 的计分，若累加分为"0"计 0 分，"1～2"计 1 分，"3～4"计 2 分，"5～6"计 3 分。

C. 睡眠时间

根据条目 4 的应答计分，">7 小时"计 0 分，"6～7"计 1 分，"5～6"计 2 分，"< 5 小时"计 3 分。

D. 睡眠效率

1. 床上时间 = 条目 3（起床时间）- 条目 1（上床时间）

2. 睡眠效率 = 条目 4（睡眠时间）/ 床上时间 ×100%

3. 成分 D 计分位，睡眠效率 >85% 计 0 分，75～84% 计 1 分，65～74% 计 2 分，< 65% 计 3 分。

E. 睡眠障碍

根据条目 5b 至 5j 的计分为"无"计 0 分，"< 1 周 / 次"计 1 分，"1～2 周 / 次"计 2 分，"≥ 3 周 / 次"计 3 分。累加条目 5b 至 5j 的计分，若累加分为"0"则成分 E 计 0 分，"1～9"计 1 分，"10～18"计 2 分，"19～27"计 3 分。

F. 催眠药物

根据条目 7 的应答计分，"无"计 0 分，"< 1 周 / 次"计 1 分，"1～2 周 / 次"计 2 分，"≥ 3 周 / 次"计 3 分。

G. 日间功能障碍

1. 根据条目 8 的应答计分，"无" 计 0 分，"＜1 周 / 次" 计 1 分，"1～2 周 / 次" 计 2 分，"≥3 周 / 次" 计 3 分。

2. 根据条目 9 的应答计分，"没有" 计 0 分，"偶尔有" 计 1 分，"有时有" 计 2 分，"经常有" 计 3 分。

3. 累加条目 8 和 9 的得分，若累加分为 "0" 则成分 G 计 0 分，"1～2" 计 1 分，"3～4" 计 2 分，"5～6" 计 3 分。

PSQI 总分：

PSQI 总分 = 成分 A+ 成分 B+ 成分 C+ 成分 D+ 成分 E+ 成分 F+ 成分 G。

评价等级：

0～5	睡眠质量很好
6～10	睡眠质量还行
11～15	睡眠质量一般
16～21	睡眠质量很差

十三、焦虑自评量表（SAS）

SAS 采用 4 级评分，主要评定项目所定义的症状出现的频度，其标准为："1" 没有或很少时间；"2" 小部分时间；"3" 相当多的时间；"4" 绝大部分或全部时间（其中 1、2、3、4 均指计分分数）。

1. 我觉得比平时容易紧张和着急（焦虑）	1	2	3	4
2. 我无缘无故地感到害怕（害怕）	1	2	3	4
3. 我容易心里烦乱或觉得惊恐（惊恐）	1	2	3	4
4. 我觉得我可能将要发疯（发疯感）	1	2	3	4
5. 我觉得一切都很好，也不会发生什么不幸（不幸预感）	4	3	2	1
6. 我手脚发抖打颤（手足颤抖）	1	2	3	4
7. 我因为头痛、颈痛和背痛而苦恼（躯体疼痛）	1	2	3	4
8. 我感觉容易衰弱和疲乏（乏力）	1	2	3	4
9. 我觉得心平气和，并且容易安静坐着（静坐不能）	4	3	2	1
10. 我觉得心跳得快（心悸）	1	2	3	4

11. 我因为一阵阵头晕而苦恼（头晕）   1 2 3 4

12. 我有过晕倒发作，或觉得要晕倒似的（晕厥感）   1 2 3 4

13. 我呼气吸气都感到很容易（呼吸困难）   4 3 2 1

14. 我手脚麻木和刺痛（手足刺痛）   1 2 3 4

15. 我因胃痛和消化不良而苦恼（胃痛或消化不良）   1 2 3 4

16. 我常常要小便（尿意频数）   1 2 3 4

17. 我的手常常是干燥温暖的（多汗）   4 3 2 1

18. 我脸红发热（面部潮红）   1 2 3 4

19. 我容易入睡并且一夜睡得很好（睡眠障碍）   4 3 2 1

20. 我做噩梦   1 2 3 4

评分标准：焦虑总分低于 50 分为正常，50~60 分为轻度焦虑，61~70 分为中度焦虑，70 分以上属于重度焦虑。

十四、失眠严重程度指数量表

此量表共有 7 个问题，每个问题的评分从 0 ～ 4 分共 5 个等级。

1. 入睡困难的严重程度

   无   轻度   中度   重度   极重度

2. 维持睡眠困难的严重程度

   无   轻度   中度   重度   极重度

3. 早醒

   无   轻度   中度   重度   极重度

4. 对您当前睡眠模式的满意度

   很满意   满意   一般   不满意   很不满意

5. 您认为您的睡眠问题在多大程度上干扰了日间功能（如导致日间疲劳，影响工作和日间事务的能力、注意力、记忆力、情绪等）

   没有干扰   轻微   有些   较多   很多干扰

6. 与其他人相比，您的失眠问题对生活质量有多大程度的影响或损害

   没有   轻微   有些   较多   很多

7. 您对自己当前的睡眠问题有多大程度的焦虑和痛苦

没有　轻微　有些　较多　很多

评分标准：0～7分表示"没有临床意义的失眠"，8～14分表示"亚临床失眠"，15～21分表示"临床失眠（中度）"，22～28分表示"临床失眠（重度）"。

十五、Borg 评分指数

0分	一点也不觉得呼吸困难或疲劳
0.5分	非常非常轻微的呼吸困难或疲劳，几乎难以察觉
1分	非常轻微的呼吸困难或疲劳
2分	轻度的呼吸困难或疲劳
3分	中度的呼吸困难或疲劳
4分	略严重的呼吸困难或疲劳
5分	严重的呼吸困难或疲劳
6～8分	非常严重的呼吸困难或疲劳
9分	非常非常严重的呼吸困难或疲劳
10分	极度的呼吸困难或疲劳，达到极限

十六、CAT 评分

	0	1	2	3	4	5	
我从不咳嗽	0	1	2	3	4	5	我一直在咳嗽
我一点痰也没有	0	1	2	3	4	5	我有很多很多痰
我一点也没有胸闷的感觉	0	1	2	3	4	5	我有很重的胸闷的感觉
当我爬坡或爬一层楼梯时，我并不感到喘不过气来	0	1	2	3	4	5	当我爬坡或爬一层楼梯时，我感觉非常喘不过气来
在家里的任何劳动都不受慢阻肺的影响	0	1	2	3	4	5	我在家里的任何劳动都很受慢阻肺的影响

每当我想外出时我就能外出	0	1	2	3	4	5	因为我有慢阻肺，所以从来没有外出过
我睡眠非常好	0	1	2	3	4	5	因为我有慢阻肺，我的睡眠非常不好
我精力旺盛	0	1	2	3	4	5	我一点精力都没有

十七、中医临床证候评分表

症状	评分标准			
	0	1	2	3
咳嗽	无	仅早晨咳嗽	全天时有咳嗽加上早晨咳嗽	咳嗽频繁加上早晨咳嗽
咳痰	无	昼夜咳痰 10～20ml	昼夜咳痰 20～30ml	昼夜咳痰 30ml 以上
喘息	无	较重活动偶发，不影响正常活动	多数日常活动发生但休息时不发生	休息时亦发生
胸闷	无	偶有胸闷，尚能耐受	胸闷时作，活动加重	胸闷较甚，休息时亦发生
气短	无	较重活动时即感气短	稍事活动时即感气短	休息时即感气短
乏力	无	精神稍疲乏	精神疲乏	精神极度疲乏
紫绀	无	口唇轻度紫绀	口唇指甲中度青紫	口唇指甲严重紫绀

视频二维码

第一章　五行能量罐技术

五行能量罐技术

第二章　蜜芽罐技术

蜜芽罐技术

第三章　砭石治疗技术

砭石治疗技术

第四章　温灸刮痧技术

温灸刮痧技术

第五章　推拿类技术

失眠推拿技术　　　　　便秘推拿技术

第六章　针刺类技术

穴位注射技术　　皮肤针技术　　皮内针技术　　放血疗法

第七章　中药外敷技术

中药冷敷技术　　　　中药热熨敷技术

第八章　其他类技术

八段锦

六字诀呼吸吐纳操

通痹操

骨痹操